The United States Healthcare System:
A Certified Healthcare Executive's Perspective

病院の外側から見た
アメリカの医療システム

病院・保険・サービスの成り立ちと現況
—市場主義経済における病院の生き残りと戦略の参考として—

河野圭子 Keiko Kono
Washington University,
Master of Health Administratio
医療経営学修士
アメリカ認定病院経営士

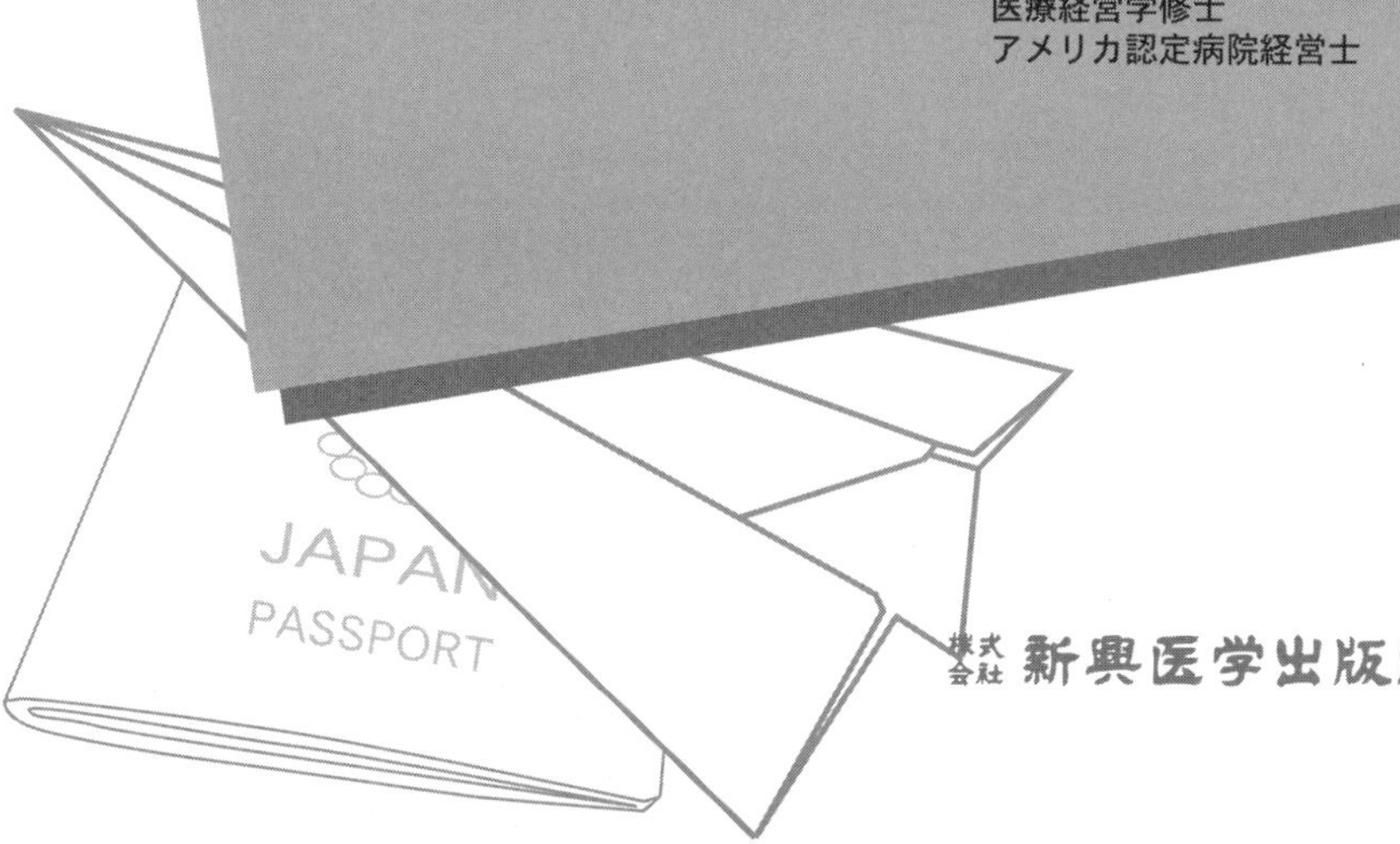

株式会社 新興医学出版社

For three distinguished individuals,
who have always given me great support:
my mentor Ms. Michiko Kobayashi,
my husband, Steve Valentin,
and my professor Dr. James O. Hepner.

はじめに

この本は、内科系総合雑誌「モダンフィジシャン」に平成十六年九月から十六回にわたって連載したものをまとめたものである。

二〇〇二年三月、アメリカでの病院経営フェローの体験を元にまとめた『病院の内側からみたアメリカの医療システム』を新興医学出版社から上梓して以来、読者の皆様から多くの質問やコメントを頂いた。また、筆者は、実際にアメリカの医療システムの利用者の立場になってみると一言では説明できない医療制度の長短所や矛盾点に出くわした。それらを理解するには現在の医療制度の一点を見るだけでなく、アメリカの歴史、国の成り立ち、政策の流れなど総合的な背景を知ることが必要であり、これらを理解することによって初めて現在の医療政策が理解できるのであると痛切に感じた。そのころ、再度、新興医学出版社のご厚意により内科系総合雑誌「モダンフィジシャン」へ新たな連載の機会を得たのである。

筆者はこれまで、ミズーリ州セントルイスにあるワシントン大学（Washington University）医学部医療経営学修士課程に在学中、ＢＪＣヘルス・ケアでコンサルタント・インターンをしながら医療経営学修士の学位を取得し、卒業後は、フロリダ州サラソタにあるサラソタ記念ヘルス・ケア・システムで病院経営フェローシップを取得した。フェロー終了後、ワシントン州ロングビューのセント・ジョン・メディカルセンターにビジネス・ディベロップ・アナリストとして就職したが、夫

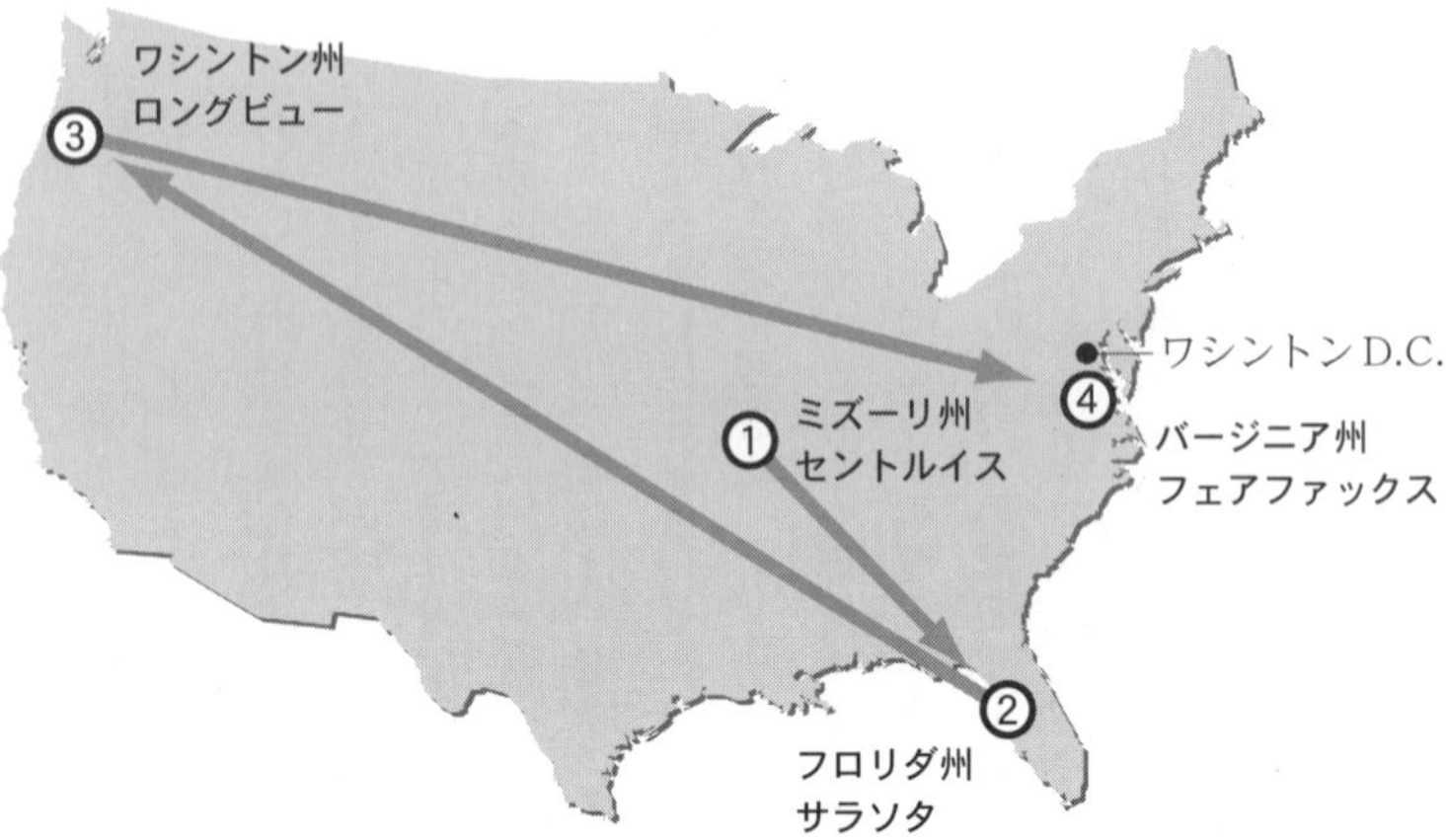

をフロリダに残しての単身赴任であったために、夫がワシントンDCに転職すると同時に約一年半勤務した病院を退職した。そして、ワシントンDCに近いバージニア州フェアファックスに移り、執筆活動を続けながら大手ホスピスでスピーカーズ・ビューローのボランティアや連邦政府の各種医療関係の公聴会を傍聴しアメリカの医療政策を学んだ。さらに、アメリカへの理解を深めるために地元の大学や連邦政府中小企業庁が実施している自営業者を対象にした各種講座で連邦・州政府税制、会社法、法律学、政治学、国内政策学を、また、カウンティーの市民大学では地方自治体について学んだ。このように、渡米してから慌しくアメリカを縦横断に移り住み、アメリカの法律や政治を学ぶことで、州が変わると法律も変わり、病院の経営から日常生活での税法や道路交通法にまで影響していることを体験してきた。特に、社会人のクラスメイトからアメリカの医療制度に対する意見をもらったことや、ニューヨーク在住の夫の両親や親戚から民間医療

保険を理解するためにいろいろなアドバイスを求められたこと（アメリカ人にとっても、民間医療保険は複雑なのである）は、今回の執筆にあたり、非常に参考になった。

本書『病院の外側から見たアメリカの医療システム』は、アメリカの医療制度を理解するための入門書になるように、アメリカの医療制度や政策の背景を系統立ててまとめてみたものである。本書を通じ、多くの方々にアメリカの医療制度について知っていただけたら幸いである。

河野　圭子

目　次

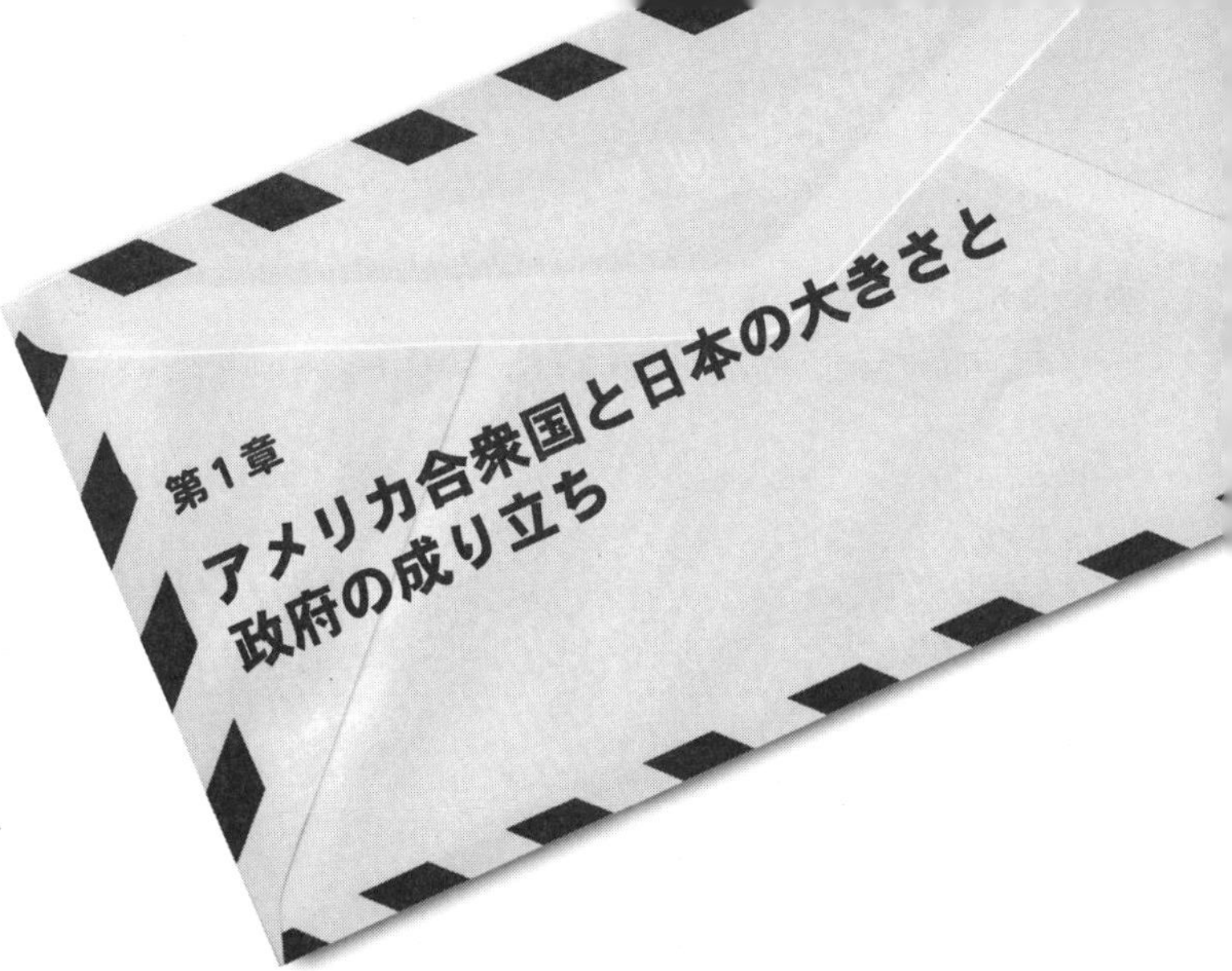
第1章
アメリカ合衆国と日本の大きさと
政府の成り立ち

アメリカ合衆国（The United States of America：以下アメリカと略）と日本の制度や習慣を比較する時は、両国の大きさと歴史の違いを考慮することが重要である。

アメリカは日本の二十五倍（文献一）以上の面積を有し、五十の州とワシントンDCが存在している。アメリカ国民は、各州を一つの国家としてまとめる連邦政府（Federal Government・連邦憲法と連邦法）と自分の住んでいる各州政府（State Government・州憲法と州法律）の下で生活している。これは、アメリカを考えるうえでたいへん重要な意味を持つのである。

本書を始めるにあたって、アメリカの大きさ、アメリカの国の成り立ち、連邦政府と州政府の役割について述べてみたい。

アメリカの大きさ

アメリカ合衆国の面積と人口は世界で三番目である。

表1　諸外国とアメリカの面積と人口の比較

●アメリカの面積は、南アメリカ大陸のほぼ半分でアフリカ大陸の3/10である。
●日本の面積（38万 km^2）とカリフォルニア州の面積（39万 km^2）
●カナダの人口（3200万人）とカリフォルニア州の人口（3500万人）
●オーストラリアの人口（2000万人）とニューヨーク州の人口（1900万人）
●オーストリアの人口（820万人）とニューヨーク市の人口（810万人）

出所：1）The World Fact Book 2004,
<http://www.cia.gov/cia/publications/factbook/index.htm>
2）http://quickfacts.census.gov

面積はロシア、カナダそしてアメリカ、人口は中国、インドそしてアメリカの順である。このようにアメリカは、広大な国土に多くの人口を抱えている国である。**表1**と**図1**のごとく、人口と面積を他の国と比較することによって、アメリカの州や主要都市は、一つの国に相当することが理解できる。

アメリカ（九六三万平方キロメートル）は日本（三十八万平方キロメートル）の二十五倍以上の面積を有し、日本の面積はカリフォルニア州（三十九万平方キロメートル）に相当している。そして日本の人口（一億二七三三万人）はアメリカの人口（二億九三〇三万人）の四三％に相当する（文献二）。

アメリカの各州は、州の行政単位としてカウンティー政府（County Governments）を持つ。カリフォルニア州には、五十八のカウンティー政府が存在する。これに対し日本には四十七の都道府県がある。

日本をアメリカの中に当てはめるなら「ほぼ同じ面積のカリフォルニア州にアメリカ人口の半分近くが住んでおり、四十七のカウンティー政府を持つ」すなわち「日本はカリフォルニア

図１　アメリカと日本の大きさ

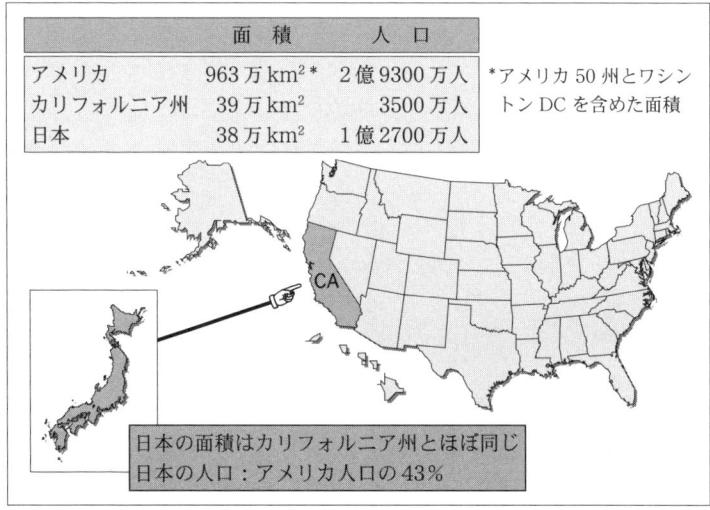

	面　積	人　口
アメリカ	963 万 km² *	2 億 9300 万人
カリフォルニア州	39 万 km²	3500 万人
日本	38 万 km²	1 億 2700 万人

*アメリカ 50 州とワシントン DC を含めた面積

日本の面積はカリフォルニア州とほぼ同じ
日本の人口：アメリカ人口の 43%

出所：１）The World Fact Book 2004,
<http://www.cia.gov/cia/publications/factbook/index.htm>
２）http://quickfacts.census.gov

州にほぼ相当する」と言えるのではなかろうか。

アメリカの政府の成り立ち

The United States of America（アメリカ合衆国）とは、アメリカに属する各州（States：主権を有する国家の意味（文献三））が集まった連合国という意味である。主権を持った州（国）が集まってできたアメリカ合衆国連邦国家を意味する。すなわち国家（州・邦）と新しくできた連合体（連邦）が主権を分担して一つの国家としてまとめているのが連邦政府である。

連邦政府の所在地でありアメリカ合衆国の首都であるワシントンＤＣ

(Washington District of Columbia) は、行政上はコロンビア特別区であるが連邦政府の直轄地としてどの州にも属さず、初代合衆国大統領にちなんで名づけられている。ちなみに「アメリカ」はイタリアの探検家アメリゴ・ヴェスプッチの名によるものである。

このような国家が形成される過程はアメリカがイギリスから独立した時代にさかのぼる。一六〇七年、イギリスはアメリカへの入植に初めて成功する。入植先は、現在のバージニア州に位置するジェームスタウン (Jamestown) であった(文献四)。その後、イギリスからアメリカへの入植は活発になり、一六二〇年には清教徒たちがメイフラワー号でボストン湾のケープ・コッド (Cape Cod) に移住した。一七五〇年頃には、アメリカ東部に十三に及ぶイギリスのアメリカ植民地が形成されていた。十三のイギリス植民地は、それぞれの植民地ごとに独自に運営されていた。

イギリスとアメリカ植民地の関係は、ヨーロッパ諸国の七年戦争、同時に戦われたイギリスとフランス間の植民地戦争が終結する一七六三年頃までは良好であった。イギリスは、七年戦争の勝利によってフランスの植民地であったカナダとアメリカのルイジアナ東部を獲得したが、財政は逼迫していた。そこでイギリスは、十三のアメリカ植民地に対し新たな税金を課し、植民地からの税収の増加を目論んだ。

一七六四年、イギリスはその手始めとして、イギリスからアメリカの植民地に輸出している砂糖、ワイン、絹、その他贅沢品に課税する砂糖法 (Sugar Act) を制定した。翌一七六五年には、アメリカで発行されている新聞、雑誌、証書に課税する印紙法 (Stamp Act) を制定したが、猛烈な反対に合い一七六六年に撤回した。翌一七六七年には、紙、鉛、紅茶などの生活必需品に課税するタウンゼント法（Townshend Act）を制定したが、この法律も不買運動などの反対に遭い一七七〇年に撤回した。しかし、紅茶だけは引き続き課税対象として残した。これが、一七七三年のボストン茶会事件（Boston Tea Party）につながり、この事件がアメリカ独立運動への大きな契機となった（文献五）。

一七七四年九月、最初のアメリカのイギリス植民地大陸会議（Continental Congress）がフィラデルフィア（Philadelphia）で開かれ、母国イギリスからの独立について論議された。二回目の会議は、一七七五年五月に開かれ、十三の各植民地ごとにイギリスから分離した新たな憲法を制定すること、さらにジョン・ディッキンソン（John Dickinson）が中心となり各植民地が連合するための連合規約（Articles of Confederation）を制定することが提案された。

一七七六年七月四日のイギリス植民地大陸会議で、アメリカ植民地（The United Colonies of America）はイギリスからの独立を宣言した。十三の植民地（Colonies）はおのおの憲法を持つ十三の州（States）となり、連合してアメリカ合衆国（The United States of America）となる。一七七七年までに、ほとんどの州が新憲法を制定した。

一七八一年、独自に運営されていた各植民地は州となり、各州の主権、自由、独立を保障した上で「それぞれの州は堅い友情を持って団結する（Firm league of Friendship with each other）」とする連合規約を制定した。一七八三年、アメリカはイギリスとの講和条約の調印により独立が正式に認められた。

連合規約の下でのアメリカは、州間の物品取引に関わる関税問題や、諸外国との外交や防衛問題が絶えず浮上し、中央政府の設置が強く望まれるようになった。これを受けて、各州の代表が集まりアメリカ合衆国連邦憲法草案作成のための連邦憲法制定会議が開かれ、一七八九年、連邦憲法が制定された（左記参照）。

アメリカ合衆国連邦憲法（抜粋）

出所（http://japan.usembassy.gov/j/amc/tamcj-071.html）

第１条（立法府）

第８節　連邦議会は次の権限を有する。

（1）合衆国の国債を支払い、共同の防衛および一般の福祉に備えるために、租税、関税、付加金、物品税（Excise Tax）を賦課徴収すること。ただし、すべての関税、付加金、物品税は、合衆国全土で同一でなければならない。

（3）諸外国との通商、および各州間ならびにインディアン部族との通商を規定すること。

（5）貨幣を鋳造し、その価値および外国貨幣の価値を定め、また度量衡の標準を定めること。

（7）郵便局および郵便道路を建設すること。

（11）戦争を宣言し、敵国船拿捕免許状を付与し、陸上および海上における捕獲に関する規則を設けること。

(12) 陸軍を募集し、維持すること。ただし、この目的で使われる歳出予算は、二年を超える期間にわたってはならない。
(13) 海軍を創設して維持すること。

第4条（州間の関係および州と連邦の関係）

第4節
合衆国は、この連邦内の各州に共和政体を保障し、また侵略に対して各州を防衛し、また州内の暴動に対し、州議会あるいは（州議会の招集が可能でない時は）州行政府の請求に応じて各州に保護を与えなければならない。

第6条（連邦優位の規定）

(2) この憲法、これに準拠して制定される合衆国の法律、および合衆国の権限をもってすでに締結され、また将来締結されるすべての条約は、国の最高の法規である。これによって各州の裁判官は、各州憲法または州法の中に反対の規定がある場合でも、これに拘束される。

合衆国憲法修正箇条

（アメリカ合衆国憲法5条に準拠して、連邦議会が発議し、各州の議会が承認した同憲法の追

図２　アメリカ住民と連邦・州政府

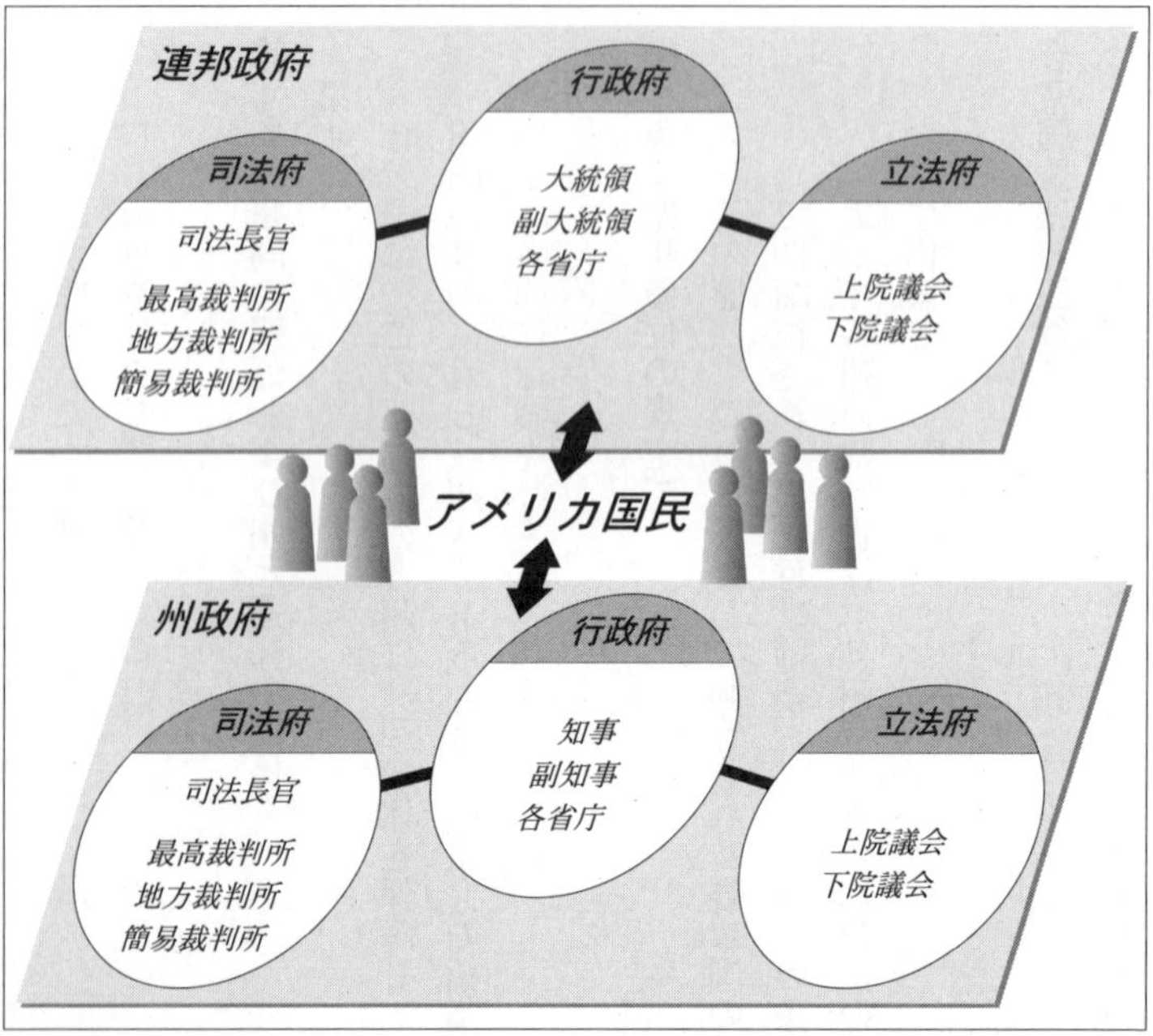

注：州政府の場合、州によって、裁判所や議会の呼び方、議会の一院制度など違いがある。

加条項ならびに修正条項）

修正第10条

本憲法によって合衆国に委任されず、また州に対して禁止されなかった権限は、それぞれの州または人民に留保される。

連邦政府と州政府の権限

連邦憲法には、連邦政府の権限に制限が付与されるとともに州政府の自治権を保障している。つまり、連邦政府と各州政府はともに独立した政府である。図

図3　連邦政府と州政府

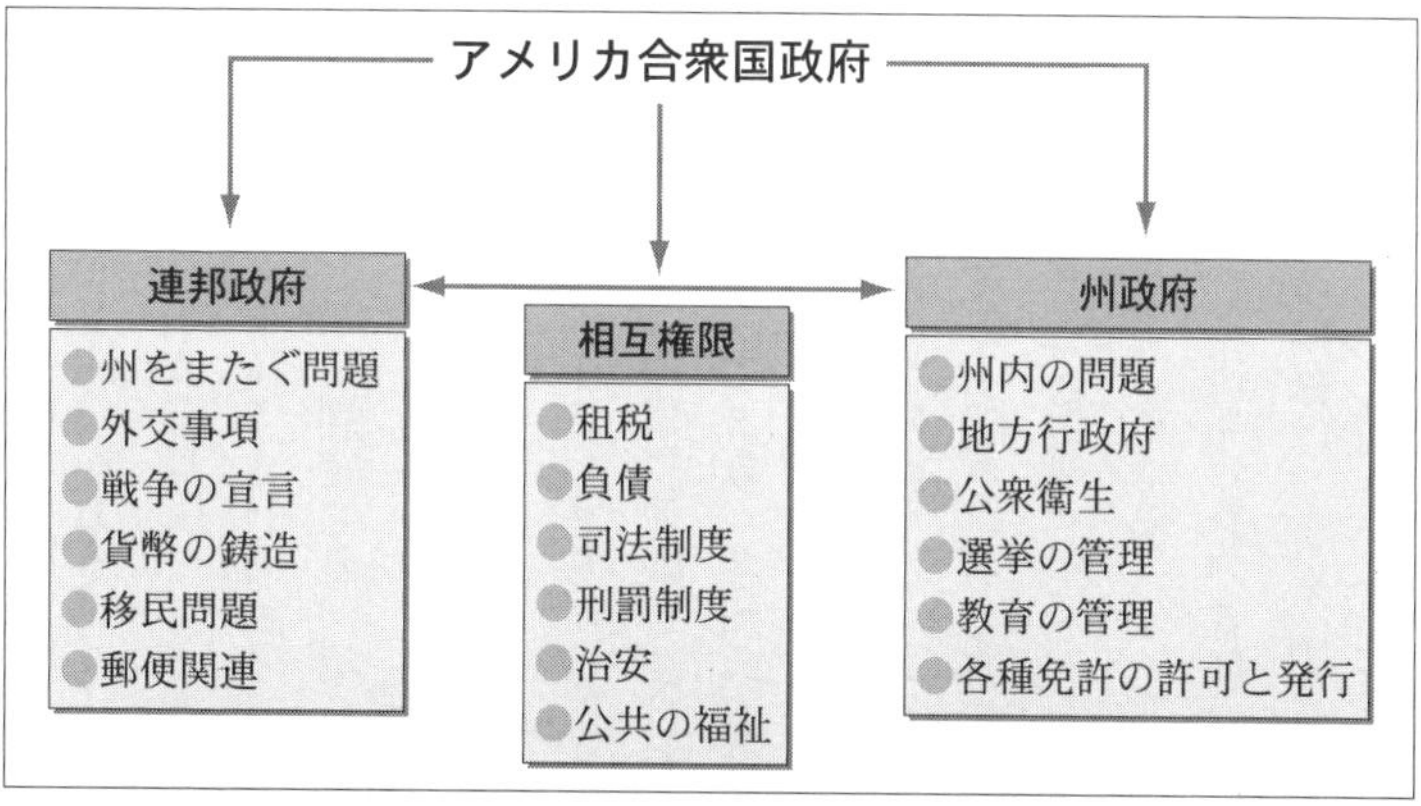

2に示すように両政府ともに立法府、行政府、司法府を持つ。連邦政府管轄の問題は、連邦裁判所で行われる。ちなみに、二〇〇〇年の大統領選挙でのブッシュとゴアのフロリダ票問題は、連邦の州代議員選挙の管理は州政府管轄のためフロリダ州の最高裁判所で判決が下された。

図3（文献六）のように連邦政府と州政府の権限は管轄が決められており、アメリカ国民は二つの政府の下で生活しているといえる。連邦政府は、基本的に防衛・外交問題と州間あるいは全州に及ぶ問題に権限を持ち、各州政府は日常生活に関連する多くの事項が任されていることになる。

連邦法修正第10条いわゆる「州と人民に留保する権限」すなわち「本憲法によって合衆国に委任されず、また州に対して禁止されなかった権限は、それぞれの州または人民に留保される」と記されていることから、州政府の州民への役割は非常に大きい。つまり、アメリカ国民の生活の基盤は居住する州の憲法と法律によるのである。したがって、各種資格試験や免許の発行、各種の許諾・認可は州の権限であり、それゆえに州によって違いがある。

しかし、州政府が管轄している事項でも州をまたぐ問題や全米で問題となっている事項は、連邦議会で法案として取り上げられる。連邦法案は、連邦上・下議会で承認された後、大統領の署名によって連邦法として制定され、第6条（連邦優位条項）にあるとおり州政府も連邦法に従うことになる。

最近の例では、アメリカ各地で医療過誤裁判数の増加と、医療賠償金の高騰のために、医療過誤保険の掛け金の値上げ、さらには医療過誤保険の取り扱いを止める保険会社も出てきた。また、そのために医師が医療過誤保険を掛けられないケースも出始めている。本来、医療過誤に関わる問題は、州政府の権限であり、各州政府は医療賠償金の上限の設定や、訴訟の時効の期限などを独自に法律で定めている。しかし、全米各地に波及しつつある問題は、連邦議会で取り上げられる。二〇〇四年、医療過誤保険改革法案（A bill to reform the medical malpractice insurance, H.R. 1116）と医療過誤賠償金の上限を定める連邦法案（A bill to establish limits on medical malpractice claims, H.R. 321）が議会で検討されている（文献七）。近い将来、法案が連邦法として制定されると州政府はこの連邦法に従うことになる。

ここで州政府は連邦政府の管理の下に置かれているのではないことに注意したい。つまり、連邦政府と州政府の関係は、合衆国として主権を分割して運営されている相互に独立した政府である。もし前述の医療過誤保険改革法案が連邦法として制定された場合、連邦法の執行を担当する省庁は基本的なルール（政策）を定め、州政府の担当省庁はそれに基づいて連邦法が州で執行できるように詳細な取り決めを定める。しかし、州政府は連邦政府が定める基本的なルールをクリアしていれば、州政府がそれ以上厳しいルールを設ける権利も認められている（文献八）。

総　括

アメリカは、各州の主権と自由を保障した上で連邦国家として成り立っている。連邦国憲法は国家としての外交・防衛、そして各州をまとめるための州間の問題や全州にかかわる問題の解決を負託され、残された問題は各州の憲法と法律の自由を保障している。すなわち州（国・邦）と連邦（連合）体とで国家としての主権を分担して運営されている。それゆえに、主権の分割に応じたそれぞれの行政府、立法府、司法府を持っている。

アメリカの一つの州の面積や人口は、他の国の一国に相当する規模を持っている。「アメリカと日本を比較する」ことは、「ヨーロッパ共同体の加盟国全体（注一）と日本を比較する」ようなものである。したがって、アメリカを理解するには連邦政府のみならず各州レベルの法律、規制、仕組みを知ることはたいへん重要なことなのである。

注一　二〇〇四年五月一日にEU加盟国は東ヨーロッパ諸国の参加により一気に十五から二十五ヵ国まで拡大された。加盟国拡大によってEU加盟国全体の人口は、米国の人口の約一・五倍に相当する三億八千万人から四億五七〇〇万人に増大した（文献九）。

文献一　The World Factbook, 2004, 入手先<http://www.cia.gov/cia/publications/factbook/ index.html>,（参照2005-2-5）

文献二　The World Factbook, 2004, 入手先<http://www.cia.gov/cia/publications/factbook/ index.html>,（参照2005-3-28）

文献三　ジーニアス英和辞典 第三版（大修館書店）

文献四　Jerome R. Reich: Fifth Edition Colonial America, Prentice Hall, Inc., Upper Saddle River, NJ, 2001

文献五　Don Nardo: The American Revolution, Greenheaven Press, inc., San Diego, CA, 1997

文献六　Paul Stich, et al.: U.S. History and Government, N&N Publishing Company, Inc., Middletown, NY, 1990

文献七　History of Bills: Search: Medical Malpracticeとして検索、入手先<http://www.gpoaccess.gov/hob/search.html>,（参照2005-2-5）

文献八　The Book of the States 2004 edition, The council of State Government, Lexington, Kentucky pp24

文献九　New York Times, May 2, 2004

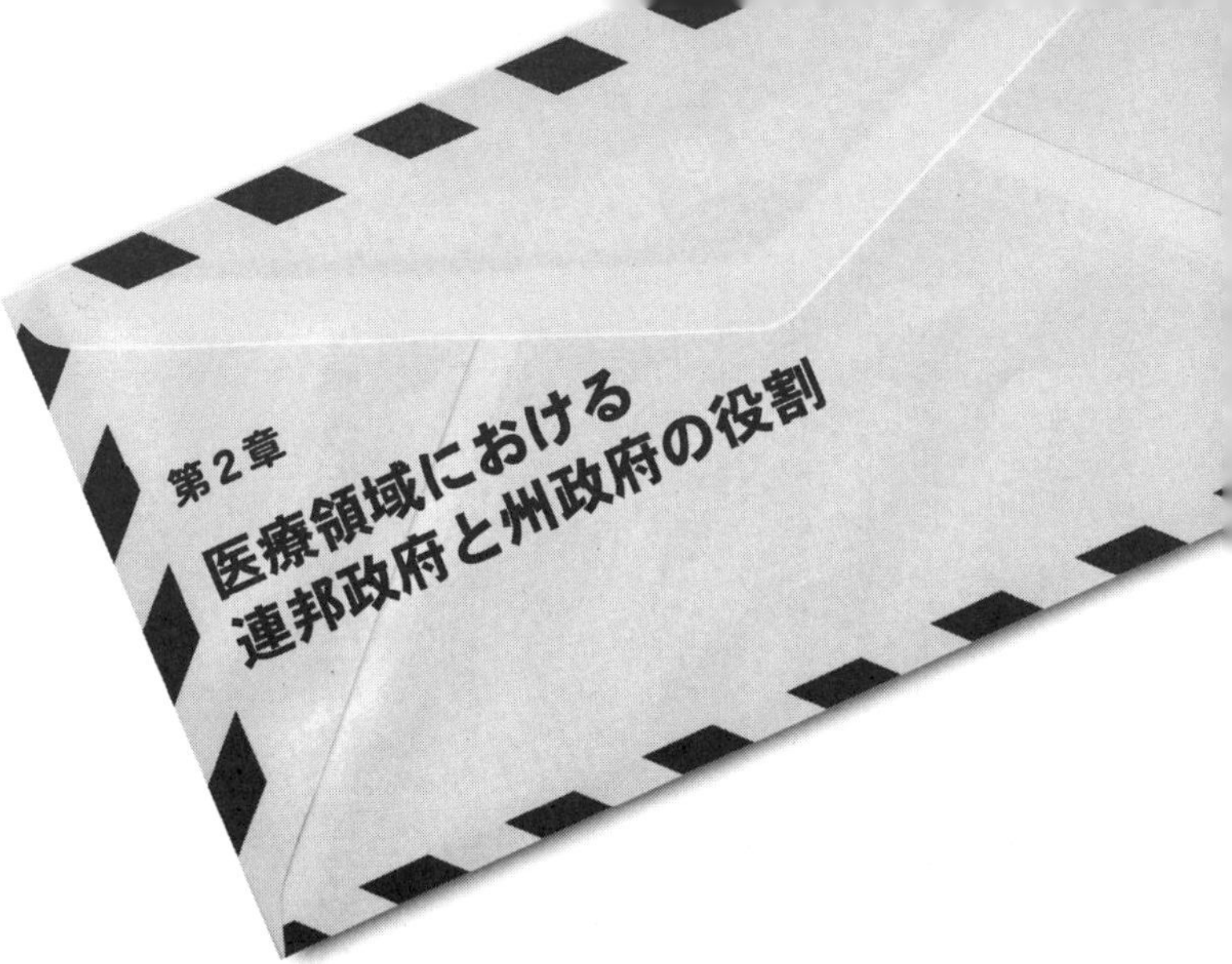

第２章 医療領域における連邦政府と州政府の役割

すでに述べたようにアメリカ国民の日常生活では州政府の役割は非常に大きい。州ごとに独自の憲法・法律を持っているので同じアメリカのなかでも州が変わると別の国と考えたほうがよい。

たとえば、ワシントン州では、消費税（アメリカでは一般に州の消費税を売上税：Sales Taxという）六・五％が課せられているが州の個人所得税は課せられていない。ワシントン州の隣のオレゴン州では消費税はないが州の個人所得税は課せられている。州境のワシントン州住民はオレゴン州で買い物を済ませると、州の所得税と消費税からも免れる。

医療分野の例では、診療看護師（Nurse Practitioner）はワシントン州やアリゾナ州では医師の監督なしで患者の診療を認められているが、カリフォルニア州やマサチューセッツ州では医師の監督下で診療することと定められている。

アメリカは、主権を持つ州が集まった連邦共和国であり、ヨーロッパ共同体のスペインやフランスだけをみてヨーロッパ共同体全体の政策とは言いがたいように、各州政府の政策を抜きにしてアメリカを語れない。

今回は、医療関連を中心に連邦政府と州政府の関係について述べてみたい。

連邦政府と州政府の医療政策の歴史的背景

アメリカの病院はイギリスのアメリカ植民地時代の私設救貧院（Almshouse）から始まり、それぞれの植民地ごとの慈善施設から病院へと変化していった。

一七七六年の独立宣言後、各植民地は州となり憲法を制定し運営されるようになる。一七八九年に合衆国連邦憲法が制定され、各州は防衛と外交そして州間および全州にかかわる問題を合衆国連邦政府に負託した。合衆国憲法第1条の第8節に「一般的な福祉の提供」と規定されているように、連邦政府は一般福祉政策に取り組むものの、医療政策は、州政府の権限の下に置かれている。

一八〇〇年代中ごろ、州政府は健康福祉部（Public Health Departments）を設置し（文献一）、本格的に医療政策に携わるようになり、公衆衛生や医療関係も含む各種公的試験の実施と免許の発行、医療保険の規定と運営免許の発行、病院運営免許など医療政策に深くかかわるようになる。

一七九八年、初めての医療関連の連邦法が成立した（文献二）。アメリカの港に寄港する商船に課した税金を基に、港に船員病院を設置し船員たちの治療に当たる船舶病院サービス法（The Marine

Hospital Service under provision of an act of July of 16, 1798: 1 Stat. 605）[文献三]である。その後、一八八七年には、海外から持ち込まれる疫病などの対策として、港町や河川の疫学調査を実施する国立衛生試験所（National Hygienic Laboratory）が設立された。さらに、一九三〇年に連邦法である国立衛生法（National Institute of Health by an act 1930, 46 Stat. 379）が制定され、国立衛生試験所は国立衛生研究所（National Institutes of Health：NIH）となり、現在に至っている。

一九〇六年、食品と薬剤の安全法（the Food and Drugs Act of 1906）が制定され、後にFDA（Food and Drug Administration：食品・医薬品管理局）が設置された。一九二九年に始まった大恐慌の後、一九三五年に年金法（Social Security Act）が制定された。

連邦政府は、第二次世界大戦後から積極的に全米の医療問題を取り上げ始める。一九四六年、「新たに病院が建設や修復をする際、アメリカ外科学会の病院機能評価認定基準を満たしていれば、連邦政府は財政援助を行う」と規定されたヒル・バートン法（Hill-Burton Act）が制定された。一九六五年には、先の年金法修正条項として高齢者の医療保険制度（メディケア：Health Insurance for the Aged, or Medicare）と低所得者に医療費の補助をするメディケイド（Grants to the States for Medical Assistance Programs, or Medicaid）が付加され、メディケイドとメディケアを管理する医療保険財政管理局（Health Care Financing Administration：HCFA）が設立された。この組織は二〇〇一年に改名されメディケア・メディケイド・サービスセンター（Centers for Medicare and Medicaid Services：CMS）となっている。

連邦政府と州政府の医療における役割

連邦政府は、必要に応じて連邦法を制定し、必要に応じてそれを運営・管理する組織を設置してきた。連邦政府の医療政策を担当する厚生省（Department of Health and Human Services）には、現在、次にあげる十二の組織がある。

厚生省の十二の部局

1 ACF（Administration for Children and Families：子供と家族管理局）
家族と子どもの地域社会と社会福祉分野。

2 AoA（Administration on Aging：高齢者局）
高齢者への対策・保護。

3 CMS（Centers for Medicare and Medicaid Services：メディケア・メディケイド・サービスセンター）
メディケア、メディケイド、州子どもの医療保険に関するプログラム（State Children's Health Insurance Program：SCHIP）の運営・管理。

4 AHRQ（Agency for Healthcare Research and Quality：医療調査と質局）
医療に関する調査と質の向上を担う。

5　CDC（Centers for Disease Control and Prevention：疾病管理予防センター）
6　ATSDR（Agency for Toxic Substances and Disease Registry：有毒の物質と中毒疾患の登録管理局）
7　FDA（Food and Drug Administration：食品・医薬品管理局）
8　HRSA（Health Resources and Services Administration：医療財源・サービス局）
医療へのアクセス・質・コストに関連する問題に取り組んでいる。
9　IHS（Indian Health Service：インディアン医療サービス局）
アメリカインディアンとアラスカ先住民に対する医療政策に取り組んでいる。
10　NIH（National Institutes of Health：国立衛生研究所）
11　SAMHSA（Substance Abuse and Mental Health Services Administration：薬物乱用と精神衛生管理局）
12　PSC（Program Support Center：プログラムサポートセンター）
省内の運営に関する人事や事務全般を担当する。

州政府は州の法律にしたがって、医療従事者の免許取得の審査・許認可や、病院、ナーシングホーム、診療所運営の審査や免許発行、民間医療保険の規制と運営免許発行、メディケイドの運営、公衆衛生や精神衛生などの医療行政に携わっている。各州は独自の憲法と法律で運営されているため、担当する省庁の役割や呼び方も州によりまちまちである。

州の医療行政に関連する一般的な部署名

医療従事者の職務権限や免許取得の審査・許認可

○State Board of Medical Examiners, Medical Board：医師免許試験部

○Department of Public Health：健康保健省

○Department of Professional Regulation：職業免許省

病院、ナーシングホーム、診療所の審査と運営免許発行

○Department of Public Health：健康保健省

民間医療保険の規制と運営免許発行

○Insurance Commission：保険局

メディケイドの運営

○Medicaid Agency：メディケイド局

○Department of Public Health：健康保健省

医療従事者の教育

○Higher Education Agency：高等教育局

公衆衛生

○Department of Public Health：健康保健省

精神衛生

○Mental Health department：精神衛生部

出所：Governing Health, The politics of Health Policy, 2002 2nd ed., p239
The Book of the States, Volume 36, pp446-457, 2004

医師免許の申請を例にあげる。仮に、カリフォルニア州で医師として働くときは、必ずカリフォルニア州の医師免許を取得しなければならない。州の医師免許の申請条件と免許許可基準も州によって違いがある。各州には、医師免許の審査を行う部署がある。この部署名も州によって異なる（**表2**）。通常、医師が州政府から免許を受ける場合の必要条件として、州政府が認定している大学医学部あるいは医科大学を卒業していること、州政府が要求している卒後トレーニングを終了していること、州政府が指定している医師免許試験において得点が州の規定

表2　医師免許の審査を行う各州政府の部署名（抜粋）

●アリゾナ州
Arizona Board of Medical Examiners

●カリフォルニア州
Medical Board of California

●フロリダ州
Department of Business and Professional Regulation: Division of Technology, Licensure and Testing

●マサチューセッツ州
Massachusetts Board of Registration in Medicine Commonwealth of Massachusetts

●ニューヨーク州
New York State Department of Health, New York State Education, Department Div. of Professional Licensing

●テキサス州
Texas State Board of Medical Examiners

出所：http://www.physicianboard.com/boards.php3

以上であることなどがあげられる（文献四）。

アメリカの医師免許試験は、日本のような国家試験制度とは異なり、ＮＢＭＥ（National Board of Medical Examiners）と呼ばれる民間の非営利組織が実施している医師免許試験（United States Medical Licensing Examination：ＵＳＭＬＥ）が利用されている。この医師免許試験の選択・採用は、州政府の権限であり、現在のところ、テキサス州を除くすべての州で採用されている。テキサス州は、独自の医師免許試験（Texas Medical Jurisprudence Examination）を実施している（文献五）。

薬剤師免許試験は、カリフォルニア州を除くすべての州で、ＮＡＢＰ（National Association of Boards of Pharmacy）が実施している薬剤師免許試験（North America Pharmacy Licensing Examination：ＮＡＰＬＥＸ）が使われている（文献六）。

病院の各種規制（Certificate-of-need：ＣＯＮ）に関しても州政府の権限である。病院の各種規制は大きく左の三つに分けられるが、ＣＯＮの詳細な項目も州によって異なる。

1　病院の新設、規模拡大
2　特定の医療技術の開始（例：開心術、冠動脈バルーン形成術など）
3　特定医療機器の導入（例：ＰＥＴ、ＭＲＩなど）

一九七〇年代、病院が施設拡張と最新医療技術・最新機器の導入に躍起となり、その結果、市場は過剰気味になると同時に、それらの投資金額を治療費に上乗せし、医療費高騰にもつながった。

州政府は、これら過剰投資に歯止めを掛けるために、CONを設けたのである（文献七）。このように、医療分野における州政府の役割は大きい。

連邦政府と州政府の歳出入先と医療財源

連邦政府の二〇〇三年度の歳入源は、連邦個人所得税（四五％）、社会保険税（年金税とメディケア税：四〇％）、連邦法人所得税（七％）の順になっている（表3）。また、歳出総額は、二兆一五九三億ドルであり、分野別の歳出割合は、国防（三八％）、年金（二二％）、メディケアとメディケイド（一九％）の順になっている（表4）。厚生省への歳出金額は、五〇五四億ドルであり、歳出総額の二三・四％を占めている。厚生省への歳出額のうち、メディケアとメディケイドで四三八六億ドル（八七％）が使われている（表5）（文献八）。

一方、二〇〇三年度における五十州とワシントンDCの歳入源は、州個人所得税、州法人所得税、消費税、固定資産税、免許発行手数料などの州内で集められた収入が六八・二％、州債が三・一％、連邦政府からの補助金が二八・七％である（表6）。そして、連邦政府補助金のうち四三・五％がメディケイドに費やされている（文献九）。

州のおもな歳入源は、州個人所得税と消費税に依存していることが多いが（文献十）、フロリダ州、ワシントン州、アラスカ州のように州個人所得税がない州、オレゴン州、デラウエア州のように消

表 3　連邦政府の歳入源

2003 年度：連邦政府総歳入額 1 兆 7821 億ドル	
連邦所得税	44.5%
社会保険税	40.0%
連邦法人税	7.4%
物品税	3.8%
相続税	1.2%
関　税	1.1%
その他	1.9%

表 4　連邦政府の歳出先

2003 年度：連邦政府総歳出額 2 兆 1593 億ドル	
国防	38.3%
年金	21.8%
メディケア	11.4%
メディケイド	7.7%
その他	13.8%
支払利子額	7.1%

表 5　厚生省の歳出先

厚生省への歳出額（5054 億ドル：全体の 23.4%）	
メディケア	55.0%
メディケイド	31.8%
子供の保険（SCHIP）	0.9%
公衆衛生	8.2%
家族援助プログラム	4.6%
その他（プログラム打ち切り）	− 0.4%

表 6　50 の州政府とワシントン DC の歳入源

2003 年度：50 州の州政府とワシントン DC の合計歳入額 1 兆 1367 億ドル	
州政府の収入	68.2%
州債券の発行	3.1%
連邦政府からの補助金	28.7%

表 3 〜 5：出所：Fiscal Year 2005: Mid-Session Review, Budget of the U.S. government: Executive Office of the President, Office of Management and Budget
表 6：出所：State Expenditure Report2003, National Association of State Budget Officers

費税のない州も存在する。州によっては、州の宝くじ（Lotteries）の利益も重要な収入源になっている。このように、州独自で歳出入の管理がされており州ごとに独自の対応をしているのである。二〇〇三年度におけるワシントンＤＣと五十州の総歳出額は、一兆一三六七億ドルであり、おもな歳出先は、教育が三二・五％についでメディケイド（低所得者医療保険）が二一・四％になっている。

メディケア（老人医療保険）は、連邦政府のメディケア・メディケイド・サービスセンターが運営している。それに対して、メディケイド（低所得者医療保険）は、給付内容と受給資格の基本的な規則が連邦政府によって設けられているが、運営は州政府に任されている。つまり、州政府は連邦政府が定める基本的な規則を満たしたうえで独自の基準を設定することが可能であり、基本的な規則を満たしていれば、連邦政府から補助金がもらえるようになっている。このように、メディケイドは、連邦政府からの補助金と州政府の予算によって運営されている。

その他の歳出割合（三二・二％）の中には州子ども医療保険（State Children's Health Insurance Program：ＳＣＨＩＰ）の運営費が含まれている。ＳＣＨＩＰは、一九九七年に連邦年金法修正条項第二十一項として成立した低所得者世帯（連邦貧困所得基準額の二〇〇％まで）の十八歳以下の無保険の子どものための医療保険である。メディケイドの受給資格を持たない子どももＳＣＨＩＰの対象になっている。

州政府が子どもの医療保険を運営するにあたって、先に述べたメディケイドと同様に、連邦政府が定めた最低限の条件を満たせば連邦政府からの補助金がもらえるようになっている。二〇〇三年度では、州の総歳出額の約五%がＳＣＨＩＰに費やされ、メディケイドの三二・五%と合わせると州の歳出額の約四割が低所得者への医療補助に費やされていることになる。州の予算に占める医療費の割合は今後も増加が予想されるため、各州は独自に医療費削減の戦略を立てている。

州政府の均等予算法

インディアナ州とバーモント州を除く四十八州は、州の法律によって均等予算が要求されており、負債（debt）を翌年の会計年度へ持ち越すことが禁じられている（文献十一）。そのために、州政府は常に歳費の監視を怠らない。メディケイドを例に取ると、州の平均メディケイドの出費額は二〇〇〇年から二〇〇三年で毎年平均一〇・二%（文献十二）ずつ増加しており、州政府の予算を圧迫している。そこで、二〇〇四年度では、五十の州が病院、医師、ナーシングホームへの医療費支払いを減額し、十九の州が受給内容を減らし、二十の州が被保険者の自己負担金を増額し、二十一の州が受給資格の制限を厳しくした（文献十三）。このように、各州政府はメディケイドの出費を抑えるためにいろいろな方法を試みている。

連邦補助金の種類

連邦政府は、連邦法の施行や連邦議会が新たなプログラムやプロジェクトを承認した場合、基本的な規則を定めて州政府に委ねる方式を採っている。その際、州政府に補助金（Federal Fund）を出すことがある。連邦政府の補助金の目的は大きく四つに分類される。なかでも四番目の目的がもっとも重要視されている。

1　州政府、自治体へ利益を提供すること。
2　国全体の最低の標準を設けること（たとえば高速道路や空気汚染など）。
3　連邦所得税を連邦政府の補助金として各州に均等に割り振り、貧しい人のために使うこと。
4　連邦省庁の拡大を最小限に抑え、国内全体の問題に取り組む。

これらの目的を遂行するために大きく分けて三種類の補助金が用意されている。

●種類別の補助金（Categorical Grants）

連邦議会が適切とみなした特別なプログラムに対する補助金。したがってプログラムは、連邦政府からの補助金と州政府の予算によって運営されている。現在、学校給食、空港や高速道路の建設など六百種類のプログラムが運営されている(文献十四)。プログラムのなかでもメディケイドへの補助金(Medical Assistance)がいちばん大きく、二〇〇二年度のメディケイド総運営費は二四六三億ドルで、そのうち五七%の一四〇〇億ドルを連邦政府が負担し、残りは州政府が負担した(文献十五)。

●プロジェクト補助金(Project Grants)

連邦政府が行っているプロジェクトに参加を希望する州政府、自治体、非営利組織などに連邦議会が適切とみなした補助金額が割り振られる。

●ブロック補助金(Block Grants)

福祉、育児、教育、公共事業、予防医学、医療など幅広い領域に与えられる補助金である。使用目的への連邦政府の制限がなく、州政府や自治体に任されている。しかし、この補助金は、あらかじめ決められた額がなくなった時点で打ち切られる。

このように、連邦政府は補助金のカテゴリーを決めているために、州政府が会計年度の途中で州政府の運営資金が枯渇しても、赤字を補うために連邦政府に補助金を要求することは難しいのである。そのために、各州政府は独自に常に予算を管理して州の運営に努めている。

州の医療政策とカウンティー（County）

●カウンティーとは

すでに述べたように、アメリカでは合衆国憲法において連邦政府に権限が任されていない事柄については州政府の権限で運営されている。州の運営に当たって、歴史的に州の政策を実行するために州政府の出先機関の地域範囲として地理的に分割されたのがカウンティー（County）である。カウンティー政府（County Government）は、州政府の政策を施行するために、公立学校の運営、治安、社会福祉サービス、固定資産税の賦課徴収、選挙管理、各種登録など、アメリカ市民の日常生活により密接な関係を持っている。

カウンティー（County：郡）の語源はラテン語の伯爵（count）の領地からきており、アメリカがイギリスから独立する以前から存在していた。当時、カウンティーの大きさは、農民たちが荷馬車でカウンティー政府の集会に出席できるようにカウンティーの端から端までを一日で到達できる距離を基にして決められていたという。現在ではカウンティーの大きさや規模はまちまちであり、カウンティーの中に市や町があるなど、日本での郡の概念とはまったく違うことに注意すべきである。

第1章でも述べたが、日本の国土とほぼ同じ面積を持つカリフォルニア州は、五十八のカウンティーを持つ（**図4**）。これに対し日本には四十七の都道府県があることから、カリフォルニア州の

図4　カリフォルニアのカウンティー

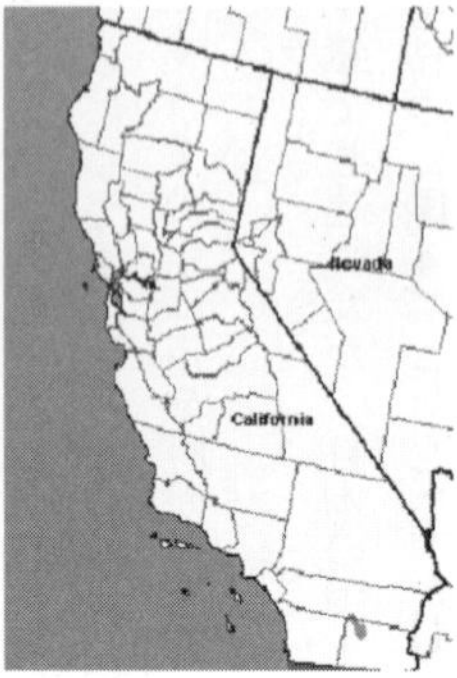

図5　アメリカのカウンティー（アラスカ州とハワイ州を除く）

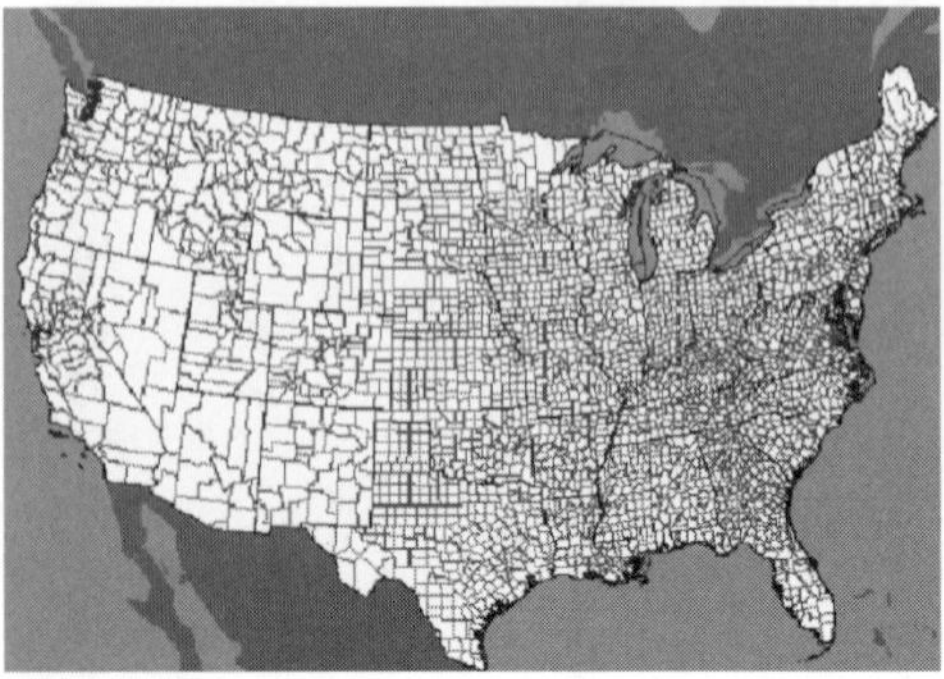

図4、5：出所：http://nationalatlas.gov/

カウンティーは、ほぼ日本の一都道府県の大きさに相当していることがわかる。ノースカロライナ州では百のカウンティー、イリノイ州では一〇二のカウンティーを持っている。アメリカ全体では、三〇四三のカウンティーが存在している(文献十六)（図5）。

人口に関しては、全米一のカウンティー人口を誇るカリフォルニア州のロサンジェルス・カウンティー（Los Angels county）が一千万人であるのに対して、人口が一五〇名のテキサス州のラビング・カウンティー（Loving county）も存在する。カウンティーは、市町村が集まってできたものではなく、カウンティーの中にスポット的に市町村が存在している。市町村はカウンティー政府から独立して運営されている場合や、カウンティー政府の下に存在している場合など各州によって違う。カウンティーの呼び方も州によって違うことがあり、たとえばルイジアナ州ではパリッシュ（Parish：元の意味は教区）やアラスカ州ではバローウ（Borough：元の意味は要塞）と呼ばれている。また、Boroughはコネチカット州では町や村を意味し、ニューヨークではニューヨーク市の区を意味している。

●医療行政にかかわるカウンティー政府

たとえば、**第3章**と**第4章**で述べるワシントン州（基本ヘルス・プラン）とミネソタ州（ミネソタケア）の公的医療保険は、両州政府がカウンティー政府に公的医療保険の運用を任せており、民間医療保険会社に委託するかなどの選択権も与えている。そして、カウンティーの住民が公的医療保険に加入するときは、在住しているカウンティーの担当部署で加入手続きを取っている。カウンティーの中には**第6章**で述べるように自治体病院を運営したり、カウンティーの予算で独自の医療補助制度を設定したりすることで、地域住民の健康増進に努めていることがある。しかし、州によって州政府とカウンティー政府の関係が違うために、州内の違うカウンティー政府の政策を比較するときには注意を要する。

このように、カウンティー政府はアメリカの医療政策を考えるうえで忘れてはならない存在なのである。

総　括

連邦政府は総歳出の約二割を医療費に当て、州政府は約四割を当てている。両政府にとって医療費の負担は大きく、医療費を削減するためにさまざまな戦略を試みている。ほとんどの州政府は、州の法律で予算均等法が制定されているので、常に厳しく各プログラムの運営を監視しており、特に医療分野の出費には注意を怠らない。

連邦政府のメディケア・メディケイド・サービスセンターが運営しているメディケア（老人医療保険）や軍関係者の医療制度の運営を除くと、基本的には州政府が州民の健康管理を担っていることになる。このように、アメリカの医療における州政府の果たす役割は非常に大きいのである。

文献一　Karen O'Connor and Larry J. Sabato, Essentials of American Government Continuity and Chance 2004 Edition, Pearson Longman, 2004. pp469

文献二　Beaufort B. Longest, JR: Health Policymaking in the United States, 3rd edition, AUPHE/HAP, Chicago/Washington DC, 2001, pp355

文献三　The U.S. National Archives and Records Administration: Records of the Public Health Service 1794-1990(Record Group 90), 入手先 <www.archives.gov>, (参照 2005-2-5)

文献四　Meredith T. Moller: Medical School Admission Requirements, 2004-2005, Association of American Medical Colleges, Washington DC, 2003

文献五　Texas Medical Jurisprudence Examination, 入手先 <www.tsbme.state.tx.us/professionals/docinfo/txjp.htm>, (参照 2005-3-28)

文献六　Dick R. Gourley and Greta A. Gourley: 2003 PCAT Success, The Thomson Corporation and Peterson's, Lawrenceville, NJ, 2001

文献七　Stephen J. Williams: Introduction to Health Services, Delmar Publishers, Albany, NY, 1999

文献八　Fiscal Year 2005: Mid-Session Review, Budget of the U.S. government: Executive Office of the President, Office of Management and Budget

文献九　2003 State Expenditure Report: National Association of State Budget Officers

文献十　James MacGregor Burns, et at: State and Local Policies Government by the people 11th edition, Pearson prentice Hall, Upper Saddle River, NY 2004, pp192

文献十一　The Book of the States 2004 edition, The council of State Government, Lexington, Kentucky pp362

文献十二　John Holahan and Arunabh Ghosh: Trends Understand the recent growth in Medicaid spending, 2003-2003, Health Affairs (web Exclusive), January 26, 2005, 入手先 <http://content. healthaffairs.org/cgi/content/abstract/hlthaff.w5.52>, (参照 2005-2-3)

文献十三　Kaiser Communication on Medicaid Facts: Medicaid and the uninsured, Kaiser Family Foundation, November 2004

文献十四　James MacGregor Burns, et at: State and Local Policies Government by the people 11th edition, Pearson prentice Hall, Upper Saddle River, NY 2004, pp31-33

文献十五　Medicaid Financial Management Report FY2002, 入手先 <www.cms.hhs.gov/medicaid/ mbes/ofs-64.asp>, (参照 2005-2-5)

文献十六　State and Local Politics, Government by the people, 11Edition: Upper Saddle River, NJ, pp137-pp145, 2004

第3章

州政府の医療政策（前編）

ワシントン州のケース・スタディー

二〇〇三年度のアメリカの無保険者率は一五・六％であり、六十五歳未満の無保険者率は一八％、六十五歳以上の無保険者率は〇・八％と格段に低くなっている（文献一）。

これは、一九六五年に連邦法として制定されたメディケア・メディケイド法の貢献度が大きい。メディケアは六十五歳以上の高齢者と六十五歳未満の身体障害者や特定の疾患を持つ人々を対象に提供されている医療保険であり、これが普及したことによって、高齢者の無保険者率が低下したと推測される。

一方、メディケイドは貧困層を対象とする公的医療保険であるが、連邦政府は州政府に運営を任せている。州政府は連邦政府が要求する基準を満たしたうえで、連邦政府の補助金と州政府の予算で、各州独自に運営している。

メディケア・メディケイド法の制定後も依然として無保険者が存在している現在、連邦政府は全米の無保険者対策を摸索しているが、各州政府も無保険者への医療対策を立案・実行している。本章と次章に分けて、ワシン

図6　ワシントン州：Washington State

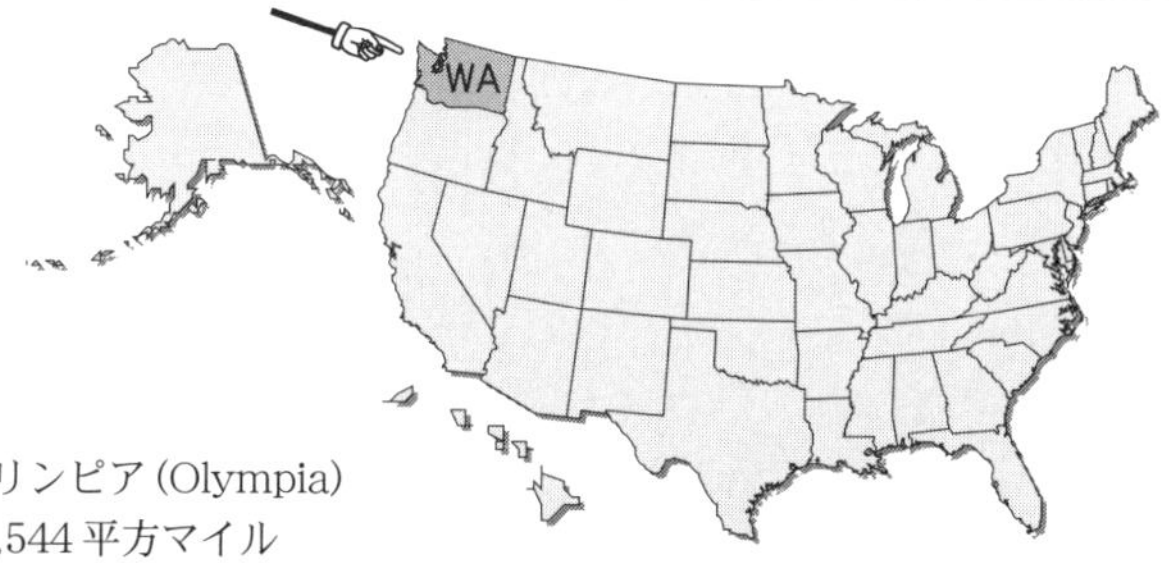

- 州都：オリンピア（Olympia）
- 面積：66,544平方マイル
- 人口：6,131,445人
- 人口密度：92.1/平方マイル
- カウンティーの数：39
- 州の個人所得税：なし
- 消費税：6.5%
- 1世帯あたりの所得額の中央値：45,960ドル

医療保険の種類と無保険者率：

	ワシントン州	全米平均
雇用主から提供	55%	54%
個人で購入	5%	5%
メディケア	15%	13%
メディケイド	10%	12%
無保険	15%	16%

出所：U.S. Census Bureau 2003, The Book of the States 2004

トン州とミネソタ州を例にとり、各州政府の無保険者への医療政策について述べてみる。

低所得層を対象に自己負担金の少ない公的医療保険を提供

ワシントン州政府は、六十五歳未満でメディケイドの対象にならない低所得層の無保険者を対象に「Basic Health Plan（基本ヘルス・プラン）」と呼ばれている医療保険を提供している。この医療保険は、メディケイドのように保険の掛け金や医療費は無料ではないが、低額の掛け金と小額の医療費一部負担で医療を受けることができる公的医療保険である。ワシントン州は、この医療保険の提供によって州の無保険者対策を実践している。

●Basic Health Plan（基本ヘルス・プラン）の成立までの過程

一九八六年、ワシントン州の州議会議員、医療関係者、ビジネス界の代表、住民代表者たちが一緒になって、州民の医療へのアクセスと医療費の削減を考えるプロジェクト委員会（Washington Health Care Project Commission of 1986）を発足させた。この委員会は、当時の一二～一四％の州無保険者率を問題視し、無保険者を減らすための現状調査を実施した。その調査結果から、州政府が無保険でかつ低所得層を対象とする医療保険を提供することを州議会に提案した。

その提案は、州議会で審議され、一九八七年に健康管理アクセス法（Health Care Access Act of 1987）として制定された。この州法によって、Basic Health Plan（基本ヘルス・プラン）が実行に移された。まず、キング・カウンティー（King County）とスポケン・カウンティー（Spokane County）を対象に一九八八年から五年間の試行政策として実施・検証された。試行期間終了後、対象を州全体のカウンティーに拡大し現在も継続されている。

●基本ヘルス・プランの受給対象者と給付内容

基本ヘルス・プランはワシントン州の医療局（Health Care Authority）によって運営され、実際の医療保険の運営は、民間医療保険会社に委託している。「六十五歳未満でメディケイドの受給資格を満たしていない州民」でなおかつ「連邦貧困所得基準が二〇〇％以下の州民」を受給対象にしている。

基本ヘルス・プランは、加入を強制するのではなく希望者が任意に加入する方法を採っているが、このプランに特徴的な制度として財務スポンサー制度（Financial sponsor program）があげられる。この制度は、州の医療局の認可を得た医療機関、教会やアメリカインディアン関連組織などに関連する非営利組織が、加入者の保険の掛け金の一部を負担することで自らが基本ヘルス・プランの加入者を募ることができるものである。その結果、無保険者率の高い地域に存在する病院は、この制度を利用して低所得の無保険患者に基本ヘルス・プランへの加入を促し、被保険者になってもらうことで未払い医療費を回避することができる。

●加入者の自己負担金

加入者の自己負担金は、保険の掛け金と医療費の一部負担金の二種類である。保険の掛け金は、世帯の所得額と家族の人数、被保険者の年齢によって決定される。たとえば、二〇〇五年度では、三人家族で親の年齢が四十八歳と五十四歳で、子供の年齢が十四歳、年間所得が一万五六七〇ドル（約一七二万円：連邦貧困所得基準の一〇〇%に相当）の場合、保険の月々の掛け金は九十ドルになる。同じ年齢構成の家族で年収が三万一三四〇ドル（約三四四万：連邦貧困所得基準の二〇〇%）の場合は、二六〇ドルである（文献二）（**表7**）。個人で民間医療保険に加入する場合、月々の保険の掛け金は、独身者で一四八～二二〇ドル、家族で二八〇～八三〇ドルまで掛かることがあるので基本ヘルス・プランは格安な医療保険であることがうかがえる（文献三、四）。

表7　2004年度の連邦貧困所得基準

家族の人数	100％貧困所得基準		200％貧困所得基準	
	年間所得	月々の所得	年間所得	月々の所得
1	$9,310	$776	$18,620	$1,552
2	$12,490	$1,041	$24,980	$2,082
3	$15,670	$1,306	$31,340	$2,612
4	$18,850	$1,571	$37,700	$3,142
5	$22,030	$1,836	$44,060	$3,672
6	$25,210	$2,101	$50,420	$4,202
7	$28,390	$2,366	$56,780	$4,732
8	$31,570	$2,631	$63,140	$5,262

出所：Federal Register, Vol. 69, No. 30, February 13, 2004, pp. 7336–7338

基本ヘルス・プランの給付内容は、一般の民間医療保険の内容とほぼ同一である。医療費の自己負担金は、一定の金額が定められている。病院の入院、外来、医師の技術・手技料、外来臨床検査、画像検査（CTやMRI）や臓器移植は、医療費の二〇％の自己負担が課せられる。医師のオフィスでの診療は一回につき十五ドル、救急医療室（ER）の利用は、一回につき百ドル、外来処方箋薬はジェネリックが一薬剤につき十ドル（最大三十日投与分）、ブランド薬剤は五〇％が自己負担金である。また、自己負担金と保険会社の年間自己免責金から除外され、無料で利用できる給付項目として、ホスピス、高度介護療養施設や在宅介護、出産、予防医学（健康診断、乳がん検診、前立腺がん検診など）がある。

二〇〇四年に自己負担金の全面的な見直しが実施された。保険免責制の導入により保険会社の年間自己免責金（deductible：年間一五〇ドルまでの医療費は保険適用外）が加えられたり、一回の入院につき百ドルの自己負担から二割負担へと変更されたり、外来処方箋薬の区分（カテゴリー）

表8　民間医療保険会社が受け取る月々の掛け金：40歳の被保険者の例

	被保険者負担額	州政府からの補助金	民間医療保険会社の受取額
2003年	$10～$63.62	$162	$172～$225.62
2002年	$10～$55.26	$174.69	$184.69～$229.95

出所：Health Care Authority Annual Report 2003, Washington Health Care Authority

を三から二に減らされたことなどがあげられる（文献五）。

●民間医療保険会社への委託補助金

二〇〇三年には八社の民間医療保険会社が州政府と基本ヘルス・プランの医療保険運営の委託契約をした。民間医療保険会社は、被保険者からの保険の掛け金と州政府からの委託補助金をもらうことで医療保険を運営している。被保険者の掛け金は、先に述べたように条件によって異なるが、州政府からの補助金は一定額になっており、かなりの部分を州政府が負担していることがわかる（表8）。

●財務的な問題点

一九八八年から始まった基本ヘルス・プランは、試行開始時の五千人の加入者からスタートし、二〇〇三年には州人口の二％に相当する十一万八千人にまで達した。

近年、州全体の景気低迷から州政府はアルコール税を上げて増税を図るなど、新たな増収を確保しつつ、医療費や教育費に対する予算の削減を試みている。なかでも、医療費は州予算の四〇％を占めていることと、基本ヘルス・プランの運営費は、州政府の財政と被保険者の自己負担金で運営されていることから、基本ヘルス・プランの経費削減計画が進められている。たとえば、一時的に新規加入を停止したり、加入者の自己負担金の増額、既存加入者の年間収入が連邦貧困所得基準額の二〇〇%以下であることの再確認、民間医療保険会社への州からの補助金の減額、医療機関への支払い医療費の減額などを実施している（文献六、七）。運営費の削減計画とともに州政府は、タバコの売上税の値上げを実施し、その分を基本ヘルス・プランに回すなどして基本ヘルス・プランの継続にも努めている。

一方で、経費削減計画によって医師や病院の中では十分な医療費が支払われないことを理由に、基本ヘルス・プランとの契約を見合わせたり、委託契約の継続を取りやめる民間医療保険会社も出てきている。さらに、加入者は、自己負担金の増額により、基本ヘルス・プランへの加入をやめてしまうなどの問題が派生しつつある。

●今後の課題

ワシントン州は、一九八八年から州の無保険者を減らすために、メディケイドの対象にならない無保険の低所得層を対象に基本ヘルス・プランを設立した。基本ヘルス・プランは、州の予算と加入者の自己負担金によって運営されている。最近の州政府の財政が厳しくなるなかでも、州の所得税の改革を行わず（ワシントン州では個人所得は非課税）無税のまま州政府の運営を行っている。基本ヘルス・プランを維持するには、運営経費の削減を実施するとともに、加入者の負担金を増額したり、目的税としてタバコの消費税を上げその分を運用費に回すなど絶え間ない努力を続けている。

しかしながら、州政府の努力にもかかわらず、自己負担金の増加による加入者の脱退や医療保険の必要性を認識せず加入しない有資格者、さらに、基本ヘルス・プランの存在そのものを知らない有資格者などの問題で、二〇〇三年度の州の無保険者率は一五％であった。これは、単に州政府が基本ヘルス・プランのような州独自の公的医療保険を設立するだけでは、無保険者は減少しないという厳しい現実を物語っているのである。

文献一　Income, Poverty, and Health Insurance Coverage in the United States: 2003, U.S. Census Bureau

文献二　For Washington State Residents, Health Plans and Premiums 2004-2005, Washington State Health Care Authority

文献三　Update on Individual Health Insurance, Kaiser Family Foundation, August 2004

文献四　Employer Health Benefits 2004 Annual Survey: Exhibit 6.3, Kaiser Family Foundation

文献五　2005 Basic Health Member Handbook, Washington State Health Care Authority

文献六　2003-2005 State Health Budget Overview: Washington State Department of Health

文献七　A Study of Washington State Basic Health Program June 2002, Washington State Health Care Authority

第4章
州政府の医療政策（後編）
ミネソタ州のケース・スタディー

三種類の州の公的保険で、全米一の無保険率を誇る

ミネソタ州は、公的医療保険制度の発達と企業からの医療保険提供率が高いために、全米でいちばん低い無保険者率八％（二〇〇三年）[文献一]を誇っている。三種類の公的医療保険があり九％のミネソタ州民がそれらの公的保険に加入している。公的医療保険の特徴と、そのなかでも同州に特徴的なミネソタケア（MinnesotaCare）について述べてみたい。

●三種類の公的医療保険の概要

ミネソタ州は、他州のメディケイドに相当する医療援助（Medical Assistance）、一般医療援助ケア（General Medical Assistance Care）とミネソタケア（MinnesotaCare）の三種類の公的保険を運営している。

「医療援助」は、ミネソタ州のいわゆるメディケイドにあたり、貧困から低所得世帯の子ども（二十歳以下）を

図7　ミネソタ州：Minnesota State

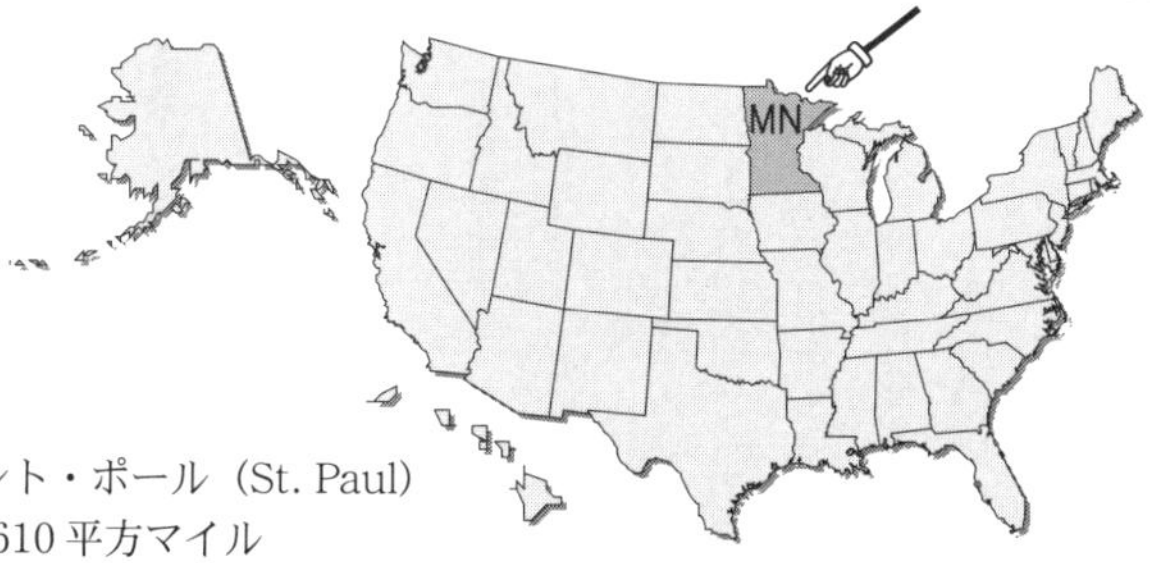

- 州都：セント・ポール（St. Paul）
- 面積：79,610 平方マイル
- 人口：5,059,375 人
- 人口密度：63.6/ 平方マイル
- カウンティーの数：87
- 州の個人所得税：5.35 ～ 7.85%
- 消費税：6.5%
- 1世帯あたりの所得額の中央値：54,480 ドル

医療保険の種類と無保険者率：

	ミネソタ州	全米平均
雇用主から提供	65.2%	54%
個人で購入	6.2%	5%
メディケア	9.9%	13%
メディケイド	10.4%	12%
無保険	8.3%	16%

出所：U.S. Census Bureau 2003, The Book of the States 2004

持つ成人、子ども、妊産婦を対象にした医療保険である。財政的には連邦政府からの補助金と州政府の予算で運営している。

「一般医療援助ケア」は、「医療援助」が適応されないおもに子どもを持たない貧困層の成人を対象にした無料の医療保険であり、州政府の予算から運営されている。

「ミネソタケア：MinnesotaCare」は、一九九二年から始まり、「医療援助」や「一般医療援助」の適応にならない低から中所得層を対象に、低額の保険の掛け金と少額の医療費の一部負担で医療が受けられる医療保険である。現在、メディケイドの給付対象者の範囲を拡大し、医療保険をマネジドケアに委託する連邦政府のプロジェクトとして「メディケイド・セクション一一一五適応免除：Medicaid Section 1115 Waiver」の適応を受け、連邦政府からの補助金の対象となっている。したがって財政的には、連邦政府の補助金（三二％）、州政府の予算（五八％）と被保険者の自己負担金（一〇％）によって運営されている（文献二）。ミネソタケアの詳細は次に述べる。

●ミネソタケア（MinnesotaCare）

ミネソタケアの加入者は、州人口の三％（文献二）に相当している。加入者の内訳は、子ども（二十歳以下）が四六％、子どもを持つ成人が三一％、子どものいない成人が二三％となっている。

1　加入条件

加入対象者は、「医療援助」や「一般医療援助」の適応にならない低から中所得層の州民であり、年間所得額、資産額、無保険状態などの状況を審査後、認定される。子どもを持たない成人の場合は、申し込み日以前一八〇日間はミネソタ州に住み、永住者である基準を満たすこととされている。また、申し込む日から過去四ヵ月間に医療援助（メディケイド）、一般医療援助ケアや軍関係の医療保険以外の医療保険を持っていないことが条件である。

加入可能な年間所得額は、加入希望者の家族構成によって上限額が設定されている（表9）。ミネソタケアの特徴的な点として、子どもを持つ一世帯あたりの収入限度額が最高で連邦貧困所得基準の二七五％（四人家族で五万一八三八ドル、約五七〇万円）に設定されている。つまり、子どもを持つ世帯では中所得層まで拡大されているのである。

資産額の上限は、妊産以外の成人に適応されており、一人につき一万ドルまで、一世帯に二人以上の成人がいる場合は合計資産額が二万ドルを超えないこととされている。資産としては、家屋敷、自家用車、個人年金積立金などがあげられる。

有職者がミネソタケアの加入を希望する場合、雇用主が被雇用者とその家族に医療保険を提供しているか否かがポイントになる。すなわち、医療保険を提供していない場合はミネソタケアの加入対象者として考慮されるが、提供しているにもかかわらず加入していない場合は連邦貧困所得基準の一五〇%を下回る世帯の子ども以外は加入対象にはならない。

表9　ミネソタケアの加入条件

カテゴリー	年間所得額の上限 連邦貧困所得基準	州民の条件を満たしていること	他の医療保険を持たないことが条件	雇用主が医療保険を提供していないことが条件	資産額の上限設定
子ども	275%	○	○		
妊産婦とその子ども	275%	○	○	○	
子どもを持つ成人	275%	○	○	○	○
子どものない成人	175%	○	○	○	○

出所：MinnesotaCare January 2003, Office of the Legistative Auditor, State of Minessota

2 財源

二〇〇三年のミネソタケアの財源は、連邦政府からの補助金が三一%、州政府の負担金が五八%と加入者からの自己負担金が一〇%の合計四億三五〇〇ドルであった(文献三)。全体の三割を占める連邦政府からの補助金はミネソタケアの運営に重要な役割を果たしている。州政府の負担金は、州内の医療機関や医系卸会社への課税や、HMO保険の掛け金に対する課税によって賄われている。

3 ミネソタケアの掛け金と給付内容・自己負担金

医療保険の掛け金は、一世帯あたりの人数、収入額によって決められている。具体的に掛け金は収入の一・五~九・八%の間で設定されており、月々の掛け金の最低額は四ドルである。たとえば、子ども一人の三人家族で月収が一三〇六ドル(連邦貧困所得基準の一〇〇%)の場合の掛け金は三十七ドルである。年収が二六一一ドル(二〇〇%)では一八二ドル、月収が三五九二ドル(二七五%)では三五〇ドルとなっている(文献四)。

給付内容は、医療援助(メディケイド)の給付内容とほぼ同じである。病院の入院・外来の医療費、外来処方箋薬、救急医療室(ER)、歯科、外来臨床検査、医師のオフィスでの診察、医療器具、リハビリテーション、健康診断、視力検査、眼鏡代、訪問介護、ホスピス、理学・作業療法、出産などである。利用時の自己負担金は、被保険者を四つのカテゴリー(区分)に分けて決められている(**表10**)。「妊産婦と子ども」は自己負担金はなく、「連邦貧困所得基準が七五%を上回る子どものいない成人」の負担金が高くなっている。

表10　ミネソタケアの被保険者の医療費自己負担金

カテゴリー		自己負担金
妊産婦と子ども[注1]	連邦貧困所得基準が275％以下	なし
子どもを持つ成人	連邦貧困所得基準が175％を上回り275％以下	外来処方箋薬：3ドル、眼鏡：25ドル
	連邦貧困所得基準が175％以下	外来処方箋薬：3ドル、眼鏡：25ドル、歯科：50％
子どものない成人	連邦貧困所得基準が75％を上回り175％以下	ER：50ドル、病院の入院費：1割、医師のオフィスへの通院：5ドル、外来処方箋薬：3ドル
	連邦貧困所得基準が75％以下[注2]	外来処方箋薬：3ドル、眼鏡：25ドル、病院の入院費：1割、歯科：50％

注1：ミネソタ州では，子どもは20歳以下とされている．
注2：加入者の資産が1,000ドルを超える場合は，ミネソタケアが適応され，1,000ドル以下の場合は一般医療援助の適応になる．

出所：MenessotaCare, Information brief, Minnesota House of Representatives Research Department Nov 2003を基に2005年のデータに更新

●ミネソタケアの給付内容

基本給付内容

・救急車による輸送
・救急医療室(ER)での治療
・入院
・医師のオフィスへの通院
・予防接種
・外来処方箋薬
・血液検査やレントゲン検査
・歯科の予防医療
（歯のクリーニングや検査）
・検眼と眼鏡作成
・在宅看護
・車椅子などの医療用具
・リハビリテーション
・薬物乱用の治療
・精神医療
・ホスピスケア

子どもと妊婦には基本給付に加えて次の給付がつく

・緊急以外の医療機関への輸送
・歯科の予防医療以外の歯科治療
・歯並矯正術
・ナーシングホーム
・介護補助

●無保険者をなくすための政策

ミネソタ州は、医療援助や一般医療援助ケアの受給資格に該当するほど所得が低くない州民を対象にミネソタケアを確立した。ミネソタケアの発足後はできる限り多くの無保険者の加入を促すために、さまざまな試みを実施してきた。たとえば、一九九九年にはミネソタケアの加入を呼びかけるラジオコマーシャルを流し、ミネソタケアの掛け金を州個人所得税の控除対象にした。二〇〇〇年には、二十四ページにも及んだ加入申請書類を簡略化し四ページにし、さらに、申請書類の提出から審査・認定に要する期間を三十日以内に短縮した。二〇〇三年からは、オンラインによる申し込みサービスを開始した。

●今後の課題

ミネソタ州は、先に述べたように全米でいちばん低い無保険者率を誇っている。無保険者をなくすために「医療援助」や「一般医療援助ケア」対象外の低所得層のためにミネソタケアを確立して、加入資格を連法貧困所得基準の二七五％までに拡大することで中所得層まで医療保険加入を広げた。このように、公的医療保険が広範囲の無保険者を加入対象としていることが、無保険者率が低い理由の一つにあげられるのではなかろうか。

しかし、依然としてミネソタ州の六十五歳未満の無保険者率は九％であり、その八割が成人である。さらに、無保険者の三分の二は、三種類のいずれかの公的保険への加入資格を有するにもかかわらず加入していない。仮に、これらの有資格者すべてが公的医療保険に加入すると、ミネソタ州の無保険者率は二・七％にまで減少するという調査報告がある（文献五）。

ミネソタケアは、医療保険の掛け金や医療費の自己負担が要求されているが、加入者の所得額を考慮して保険金が設定されており、加入者が払えない金額ではない。それでも加入しない理由としては、強制加入ではないために医療保険の必要性を感じていない若者の加入は期待できないことや、ミネソタケアの情報が行き渡っていないことなどが考えられるのではなかろうか。

ミネソタ州は、公的保険を維持する一方で、二〇〇五年から年々高騰する医療費を抑えるために疾患管理（Disease Management：DM）や電子カルテの活用、EBM（Evidence Based Medicine）に基づいた給付内容項目の見直し、薬剤費の見直しなど長期的医療費削減戦略を実行している（文献六）。

総括：ワシントン州とミネソタ州から学ぶ無保険者を減らすための打開策

アメリカ全体の医療保険無保険者率は十八～二十四歳の年齢層で三〇・二％、二十五～三十四歳では二六・四％と高値を示している。また、年齢が高くなるにつれて無保険者率は減少し、六十五歳以上では〇・八％である。この無保険者率の推移から考えられることは、若者の医療保険への関心度は低く、加齢につれて医療保険の必要性を感じ、自分から進んで医療保険に加入する傾向があると言えるのではなかろうか。ちなみにメディケア（老人医療保険）は、六十五歳になると自動的に給付されるのではなく、受給資格者の加入手続きによって給付される。その際ほとんどの受給資格者は、保険料が無料のパートAと有料のパートBの両方に加入している。

ミネソタ州とワシントン州においては、民間医療保険に比して格安の公的医療保険制度を作っても加入対象者が加入しないために無保険者が出てしまうという問題に直面している。もし、全米の傾向がミネソタ州やワシントン州にも当てはまるのなら、二十～三十代の若い世代は自分で支払い可能な公的保険への加入資格があっても加入を見合わせている可能性がある。任意加入の公的医療保険の問題点として、この層の囲い込みを考える必要性がある。

公的保険の維持を考えると州の財政問題が深く関わってくる。州政府のおもな収入源は、州の個人所得税と消費税である。ミネソタ州の州個人所得税は所得に応じて五・三五～七・八五％であり、消費税は六・五％に設定されている。これらの税率は、他州と比較するとけっして低い税率ではない。たとえば、州の個人所得税がない州の無保険者率は、次の通りである。テキサス州は二五％で全米一の無保険者率であり、ネバダ州は一九％で四番目、フロリダ州は一八％で七番目である。消費税のない州の無保険率は、オレゴン州は一六％、モンタナ州は一七％である。これらの結果から、州個人所得税と消費税は無保険者を減らすための間接的な財源になっていることが推測できる。

最後に、老人の公的保険であるメディケアの掛け金は、加入者の公的年金から天引きされるようになっている。また、メディケアの貴重な財源になっている六十五歳未満の就労者に課せられているメディケア税も月々の給料から天引きされるようになっている。これに対して、ワシントン州の「基本ヘルス・プラン」とミネソタ州の「ミネソタケア」は、加入者が掛け金を毎月支払う仕組みをとっているので、払い忘れや、医療保険の必要を感じないときは、支払いを止めてしまうことがある。したがって、公的医療保険の掛け金の徴収方法も見直す必要性があるのではなかろうか。

連邦政府や他の各州政府も他州の医療政策を参考にして戦略を練っている。今後、ミネソタ州やワシントン州が提供している低所得層を対象にする独自の公的医療保険の例から、さらに革新的な公的医療保険制度がアメリカで確立されていくことを期待したい。

文献一　Health insurance coverage 2003, U.S. census Bureau

文献二　MinnesotaCare, Information Brief, Minnesota House of Representatives Research Department, November 2003

文献三　MinnesotaCare, Information Brief, Minnesota House of Representatives Research Department, November 2003

文献四　MinnesotaCare Premium Table, 二〇〇四年七月一日から二〇〇五年六月三十日有効分

文献五　Insuring America's Health, Principles and Recommendations, Institute of Medicine, Washington D.C. 2004, pp100-101

文献六　Health Care Services Study, Findings and Strategies for Savings: Report for the Legislature January 2005, Minnesota Department of Human Services

その他参考資料

・Sharon K. Long and Stephanie J. Kendall: Recent Changed in Health Policy for Low-Income People in Minnesota, Assessing the New Federalism, The Urban Institute, NO. 19, Medicaid 2002

・Medicaid Section 1115 Waivers: Current Issues, Kaiser Foundation, January 2005

第5章　アメリカの病院と医師の歴史

アメリカはイギリスの植民地時代から、さまざまなことを、ヨーロッパの先進国から学び、試行錯誤を繰り返しながら飛躍的な進歩を遂げてきた。現在のアメリカの医療・医学教育機関は、多くの留学生や研究者、あるいは自国の医療技術では治療が不可能な外国人患者を受け入れるなど、世界に幅広く門戸を開くまでに成長した。

アメリカの医療制度が進展する過程で、病院と医師の関係は、アメリカ独自の方式が生まれた。病院が医師を直接雇用するのではなく、医師は基本的に独立したいわゆる開業医であり、病院は医師が自分の患者を治療するために利用する施設として発展した。

本章では、植民地時代から現在に至るアメリカの病院、医師、医学教育、医師と病院の関係が構築されるまでの過程を述べてみたい。

病院（Hospital（注一））の誕生

一六〇〇年代、イギリス植民地時代のアメリカでは、それぞれの植民地（Colony）ごとの私設救貧院（Almshouse）が、貧窮者、孤児、高齢者、精神障害者や住むところのない病人たちの救済施設であった。そして、植民地での生活が安定するにつれ、私設救貧院は徐々に病人を中心に受け入れる慈善施設へと変化し、後に自治体病院へと発展していく。この例として、ニューヨーク私設救貧院が、後にマンハッタンズ・ベルビュー病院（Manhattan's Bellevue Hospital）に、フィラデルフィア私設救貧院が、フィラデルフィア総合病院（Philadelphia General Hospital）となっていることがあげられる。

一七〇〇年代中期になると、寄付金で運営されるボランタリー病院（Voluntary Hospitals）の建設が始まる。最初のボランタリー病院は、一七五一年にフィラデルフィアのペンシルベニア病院（Pennsylvania Hospital）[文献一、二]である。ペンシルベニア病院は、避雷針を発明したベンジャミン・フランクリン（Benjamin Franklin）とトーマス・ボンド（Thomas Bond）[文献三]医師によって建設・運営資金が集められ設立された病院である。

ボランタリー病院は、通常、医師の募金活動によって集められた寄付金を基にして設立・運営された。当時は、病院や医学部・医学校を開設できる医師は、羨望の的であった。しかし、これらの医師は、資金調達のために裕福で権力のあるスポンサーへの募金活動に翻弄された。病院が建設された後も、患者の治療費はほとんど無料で医療を提供していたので、常に商人、銀行家、弁護士、政治家などに対して募金のキャンペーンを続けなければならなかった。高額の寄付提供者は、Board of Managers, Trustees, Governorsあるいは Commissionersなどと呼ばれる取締役として病院の運営メンバーになり、医師よりも病院運営への発言権を持つようになった。
ボランタリー病院は、ペンシルベニア病院に続き、一七七一年にニューヨーク病院（New York Hospital）の設立が決まったが、実際に開院したのは、二十年後の一七九一年であった。そして、一八二一年にはボストンにマサチューセッツ総合病院（Massachusetts General Hospital）が開院した。

この当時の自治体病院とボランタリー病院はともに治療のための医療施設というより、それまでの慈善施設という意味合いが強く、外国から船で入港した病気の船乗り、旅行者、難民の診察所でもあった。それゆえに、施設の衛生状態が悪く、いわゆる院内感染が原因で死亡することもあったという。このような理由で、中流以上のアメリカ人たちにとっては、医師に自宅まで往診してもらうことが社会的なステータスでもあった。

アメリカの病院は、南北戦争（一八六一年～一八六五年）を契機に医療機器や医療技術が向上するにつれ医療施設としてアメリカ社会に認識されるようになった。

注一　Hospital：ホスピタルは、ラテン語の hospitale（客をもてなす所）に由来しており、十六世紀頃から「病院」として使われるようになった。（出所：ジーニアス英和大辞典）

現在の病院の原型に至る三つの段階

アメリカの病院は、現在に至るまで大きく三つの段階を踏んでいる。

第一段階の始まりは、一七〇〇年代中期からである。自治体病院とボランタリー病院の二種類の病院が誕生したことである。

第二段階は、一八〇〇年代中期から始まる。この頃から、カソリック系移民が増えたことと、アメリカの産業が東部から西部、南部に広がったことで、さまざまな組織が病院の設立を手がけるようになった。アメリカ東部は、すでに寄付者（おもにはプロテスタントたち）によって設立されたボランタリー病院が存在していた。カソリック系移民は中部に宗教系の病院を設立した。西部と南部には、新しい商業都市が形成され、寄付金に頼らない独立採算の営利病院（Proprietary Hospital）が生まれた。

第三段階は、一八〇〇年代後半から一九〇〇年代前半である。この頃から営利病院が市場に広がっていった。ボランタリー病院は、医師や大学医学部とも協力して特に急性期の患者を中心に受け入れ、裕福な患者からは治療費を取り、貧困患者は学用患者として無料で受け入れていた。現在でもマサチューセッツ総合病院はハーバード大学（Harvard University）医学部と提携し、大学病院としての役割を果たしている。自治体病院は、自治体からの資金援助を得て、幅広い患者治療を担っていた。宗教系の病院は、規模からするとボランタリー病院・自治体病院との中間で営利病院よりは大きかったが、寄付金が少なかったので病院の運営資金は労働者や中流階級の患者からの治療費を充てていた。営利病院は、おもに手術センターで、小規模であり医学部と提携することなく、運営資金を裕福な患者の治療費でまかなっていた（文献四）。

このように、一九〇〇年代前半には現在の病院の原型ができあがったのである。

医学部の誕生から医学教育制度の確立

アメリカで最初の大学医学部は、アメリカがイギリス植民地時代の一七六五年にフィラデルフィアの中心街に設立されたペンシルベニア大学（University of Pennsylvania）の医学部である。ペンシルベニア大学医学部は、スコットランドのエジンバラ大学（University of Edinburgh）医学部を卒業し、同大学の追加コースをロンドンの病院で勉強したジョン・モルガン（John Morgan）医師が中心となって設立された。モルガン医師は、エジンバラ大学医学部とロンドンの病院での経験から、医学教育にとって病院での臨床教育の必要性を感じていた。そこで、当時のペンシルベニア大学医学部のすぐ隣にあったペンシルベニア病院と提携して医学生の臨床教育を始めた。

一八七〇年代にペンシルベニア大学は、フィラデルフィアの中心街から西のSchuylkill Riverに移転した。大学の移転にともない、医学生の臨床教育も、新たにペンシルベニア大学とともに医学部に接続するように建てられた大学病院へ移された。この大学病院は、アメリカで最初の「大学によって運営される病院（注二）」となる。

注二　アメリカの大学病院（University Hospitals）には、次の二つのタイプが存在する。
1　大学が経営している病院。
例：現在のペンシルベニア大学医学部の病院や、ジョンズ・ホプキンズ大学医学部の病院。
2　大学とは経営母体が異なる民間病院と提携（Affiliated）して、医学生の臨床教育機能を担っている病院。
例：ハーバード大学医学部とマサチューセッツ総合病院、ワシントン大学医学部とバーンズ・ジューイッシュ病院（Barnes-Jewish Hospital）。

次に、医師免許制度の確立と医学教育の改革が行われた一連の過程を説明する。

一八〇〇年代後半に入り経済が発展し、そこから生み出された資金を教育に費やせるようになった。その例として、当時の大富豪であったメリーランド州の商人のジョンズ・ホプキンズ（Johns Hopkins）氏は、教育に関心を示していた。一八七三年ホプキンズ氏の死後、当時最高額であった七百万ドルの遺産は寄付金として、ジョンズ・ホプキンズ大学と大学病院の建設に充てられた。ジョンズ・ホプキンズ大学の医学部関係者は、イギリス、ドイツ、オーストリア、スコットランドを視察し、これらの国を参考にして大学病院の建設と医学部教育制度を模索していった。

当時のアメリカの医学部や医学校への入学条件は、高校卒業をも要求していない学校もあり、医学部への入学は容易で、医学部教育は二年間であった。ジョンズ・ホプキンズ大学関係者は、一八九三年に医学部を開設するに当たり、医学部のレベルを上げるために医学部教育は基礎科学（Basic Scicence）と病院医学（Hospital Medicine）に位置付け、当時のアメリカではまったく前例のない入学条件と修業年数を定めた（文献五）。

当時のジョンズ・ホプキンズ大学医学部の入学条件と修業年数

○**入学条件**：大学を卒業していること。
○**修業年数**：四年（最初の二年間は科学の基礎、後半の二年間は教官指導の下での臨床実習）

この入学条件と修業年数は、全米の医学部に広がり、医学部教育の基本的制度として現在に至っている。この制度の普及に関しては、後に述べる。卒後のインターンシップ（Internship）、インターンシップに続くレジデンシー（Residency）制度も確立した（文献六）。

このようにジョンズ・ホプキンズ大学医学部と大学病院は、アメリカの医学教育に大きな変革を与えることになる。

アメリカの医学教育に影響を及ぼしたフレクスナー・レポート

アメリカ医師会（America Medical Association：AMA）は、一九〇四年に医学教育検討審議会（Council of Medical Education）を設置して医学部や医学校の受験資格や、医学教育の基準作りに着手した。その手始めとして医学教育検討審議会は、当時の医学教育の実態を知るための調査を実施した。その結果、一六〇の医学部・医学校のうちアメリカ医師会の求める基準に達した学校は、

表11　医学部・医学校への調査内容（フレクスナー・レポートより）

訪問調査対象：アメリカとカナダの155の医学部と医科大学

- 学長、教授群とのインタビュー
- 研究室と研究施設
- 財源
- 医学校受験資格
- 教員数
- 学生数
- 教育カリキュラム
- 医学部と病院の関係

注：フレクスナー・レポートのオリジナルは，次のサイトからダウンロードが可能である．http://www.carnegiefoundation.org/elibrary/docs/flexner_report.pdf

八十二校だけだった。なかには、研究室も病院もない医学校も存在した。しかし、この調査は外部の反響を恐れて一般に公表されることはなかった。

その代わりにアメリカ医師会は、すでに高等教育の調査に実績のあるカーネギー財団（The Carnegie Foundation for The Advancement of Teaching）に医学部や医学校の実態調査を任せることにした。この調査は、ジョンズ・ホプキンズ大学の卒業生であるアブラハム・フレクスナー（Abraham Flexner）氏が担当した。

フレクスナー氏は、アメリカとカナダのすべての医学部と医学校を訪問調査した（**表11**）。この調査結果は、一九一〇年にカーネギー財団から三四六ページに及ぶ「Medical Education in the United States and Canada」として公表された。この報告書はフレクスナー・レポート（文献七）と呼ばれ、アメリカの医学部・医学校に反響を巻き起こしアメリカの医学校の改革を一気に進める起爆剤となった（**表12**）。調査の結果、優れた医学部として、ハーバード大学、ケース・ウエスタン・リザーブ大学（Case Western Reserve University）、カナダのマックギル大学（McGill

表12　ワシントン大学医学部[注]のフレクスナー氏の訪問時の反応

ワシントン大学医学部の当時の関係者はフレクスナー氏の訪問と調査結果について下のように述べている（文献八）。

フレクスナー氏のワシントン大学医学部への評価は、「この大学の医学部は、すべての面でまったく不適切である」というひどいものであった。この結果に対してワシントン大学の学長であったブロッキングス（Robert S. Brookings）氏は激怒した。フレクスナー氏は、再度ワシントン大学を訪問して、ブロッキングス氏直々にワシントン大学医学部がどのように不適切なのかを説明した。

この時の訪問に対して、フレクスナー氏は次のように言ったそうである。「われわれ（フレクスナー氏とブロッキングス氏）は医学部の学部長室に行って、医学部への入学資格を聞いたところ、『高校を卒業していること』、という答えが返ってきた。即座にブロッキングス氏は、医学部の入学条件に改革が必要だということが明確に理解できたようだ。」

その後、ワシントン大学医学部は、1910年に入学条件を高卒から大学1年を終了した者との条件に変更し、2年、3年と徐々に条件を厳しくしていった。ついに、1929年に大学卒業が医学部入学の条件となった。

筆者が、実際に1910年に出版されたフレクスナー・レポートのミズーリー州の医学部と医学校の章を読んでみると、当時のワシントン大学側が言っているほどひどい内容ではなかった。総評から抜粋してみると「ミズーリー州には、55の教育機関があるが、そのなかでも2校だけ、すなわち、ミズーリ州立大学医学部と、ワシントン大学医学部だけが、医学部を維持できるだけの財源をもっている」と書かれている。

注：ワシントン大学医学部（Washington University in St. Louis）
2004年、全米医学部（Research-Oriented Best Medical School）ランキング第2位

出所：U.S. News & World Reports

表13　アメリカの医師や医学教育に関する代表的な非営利認定機関

医学部・医大の認定機関

● AAMC（The Association of American Medical Colleges）
http://www.aamc.org

医師免許試験実施機関

● NBME（The National Board of Medical Examiners）
http://www.nbme.org

医師のレジデンシー、フェローシッププログラムの認定機関

● ACGME（The Accreditation Council for Graduate Medical Education）
http://www.adgme.org

専門医の認定機関

● ABMS（The American Board of Medical Specialties）
http://www.abms.org

University）、ジョンズ・ホプキンズ大学があげられていた。そして、フレクスナー・レポートは、ジョンズ・ホプキンズ大学を医学教育のモデルにするように薦めていた。これにより、医学部や医学校は、医学部出願者の条件を高卒から大卒に変え、医学部の教育を四年間に延ばし、病院と提携して医学生の臨床トレーニング、インターンシップやレジデンシーの卒後教育にも力を入れはじめた。

各州政府は、徐々に、医師免許取得のための出願条件として、アメリカ医師会認定の医学校を卒業していること、四年間の医学教育を終了していること、病院で臨床トレーニングを受けていることなどを州法で制定しはじめた。アメリカ医師会は、一九四二年にはアメリカ医学校協会とともに、アメリカの医学校の認定を行う医学教育連絡委員会（Liaison Committee on Medical Education：LCME）を設立した。現在では、AAMC（Association of American Medical Colleges）がアメリカの大学医学部や医科大学の認定を行っている。これらの組織は、政府から独立した非営利の団体であり、医学部認定試験、卒業後のレジデンシーやフェローシップのプログラムの認定を行っている（**表13**）。

医師免許制度の確立

アメリカの医師免許は、イギリスから独立してからも各州の当時の免許発行の基準はあいまいで、無資格でも治療行為が可能だったため、免許を持つ意味はなかった。

各州政府が医師の免許制度に積極的に動き出したのは、一八七七年にイリノイ州が新たな医師免許制度の州法を制定したことに始まる。そのイリノイ州の法律とは、「イリノイ州の医師は州政府から医師免許発行の権限を与えられた医師免許資格審査委員会（State Board of Medical Examiners）の審査を受けて医師免許を取得し、登録しなければならない。イリノイ州の認定を受けた医学部や医学校の卒業生は、医師免許を与えられる。しかし、それ以外の卒業生は、州政府の審査を改めて受けなければならない。さらに、医師免許資格審査委員会は、評判の悪い医学部や医学校から発行された卒業証書（diplomas）を持つ出願者の拒否権を有する」というものであった。この法律により、医学教育を終了していない三六〇〇名の無資格の医師のうち一四〇〇名は、一年以内にイリノイ州を去らなければならなくなった。

これを機に多くの州が医師免許制度に取り組みはじめた。当時の一般的な医師免許の承認までの一連の過程は次の二通りである（文献九）。

方法一：出願者は、適切な医学部や医学校の卒業証書を有し、州の医師試験に合格することで、医師免許が与えられる。

方法二：出願者は、医学部や医学校の卒業証書を有し、医師免許資格審査委員会によって審査された後に、医師免許が与えられる。もし在学中の行いが不適切だと判断されると医師免許は下りない。

一九〇一年には、二十五の州とワシントンＤＣが「**方法一**」を採用し、残りの二州は「**方法二**」を採用することにより、すべての州が、医師に医師免許取得の義務を課した。

医師と病院の関係

今まで述べてきたように、一八〇〇年代後半までのアメリカの病院は、一部のボランタリー病院を除いて医師によって一般の患者の治療を施すところというより、看護スタッフによる貧しい人への慈善看護を施すところであった。そのために医師は病院に頼ることなく自分の診療所あるいは往診で患者治療にあたっていたために、アメリカの医師は開業医の方式を採っていた。一九〇〇年代以降には、徐々に病院の医療レベルが向上し、医学技術が発展したことにより開業医は、自分の診療所で補いきれない検査や手術設備を病院に求めるようになる。そして、開業医は自分の患者を自分の診療所で診察して、高度な検査や手術は、必要に応じて患者に病院まで行ってもらい、医師も病院に出向いて治療することになる。このようにして病院と医師の関係は、「雇用関係」ではなく「病院施設使用の契約」関係が構築され、この関係はＨＭＯ（Health Maintenance Organizations）のスタッフモデルの医師などの例を除き現在でも継続している。

アメリカで病院と医師が「契約」関係である理由は、次の通りである。アメリカの医師はもともと開業医で患者、治療方法、治療費も各医師が独自に設定することができた。しかし、医師は病院という組織に直接雇用されると、組織の意向を考慮しなければならず、所得も組織によって定められ、医師の自由が制限されるために、「開業医」で「病院施設使用の契約」の形式を現在に至るまで取り続けているのである。

総　括

アメリカの医療水準は、過去約百年の短い間で世界中から注目されるようになった。その背景には、常に変革へ挑戦する個人や組織の絶え間ない努力があり、そこから州政府の医師免許制度の確立、フレクスナー・レポート作成などにつながり、現在のアメリカの医療の向上に貢献しているのであろう。

文献一 http://pennhealth.com/pahosp/about/

文献二 http://www.med.upenn.edu/history.html

文献三 Edmund S. Morgan: Benjamin Franklin, Yake University Press, New Haven and London, 2003

文献四 Paul Starr: The Social Transformation of American Medicine, BasicBooks, pp170-173, 1982

文献五 http://www.hopkinsmedicine.org/about/history/index.html

文献六 Paul Starr: The Social Transformation of American Medicine, BasicBooks, pp115-116, 1982

文献七 http://www.carnegiefoundation.org/elibrary/docs/flexner_report.pdf

文献八 By Our Own Admission, Outlook (Washington University in St. Louis School of Medicine Seasonal Magazine), Spring 2004, pp18-21

文献九 Paul Starr: The Social Transformation of American Medicine, BasicBooks, pp102-104, 1982

第6章 アメリカの病院の分類

アメリカの病院は、連邦政府、州政府、地方自治体、民間組織によって運営されている。連邦政府はおもに軍関係の人々を対象とした病院を、州政府は、おもに伝染病や精神疾患を対象とした病院を運営している。したがって、一般のアメリカ人が通う病院は、コミュニティー病院（Community Hospitals）と呼ばれる「地方自治体病院」、「非営利病院」、「営利病院」である。本章では、各病院の特徴と税法の違い、病院が地域の中で果たしている役割について述べてみたい。

連邦・州政府管轄の病院 (Federal and State government hospitals)

アメリカの病院は、第5章で述べたように、アメリカがイギリスから独立する前からボランタリー病院や後に地方自治体の病院となる私設救貧院から進展してきた。独立後も、連邦・州政府の病院運営への役割は少なかっ

JCLS 88002-164

た。

連邦政府は、国内外に従事・派遣されている軍関係者のための病院を設立・運営している。管轄する病院は、大きく二つに分けられる。現役軍人たちが利用できる軍病院（Military Hospitals）と、退役した軍人のための退役軍人病院（Veteran's Administration Hospitals：VA Hospitalsと略されている）である。これらは一般の国民には開放されていない。現在、退役軍人病院は、退役軍人医療局（Veterans Health Administration：VHA）によって、七五〇万人の退役軍人を対象に、全米で一五八施設の病院と八五四施設の外来医療施設が運営されている（文献一）。通常軍関連組織以外の連邦・州政府の職員は、各政府が契約している民間医療保険を利用しているために、後に説明するコミュニティー病院を利用している。

州政府は伝染病や精神病を対象とした病院と州立大学医学部の病院を運営している。

●地方自治体病院（Local government hospitals）

地方自治体病院は、地域の住民のための病院として発達してきたので、自治体の意向に添って病院が運営されてい

表14　コミュニティー病院の分類

	株公開・配当の有無	収益分配の制限	納税の有無（所得税、固定資産税など）
営利病院（13.2%）注2	有	無（一般企業と同様）	有
非営利病院 **自治体病院**（71.8%）注2	無	有（慈善医療の義務）	免税注1

注1：連邦所得税：税法 501(c)(3) 各州の税法を参照のこと。
注2：総病院数に対するコミュニティー病院の割合85%の内訳。

る。そのために、地域住民に必要な部門が不採算部門であっても維持し、法律によって地域住民たちへの慈善医療（Charity CareまたはCommunity Benefits）の提供が義務付けられている。

自治体病院は税収・予算の一部を病院運営財源として割り当てられ、所得税や固定資産税が免除され、所得税の掛からない寄付金の受領や病院債の発行が認められている。

●非営利病院（Private/Not-for-profit hospitals）

非営利病院は、自治体からの補助金はなく政府に関係しない民間組織によって運営されている。そして、非営利病院は、連邦税法（501(c)(3)）と各州の税法により地方自治体病院のように、納税の免除、寄付金の受付や病院債を発行することができる。その代わり、慈善医療が義務づけられている。

現時点では非営利病院の収益や利益に対する慈善医療費の割合は、連邦税法では具体的には定められてはいない。しかし、テキサス州、カリフォルニア州、ジョージア州、インディアナ州、ニューヨーク州、ペンシルベニア州などの各州では、州法で慈善医療について連法税法より明確に定められている。たとえば、テキサス州の法律は、非営利病院の慈善医療額を、病院収益の四％、または州や自治体の税金免除額の一〇〇％を費やすことと定められている。

また、非営利病院に対する任意の慈善医療基準として、シグモンド氏（Robert Sigmond）とコブナー氏（Anthony Kovner）が中心となってニューヨーク大学で作成されたＨＣＢＳＰ（Hospital Community Benefits Standards Program）がある。

図8　サラソタ記念病院のコミュニティー・ベネフィット

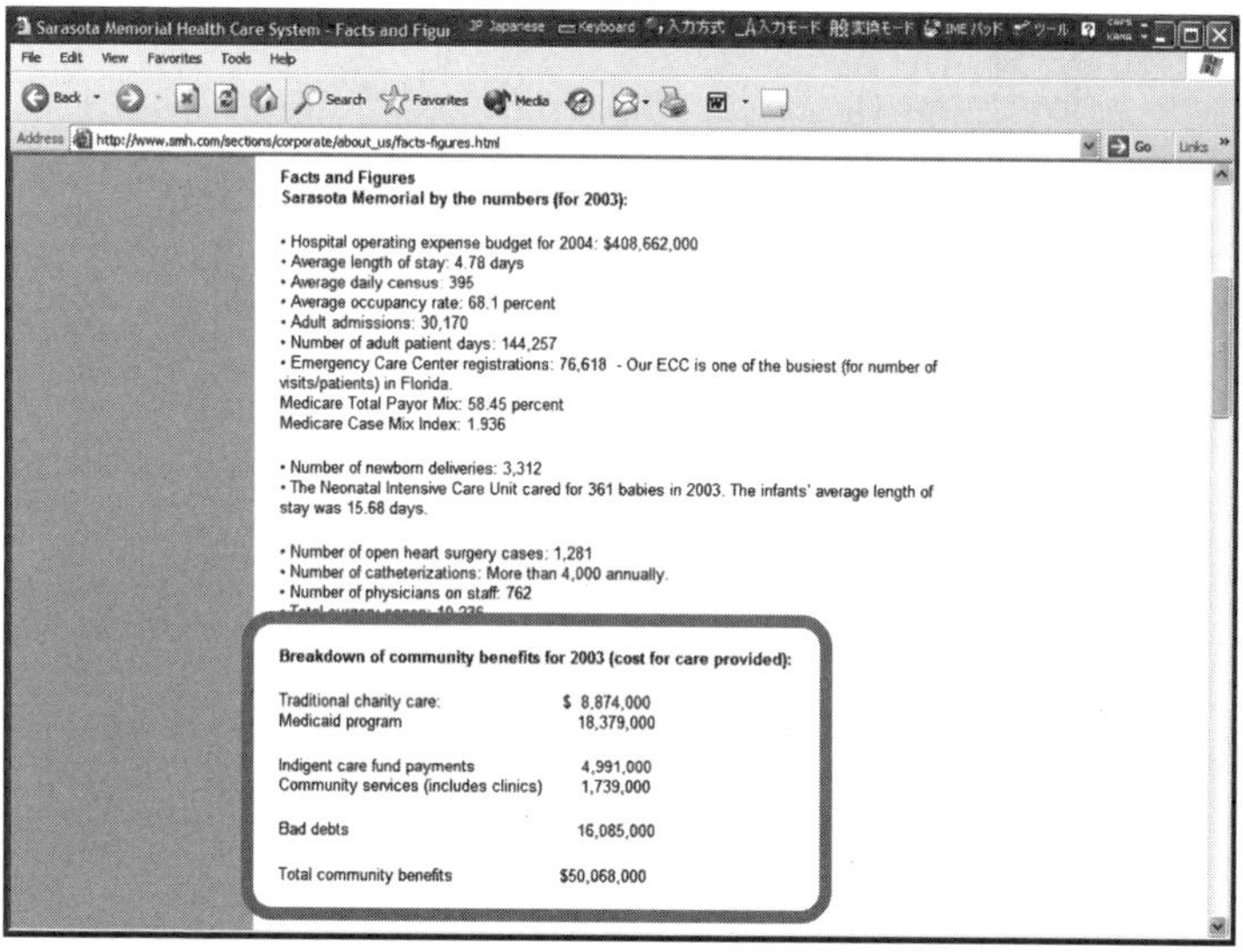

出所：http://www.shm.com

現在の病院会計規則には財務諸表の中に慈善医療費を含めることは義務付けられていない。しかし、病院によっては財務表の欄外に慈善医療に要した費用の補足説明を加えたり、病院のホームページに慈善医療費（コミュニティー・ベネフィットと表現されている）を公開しているところもある（図8）。

非営利病院は、自治体の意向を受け入れる義務はないが、地域の基幹病院として地域医療にできるかぎり貢献するように努めている。

●営利病院（For-profit-hospitals）

営利病院は、一般企業と同様に連邦・州への法人所得税、固定資産税、その他の納税義務が課せられており、税引き前の利益の約四割を税金として収めている

（表15）。そして、純利益の配分には制限を受けず、株の公開と株主への利益配当も一般企業と同様に認められている。

アメリカ最大の営利の病院チェーンであるHCA（Hospital Corporation of America Inc.：旧コロンビアHCA）を例にとると、HCAの二〇〇三年度税引き前の利益は、二十一億五六〇〇万ドルであり、それに対する連邦・州の法人所得税は、八億二四〇〇万ドルである。したがって法人所得税は税引き前の利益の三八・二%に相当する（表16）。そのなかで、HCAは二〇〇三年度には八億二一〇〇万ドルを貧困者対象に無料医療の提供や医療費の割引制度を設けるなどの慈善医療費に充てている（文献二、三）。これは、地域住民が病院を必要とするとき、営利病院と非営利病院を区別して選択するわけではないので、営利病院も地域医療に貢献するための慈善医療は重要なのである。

表15　営利病院の法人所得税率

税率は税引き前の利益に対しての割合	
●連邦所得税：	約 34%
●州所得税：	約 6%
●固定資産税	

出所：Michael Nowicki: The Financial Management of Hospitals and Healthcare organizations, AUPHA Press, Washington DC, 2001

表16　2003 年度 HCA 財務諸表から抜粋

●収益：	218 億 800 万ドル
●税引き前の利益：	21 億 5600 万ドル
●連邦・州所得税：	8 億 2400 万ドル（税引き前の利益の 38.2% 収益の 3.78%）
●税引き後の利益：	13 億 3200 万ドル

病院と財団（Foundation）

地方自治体病院や非営利病院は、企業や個人を対象として募金活動に熱心である。この募金活動は、病院内の募金部か、病院の基金を管理する財団（Foundation）が担っている。財団は病院とは経営が独立しており、現在は財団のほうが多数である。財団は独自のボード・メンバー（Board Member）と経営陣を持っている。理由は、財団の目的は病院運営資金を提供するための「募金活動」であるため、募金活動に精通したボード・メンバーや経営陣に任せたほうが効果的だからである。

アメリカでは、企業だけでなく一個人からの寄付金額も大きく、数千万円から数億円に及ぶこともめずらしくない。そして、寄付された財団と寄付をする本人は、寄付金額に対する所得税を双方が免税されるため、寄付はお互いにメリットがあるのである。財団は、常に地域住民を対象に定期刊行物やテレビ、ラジオ、新聞を利用して広報活動を行っている。そのなかでも、特に直接地域住民と会話ができる座談

図9　サラソタ記念ヘルスケア財団の寄付金の用途

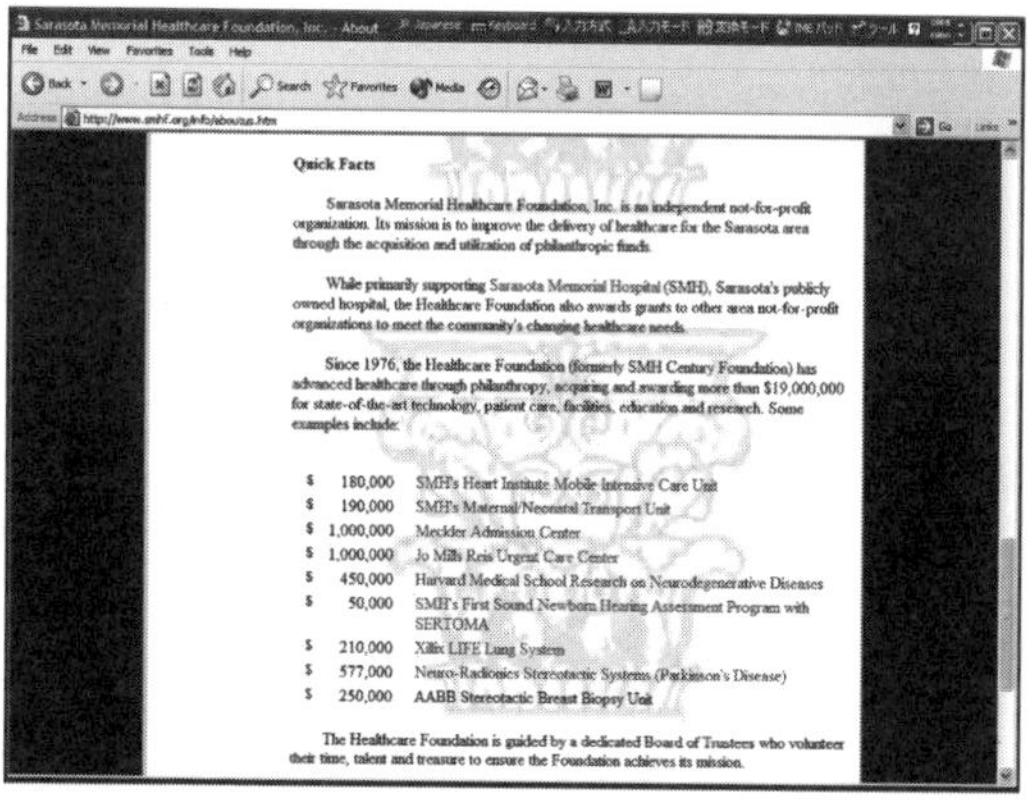

出所：http://www.smhf.org

会や講演会活動には積極的である。また、財団に遺産の寄付を考慮している個人に対し法的書類作成の補助（Estate Planning）なども実施している。

財団は、職員の教育費や病院建設費などへの用途目的に制限のついた寄付金を受け取ることがある。このような寄付金は、目的以外の用途には使用することはできない。そして、寄付をした人々にこれらの情報を提供する意味で財務諸表や寄付金の用途、寄付をした人の一覧と金額を一般に公開している（**図9**）。

コミュニティー病院（Community Hospitals）の役割

一般のアメリカ人は、コミュニティー病院を利用している。コミュニティー病院（注一）は、「州立大学の医学部病院」、「自治体病院」、「非営利病院」、「営利病院」であり、全米の病院数の八五％を占めている（**表17**）。

コミュニティー病院に占める自治体病院と非営利病院の数は病院全体の七一・八％であり、営利病院数は一三・二％よりはるかに多い。

表17　アメリカの病院数と内訳

	病院数	割　合
総病院数	**5,794**	**100.0%**
●連邦政府病院	240	4.1%
●民間精神病院	477	8.2%
●民間長期入院病院	128	2.2%
●その他（刑務所病院など）	22	0.4%
●コミュニティー病院	4,927	85.0%
非営利病院	3,025	52.2%
州・地方自治体病院	1,136	19.6%
営利病院	766	13.2%

出所：2004 年度 Hospital Statistics、アメリカ病院協会

注一　私立大学医学部の病院、大学医学部と契約している臨床教育研修指定病院もコミュニティー病院の中に含まれている。

セーフティーネットとしてのコミュニティー病院

地域住民が医師の診察を受けるとき、大きく分けて二つの方法がある。開業医（一般医あるいは専門医）に電話などで予約を入れて、医師のオフィスを訪れる場合と、予約なしで病院のＥＲ（Emergency Room）（注二）に行くことである。通常、緊急の場合を除くと前者の方法で医師にアクセスしている。

アメリカのコミュニティー病院は、大学病院など一部の病院を除くと、診療外来を持っていない。病院はあくまでも検査、手術、入院をする施設になっている。それゆえ、患者は、病院から独立している開業医やグループ・プラクティス（注三）の医師のオフィスで診察を受け、必要があれば医師の指示によりその医師が契約している病院に行くシステムになっている。開業医やグループ・プラクティスの経営者たちは、独立採算でオフィスの経営をしているので、患者の医療費の支払い能力に敏感である。そのために患者は、医師のオフィスに予約を入れる際に保険の有無を確認され、適切な医療保険を持たない場合は、診察の前に前金を要求されることなどを医師のオフィスのスタッフから説明を受けることが多い。このようなプロセスは、無保険者が医師に掛かることを困難にしている。

慈善医療の一つとして、また、医療のセーフティーネットとして、コミュニティー病院に併設した外来診療施設であるERがある。ERは、年中無休で二十四時間予約なしで医師あるいは診療看護師（Nurse Practitioner）やフィジシャン・アシスタント（Physician Assistant）が患者の治療に従事している。連邦法のEMTALA法（Emergency Medical Treatment and Active Labor Act）のなかで、「ER（営利病院のERも含む）は、患者の医療保険の有無や財政状態にかかわらず、患者に適切な検査を施して緊急の治療を要するかどうかを判断し、もし患者の容態が生死にかかわるなら、安定化するまでERで治療をしなければならない」と定められている。患者は、ERの滞在が二十四時間を超えるときは、病棟に移される。このようにERは、有保険者の緊急患者の受け入れ、無保険患者の外来治療、出産分娩から人命にかかわる急患と幅広く患者を受け入れている。

現在、アメリカに無保険者は四四〇〇万人（そのうち子どもは八五〇万人）と全人口の一五％に該当する。これらの無保険者のセーフティーネットとして、病院のERは重要な役割を果たしている。ERにやってくる患者のおよそ二割が無保険者（文献五）であるため、これらの患者の治療費は、未回収になることが多い。今後、無保険者数が増えてくると病院の経営を圧迫する可能性も大いにある。

注二　コミュニティー病院・ＥＲのなかでも連邦税法501(c)(3)（非営利病院）に分類される病院は、以前はＥＲの併設を義務付けられていたが、現在では地域にＥＲが重複する場合は、州政府の判断でＥＲの併設を免除されることがある。

注三　グループ・プラクティス：三人以上の医師がグループとなりクリニックを経営していること。大規模のグループ・プラクティス組織は「○○・メディカル・グループ」と表現されている。

総括

営利病院は、自治体病院や非営利病院より民間医療保険会社との価格交渉、治療費の未払い金の取立てなどに積極的であり、不採算部門の閉鎖や赤字続きの病院は売却するなど経営効率化に努め、納税しながらＥＲを運営し、慈善医療も行っている。非営利病院は、納税分や財団からの寄付金を不採算部門の運営や最新医療への投資に充てている。このように、営利と非営利の病院は、お互いにしのぎを削りながら病院経営に取り組んでいる。

医療へのアクセス問題は、病院の営利と非営利の問題というより、「無保険者や低所得者の多くは、病院のＥＲを通じてしか医師に掛かれないこと」である。開業医やグループ・プラクティスのオフィスやクリニックは、財務リスクの高い無保険者や医療費の払えない患者の受け入れに消極的であるため、彼らは病院のＥＲを利用せざるをえないのが現状である。このようにＥＲは、地域住民への急患対応のみならず、無保険者のセーフティーネットとしての医療施設になりつつある。Ｅ

Rで働く医師の五七%は、「アメリカの医療でいちばん重要な課題は、基本的な医療保険をすべての国民に与えることである」と訴えている。

アメリカのコミュニティー病院は、地域社会のニーズに応え、さまざまな問題に取り組みながら病院の運営に挑んでいる。

文献一 Tommy G. Thompson and David J. Brailer: The Decade of Health Information Technology: Delivering Consumer-centric and Information-rich Health Care, Progress report July, PP17, 2004

文献二 HCA2003 Annual Report, 入手先 <http://www.hcahealthcare.com>

文献三 HCA2004 Annual Report, 入手先 <http://www.hcahealthcare.com>

文献四 Michael Nowicki: The Financial Management of Hospitals and Healthcare organizations, AUPHA Press, Washington DC, 2001

文献五 As Uninsured Patients Turn to Emergency Departments for Care of Untreated Illness, Emergency Physicians Call for Coverage for All Americans: 2004, Robert Wood Johnson Foundationの調査より、入手先 <http://www.rwjf.org>

第7章 病院のボードとマネジメント

アメリカの病院は、第5章で述べたように歴史的に慈善医療を目的とした地方自治体病院とボランタリー病院から始まった。現在に至っても多くの人が利用するコミュニティー病院の八割以上を地方自治体病院と非営利病院（ボランタリー病院）が占めている。営利病院は、一八〇〇年代後半から産業の発展とともに設立が進んだ。

このように、自治体病院や非営利病院と営利病院では設立・運営に至る成り立ちと目的の違いから、経営方針や組織の構造にも違いが見られる。本章では、病院組織を経営するボードとマネジメントについて述べてみたい。

ボード（Board）（注一）によるガバナンス（Governance：管理）とマネジメント（Management：経営）のしくみ

地方自治体病院、非営利病院、営利病院は、図10のよ

図10　ボードとマネージメントの関係

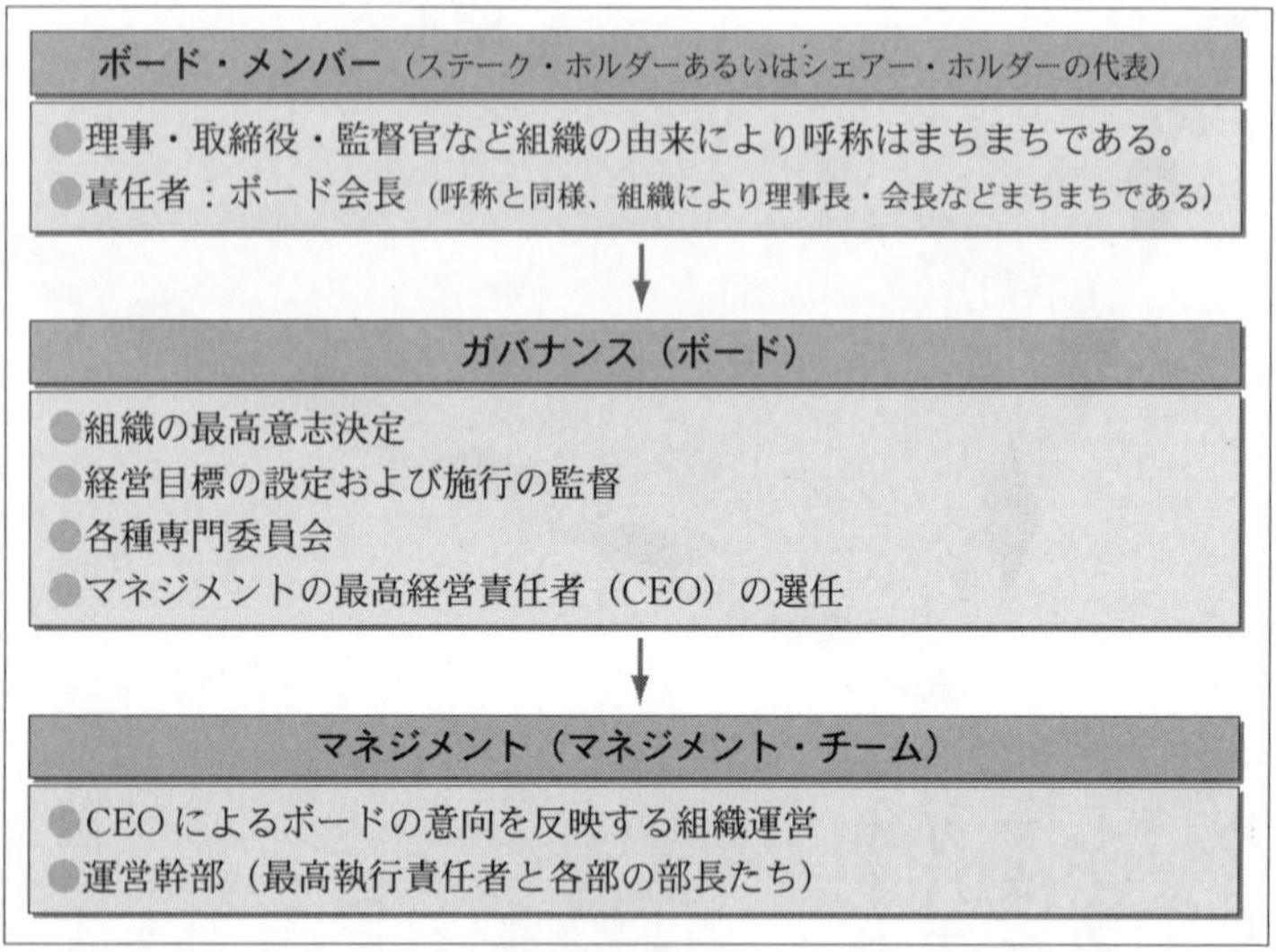
ボード・メンバー（ステーク・ホルダーあるいはシェアー・ホルダーの代表）
●理事・取締役・監督官など組織の由来により呼称はまちまちである。
●責任者：ボード会長（呼称と同様、組織により理事長・会長などまちまちである）
ガバナンス（ボード）
●組織の最高意志決定
●経営目標の設定および施行の監督
●各種専門委員会
●マネジメントの最高経営責任者（CEO）の選任
マネジメント（マネジメント・チーム）
●CEOによるボードの意向を反映する組織運営
●運営幹部（最高執行責任者と各部の部長たち）

うに経営管理部門（ガバナンス）と経営部門（マネジメント）によって運営されている。組織に関連する利害関係者（非営利組織ではステークホルダー：Stakeholder，営利組織ではシェアーホルダー：Shareholder）の代表からなるボードが病院経営の意志決定と経営の監督すなわちガバナンスをつかさどり、ボードの意志を汲んだ最高経営責任者（CEO：Chief Executive Officer）を中心とするマネジメント・チームが病院を運営している。

注一　ボード（Board）：ガバナンスを担う理事会や取締役会（営利組織の場合）などの組織を意味する。理事や取締役のことを総称してボード・メンバー（Board Member）と呼び、自治体や政府関連の組織ではBoard of SupervisorsやBoard of Commissioners，非営利組織ではBoard of Trustees，営利組織は取締役でBoard of Directorsと呼ぶ。しかし現在では非営利組織でもDirectorsが使われるなど名称は各組織で独自性を持っている。理事・取締役の個人やメンバー全員を指すときは、「(a) member of board, (a) board member」と使われていることが多い。本文では、次のように表現する。

ボードの代表者：ボード会長
理事や取締役全員：ボード・メンバー

●自治体病院・非営利病院

自治体・非営利病院は、病院からの利益とともに、自治体病院では自治体からの補助金、ボランタリー病院（非営利病院）では地域住民からの寄付によって、地域の慈善医療に貢献することを目的に設立・運営されている。

裕福な住民たちは、教会、学校、病院も含めて地域社会の発展のために慈善組織などを通じて多額な寄付をするのに熱心であり、社会的地位や名誉を得ることができる。

高額の寄付提供者や自治体の代表者は、ボード・メンバーとして、病院経営に対して医師より強い発言権と意志決定権を持つようになる。そして、その意志を実行するために実際に病院を経営する責任者を選び、運営を任せるようになる（文献一）。運営の責任者はアドミニストレータ（Administrator：執行者）と呼ばれていたが、現在ではCEO（最高経営責任者：Chief Executive Officer）が一般的である。また実際に病院を経営する部門はマネジメント（Management）部門と呼ばれ、ボードの意向を受けたCEOを中心に経営されている。マネジメント部門の運営幹部とは、CEOを補佐するCOO（Chief Operating Officer：最高執行責任者）の下、病院内の各部長すなわちC

ＦＯ（Chief Finance Officer：財務部長）、ＣＭＯ（Chief Medical Officer：医療部長）、ＣＮＯ（Chief Nursing Officer：看護部長）などで構成されている。

●営利病院

営利病院も自治体病院や非営利病院と同様にボードとマネジメント機能を持つが、設立当初から寄付金に頼ることなく、病院の建設や拡張には投資家のサポートを得、裕福な患者のための手術センターなど特定分野に特化していた。そのために、ボード・メンバーたちも他の営利組織と同様にシェアホルダーの代表者として取締役（Board of Directors）と呼ばれることが多い。

自治体病院・非営利病院と営利病院の経営方針の違い

自治体病院・非営利病院のボード・メンバーは地域住民の代表たちで、多くはボランティアで働いている。ＣＥＯはボード・メンバーであることが多いが、ボード会長を兼任しないのがほとんどである（文献二）。

営利病院は、一般企業と同様に株を公開しており、ボード・メンバーは株主の代表であることから、ボードは利益重視の経営方針を採っている。上場している営利病院チェーンのボード・メンバーは、一般上場企業と同様に、報酬やストック・オプション（Stock Option）が与えられている。

JCLS 88002-164

また、表18のようにボード会長とCEOを兼任していることが多く、ボード会長は高額の報酬を得ている。

このように、自治体病院・非営利病院と営利病院や一般企業のボードは経営目的が違うために切り離して考えるべきであろう。

自治体病院と非営利病院のボードのしくみ

●ボードの任務

ボード・メンバーは地域住民の代表として、経営の健全化と地域医療への貢献を実現するために、大きく次の五事項を基に病院の経営方針を立て、実施状況を監督している（文献三）。

1　CEOの任命

ボードとCEOの効果的な関係を構築する。選任するCEOの業績評価や業績に対する報酬を決める。

ボードの経営方針を理解して病院運営ができる有能なCEOを選ぶことは重要である。CEOは、ボードの意向に添って病院の運営が遂行できるよう計画を立て、病院組織を統率する能力が要求されている。通常CEOの契約は二年間であるが、その間にCEOの成果が上がらないなどの理由で

表18　フォーチュン 500 上場企業：ボード会長と CEO の兼任の有無とボード会長の報酬

●フォーチュン500のトップ10位企業		
会社名	ボード会長とCEOが兼任している場合のボード会長の報酬	ボード会長とCEOは別の場合のボード会長の報酬
1 ウオールマート　Wal-Mart Stores		○（報酬のデータ無し）
2 エクソン・モービル　Exxon Mobil	○（540万ドル）	
3 ジェネラル・モーターズ General Moters Corporatoin	○（200万ドル）	
4 フォード　Ford Motor	○（報酬のデータ無し）	
5 ジェネラル・エレクトリック　General Electric	○（630万ドル）	
6 シェブロン・テキサコ　Chevron Texaco	○（180万ドル）	
7 コノコ・フィリップス　ConocoPhillips		○（2800万ドル）
8 シティーグループ　CittGroup	○（100万ドル）	
9 インターナショナル・ビジネス・マシンズ International Business Machines	○（590万ドル）	
10 アメリカン・インターナショナル・グループ American International Group, Inc	○（600万ドル）	

●フォーチュン500の製薬企業上位5位		
1 ファイザー　Pfizer	○（198万ドル）	
2 ジョンソン・アンド・ジョンソン Johnson and Johnson	○（230万ドル）	
3 メルク　Merck	○（298万ドル）	

4 ブリストルマイヤー・スクイブ Bristol-Myers Squibb	○（110万ドル）	
5 アボット Abbott Laboratories	○（270万ドル）	
●医系卸会社		
カーディナル・ヘルス Cardinal Health, Inc.	○（370万ドル）	
マッケソン McKesson Corporation	○（390万ドル）	
●営利病院チェーン		
HCA HCA, Inc.	○（110万ドル）	
テネット Tenet Healthcare Corporation		○（データ無し）
●医療保険会社		
ウエルポイント・ヘルスネットワークス WellPoint Health Networks	○（690万ドル）	
シグナ Cigna	○（690万ドル）	
エトナ Aetna	○（100万ドル）	
アンサム Anthem	○（350万ドル）	
ヒュマーナ Humana	○（データ無し）	
ヘルス・ネット Heath Net, Inc.		○（データ無し）
パシフィ・ケア・ヘルスシステム PacifiCare Health Systems		○（データ無し）

出所：ランキング：Fortune 2004 年 4 月号，報酬：Hoover's Handbook of American Business 2004 を参照

表19　非営利病院・システムのミッション・ステートメントの例

●**ラッシュ・ノース・ショア・メディカルセンター**
Rush North Shore Medical Center, Skokie, IL（www.rnsmc.com）

Rush North Shore Medical Center is committed to providing access to the comprehensive quality health care services required by our community.

●**ノースウエスタン・メモリアル・ヘルスケア**
Northwestern Memorial HealthCare, Chicago, IL（www.nmh.org）

Northwestern Memorial HealthCare is an academic medical center where the patient comes first. We are an organization of caregivers who aspire to consistently high standards of quality, cost-effectiveness and patient satisfaction. We seek to improve the health of the communities we serve by delivering a broad range of services with sensitivity to the individual needs of our patients and their families.

We are bonded in an essential academic and service relationship with the Feinberg School of Medicine of Northwestern University. The quality of our services is enhanced through their integration with education and research in an environment that encourages excellence of practice, critical inquiry and learning.

契約を解除する場合、解雇時から一年間は給料と各種手当て（注二）を保障していることが多い（文献四）。

注二　各種手当て：医療保険、生命保険、年金の雇用主負担分などが含まれる。

2　組織の目標（ビジョン）を決める

2　組織の目標（ビジョン）を決める：組織の存在意義や目標を明確化する。

ミッション・ステートメント（Mission statement：社是）には、地域（Community）、サービス（注三）（Service）、資金（Financing）の三つの要素を含めるべきとされている（**表19**）。

注三　この場合のサービスとは、病院が提供する医療業務のことである。

3　病院の長期計画や年間予算の承認

病院の地域市場の状況分析（Environmental assessment）によって競合病院の状態、市場動向（トレンド）や地域のニーズを把握したうえで、長期計画や病院から要望される年間予算を検討・承認する。

4　医療の質の管理：これは長期計画の中に含まれている。

医療スタッフ規則（Medical staff bylaws）の承認。病院と契約している医師たちの代表として経営に参加する医師（Medical executives）の任命。医師の雇用の承認。医師個人やグループ・プラクティス組織との契約の承認を行っている。

5　各履行（Performance）の管理：目標達成への進捗状況を監視する。

進捗状況は、病院の各部署からの報告や委託している外部組織からのレポートなどを参考に規則を守って運営されているか（Compliance activities）を確認・検討する。代表的な外部組織として公認会計士がいる監査事務所やＪＣＡＨＯ（Joint Commission on Accreditation of Healthcare Organizations：医療機関機能評価認定組織）がある。外部の会計監査は、発覚している問題（潜在的な問題も含めて）をマネジメント・レター（Management Letter）として、直接ボードに報告する。ボードは、それを参考にして財務状態の監視・検討に役立てている。

●ボード会議と各委員会（文献五、六）

ボードの意志決定は、次にあげる各種委員会で出される勧告（Recommendations）を総合的に判断し、最終的にボード会議（Board meeting）で決定される。自治体病院のボード会議は、多くの場合、州法によって一般に公開されている。

1　Executive committee（執行委員会）

○各種委員会の委員長を決めるための助言を与える。
○ＣＥＯの雇用、業績の管理、報酬、解雇などを決める。また、ＣＥＯの報酬を決めるための評価基準も決定している。
○経営管理の方針の立案。
○ボードの年間目標、プランを作成。
○病院に緊急事態が発生した場合、この委員会が対応する。

2　Planning（Strategic Planning）committee（企画委員会）

○経営戦略プランの検討と進捗の管理
○地域に必要なこと、地域住民の関心の高いものや要望事項を分析

○ボードの要求に応じて経営幹部が提出した案件の検討と審議

3　Quality and community health committee（質と地域医療委員会）

○医療の質に関する規則草案や定期的な管理方法などの検討
○近隣地域の他の医療機関と提携して地域医療に貢献できる内容を検討
○医師の契約、雇用の検討
○医療スタッフからあげられた提案や問題点の審議

4　Finance committee（財務委員会）

○年間予算草案の審査　○財務に関連する規則の検討
○長期予算の再検討　○財務管理

5　Audit committee（監査委員会）

○利害相反規則の見直しや検討　○病院内の監査システムの監督
○財務諸表の見直し　○経営リスクの査定

6　Governance committee（管理委員会）

○ボード・メンバー全員の個人評価　○新しいボード・メンバー候補者の推薦

JCLS 88002-164

○ボードの役割の再評価　　　　○ボード教育の計画
○ボードに関する規則の見直し

二〇〇二年にSarbanes-Oxley法（一般上場企業の会計報告の改善と投資家保護のための連邦法）が制定された。この法律には自治体病院や非営利病院にも参考になる内容が含まれている。たとえば、「Executive committeeのメンバーに経営幹部を含まないこと」、「Governance committeeやAudit committeeにおける会計監査や経営幹部の報酬に関わる話し合いは、外部のボード・メンバーだけで行うこと」、「Audit committeeには必ず一人以上の財務のエキスパートの委員を含めること」、「ボード・メンバーの経歴、資格（Qualifications）と役割、報酬などの開示を行うこと」などがあげられる（文献七）。

●ボード・メンバーに要求される知識と選出方法

前述のとおり、ボード・メンバーたちは、各委員会やボード会議において重要な決断を下さなければならない。そのために**図11**にあげるような知識と経験が要求されている。すべての事項をボード・メンバー各人に求めるのではなく、ボード・メンバー全体としてバランスが取れていることが重要である。

ボードは、外部講師を招いたり、他の病院のボード・メンバーと意見交換するなど、知識向上のための教育にも力を注いでいる。ある調査によるとボード・メンバーの教育に年間三万ドル（約三

図11　ボード・メンバーに求められる知識と経歴

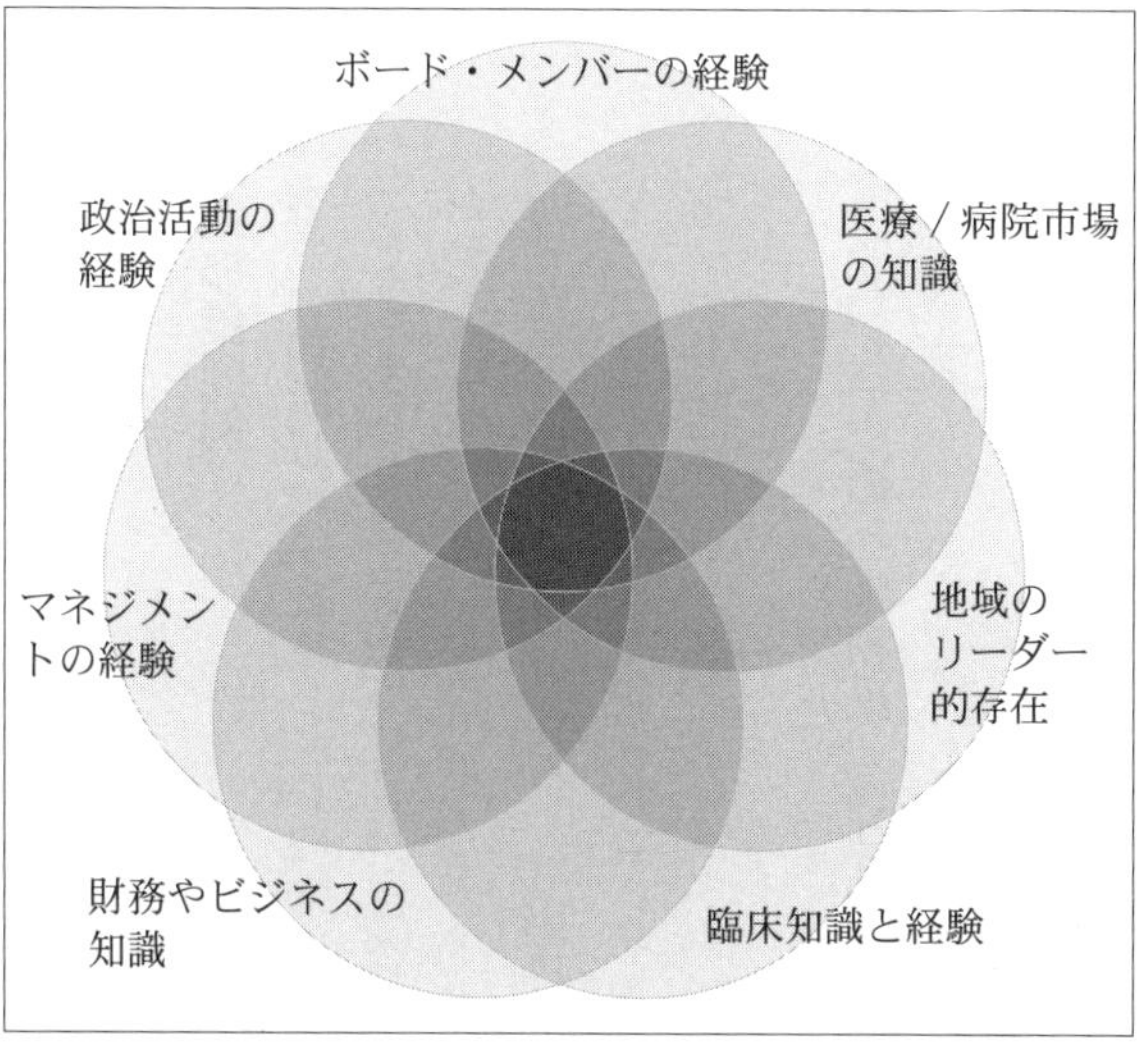

三〇万円）を使っている（文献七）と報告されている。

病院はボード・メンバーの氏名と略歴を、病院のホームページで公開していることが多い。ボード・メンバーの人数は十名から二十名で任期は平均四年である。

ボード・メンバーの選出には大きく分けて次にあげる三通りがある。非営利病院では、同一組織内で現在ボード・メンバーとして任務しているメンバーたちで適任者を推薦・任命している（Self-perpetuating board）。自治体病院では、多くは住民による選挙で選出（Elected board）している。その他の方法として非営利病院のなかでもその病院が医療システムの傘下に入っている場合、経営母体のボードによって適任者が任命されることがある。また、自治体病院でも自治体政府のボードによって適任者が任命されることがある（Appointed board）（文献八）。

●ボード・メンバーの評価方法

ボード・メンバーたちは、病院経営幹部たちのような定期的な業績の査定は成されていないが、年に一回・管理委員会において、自己査定（Self-assessment）と呼ばれるアンケート方式のような調査を基に、ボードとしての職務を遂行したかどうか判断される。結果は集計され、ボード会議で改善が必要な箇所などが討論される。

自己査定の質問例

○現在の病院目標を把握しているか。
○Executive CommitteeはCEOの業績の評価や、業績を基にした改善点をCEOに伝えたか。
○Executive Committeeは各ボード委員会の委員長の役割を明確にしていたか。
○オリエンテーションや継続教育に参加したか。
○ボード会長は、ボード・メンバーすべてに対し、平等に発言の機会を与えたか。

●ボード・メンバーの利害相反（Conflict of Interest）規定について

非営利病院は、「ボード・メンバーの中で病院組織と利害関係のある個人（Interested Persons）は、ボード・メンバー全体の四九％の人数まで」と連邦税法で決められている（文献九）。利害関係のある個人とは、病院に雇用されている人々（CEOやCOOも含む）、病院との契約医師、病院と金銭的取引のある業者などを指している。なぜなら、非営利病院は、特定の組織や個人に対してではなく、地域社会に利益をもたらすように運営されなければならないからである。もし、この連邦税法に違反すると、慈善組織（連邦税法501(c)(3)）としての資格が取り消されてしまう。そのために自治体病院と非営利病院は、ボード・メンバーとの利害関係が生じないように、独自の利害相反規定（Conflict of Interest policy）を持っている（文献十）。

病院のボード・メンバーたちも次のような利害相反例に気をつけなければならない。新しい外来施設建設のために入札で建設会社を選ぶ際に、ボード・メンバーの知人が経営している建設会社に便宜を図ることはできない。さらに、あらかじめ知人との関係を利害相反開示（Conflict of interest disclosure statement）にしたがって、病院側へ明らかにしておかなければならない。また、公平な入札のために、入札にかかわる会議への出席や発言権、投票権などを辞退させられることもある。

医師をボード・メンバーに加えることは、医療の質など臨床系の知識をボード会議に反映させる意味では重要である。しかし、医師は、自分の専門分野に偏ってしまう傾向があるので、十分な注意が必要である（文献十一）。

●ボードの賠償責任保険

病院組織のボードを対象にした賠償責任保険（Directors and Officers liability Insurance：D&O）がある。ボードは組織の最高意志決定権を有するために組織運営に関して訴訟を受けることがある。損害賠償金は数億円に及ぶこともある。

以下の内容は筆者がある病院ＣＥＯから聞いた話である（文献十二）。

質問一：Ｄ＆Ｏ保険の年間の保険料は？

回答一：自分の病院は九人のボードで年間四万五千ドル（約五百万円）を支払っている。↓一人五十五万円／年間。（病院の規模、地域、過去の訴訟実績などによって保険の掛け金は違ってくる。）

質問二：ボードへの訴訟は「医療の質（Quality of Care）関連」が多いと聞くが、具体的にはどのような内容なのか？

回答二：現時点では、患者本人より患者に訴えられた医師によるものが多い。（医師たちは「自分の患者が病院で治療を受けたとき、病院が治療内容を制限したために、医療過誤が起きてしまった」という理由で病院のボードを訴えるそうである。）

●ボードの報酬

非営利病院のボードは、ボード・メンバーに対し、交通費などの必要経費は支払っているが、メンバーたちはボランティアで働いているのがほとんどである。一五％前後は有給と報告されているが、その内訳は、報酬というより経費に近いものであり、会議一回につき二万円前後、あるボード会長の年間報酬は百万円前後などと、上場営利病院のボード・メンバーたちの高額な報酬にはほど遠いのが、現状である（文献十二）。

総　括

アメリカの自治体病院・非営利病院においては、ボランティアのボードが納税者や地域住民の代表として、地域医療のニーズを反映するように、限られた予算の中で方向性を定めている。病院の運営状況を常に把握し、医療の質、戦略プランの進捗状況、財務状況などに問題が見つかるとＣＥＯに助言を与え、経営の健全化を図っている。これらを怠ると、競合病院に患者を取られ患者収入の低下から病院閉鎖や買収の道が待っている。

営利病院は、法人格で分類すると一般上場企業である。しかし、地域住民は病院を選ぶときに営利や非営利を気にすることなく、評判や患者のニーズに合わせて病院を選ぶために、地域住民の要求を満たす病院でなければならない。

このようにアメリカのコミュニティー病院は、地域を主体に考えボードとマネジメントを切り離すことで厳しい競争に生き残っているのである。

文献１　Paul Starr: The Social Transformation of American Medicine, BasicBooks, pp152-153, 1982
文献２　David A. Bjork: Governance Reform Initiatives in not-for-profit health care organizations, American Gover-

nance Leader, Vol4 Issue 1, pp1-4, January, 2004

文献三　John R. Griffith and Kenneth R. White: The Well-Managed Healthcare Organization 5th Edition, pp68, AUPHA Press/Health Administration Press, Washington DC and Chicago IL, 2002

文献四　2002-2003 The Official tutorial, for the ACHE Board of Governors Examination in Healthcare Management, pp35, ACHE, Chicago, IL, 2002

文献五　Errol L. Biggs: The governance Factor, 33 keys to success in healthcare, Health Administration Press, pp8-12, Chicago, IL, 2004

文献六　Dennis D. Pointer and James E. Orlikoff: Board Work, Governing Health Care Organizations, pp265-272, Jossey-Bass Inc., San Francisco, CA, 1999

文献七　Mary K. Totten and James E. Orlikoff: The Real Value of Governance reform, Healthcare Executive, Sep/Oct, pp44-45, 2004

文献八　Dennis D. Pointer and James E. Orlikoff: Board Work, Governing Health Care Organizations, pp166-167, Jossey-Bass Inc., San Francisco, CA, 1999

文献九　Dennis D. Pointer and James E. Orlikoff: Board Work, Governing Health Care Organizations, pp 178, Jossey-Bass Inc., San Francisco, CA, 1999

文献十　Clark Consulting, survey of governance Reform Initiatives by Boards of Not-for-profit health care organizations, November, 2003

文献十一　John R. Griffith and Kenneth R. White: The Well-Managed Healthcare Organization 5th Edition, pp96, AUPHA Press/Health Administration Press, Washington DC and Chicago IL, 2002

文献十二　2004 Congress on Healthcare Management (2004-3-20)　Effective Government in the new era of board Accountability by James E. Orlikoff のセミナー

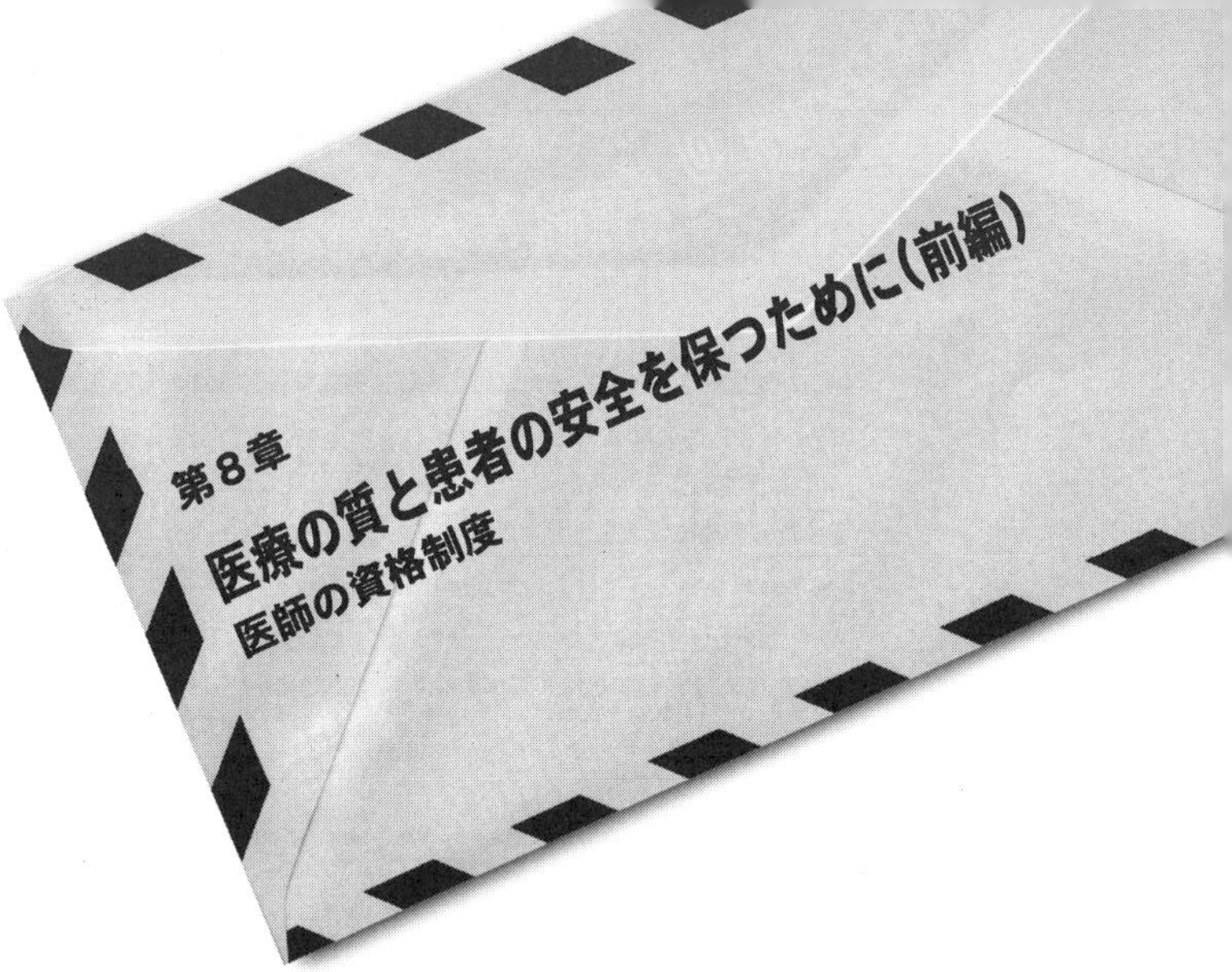

第８章
医療の質と患者の安全を保つために（前編）
医師の資格制度

アメリカのシンクタンクの一つ医学研究所（Institute of Medicine：ＩＯＭ）が一九九九年に「To Err is Human（人間は間違えるもの（文献一、二））」や二〇〇一年に「Crossing the Quality Chasm（質の断層を超えて）」を発表して以来、医療業界のみならず一般社会にも「医療の質と患者の安全」への感心が高まった。たとえば、アメリカの大企業が任意に集まり、リープフロッグ・グループ（http://www.leapfroggroup.org）を設立し、団体独自で「医療の質と患者の安全」について全米の主要病院を評価するようになった。同グループの病院評価データは一般に公開され、企業の被雇用者に限らず一般市民にも開放され、多くの人々が病院選びにこのデータを参考にすることが可能となった（文献三）。

アメリカでは医師の必要に応じて患者は病院を利用することができるため、患者の中には、評価の高い病院を信頼して、その病院と契約している医師を選ぶこともある。そのために病院は、施設を使用する医師との契約には認定専門医であることなど一定の基準を設けている。

図12　アメリカ医師会が一般に公開している医師の検索サイト

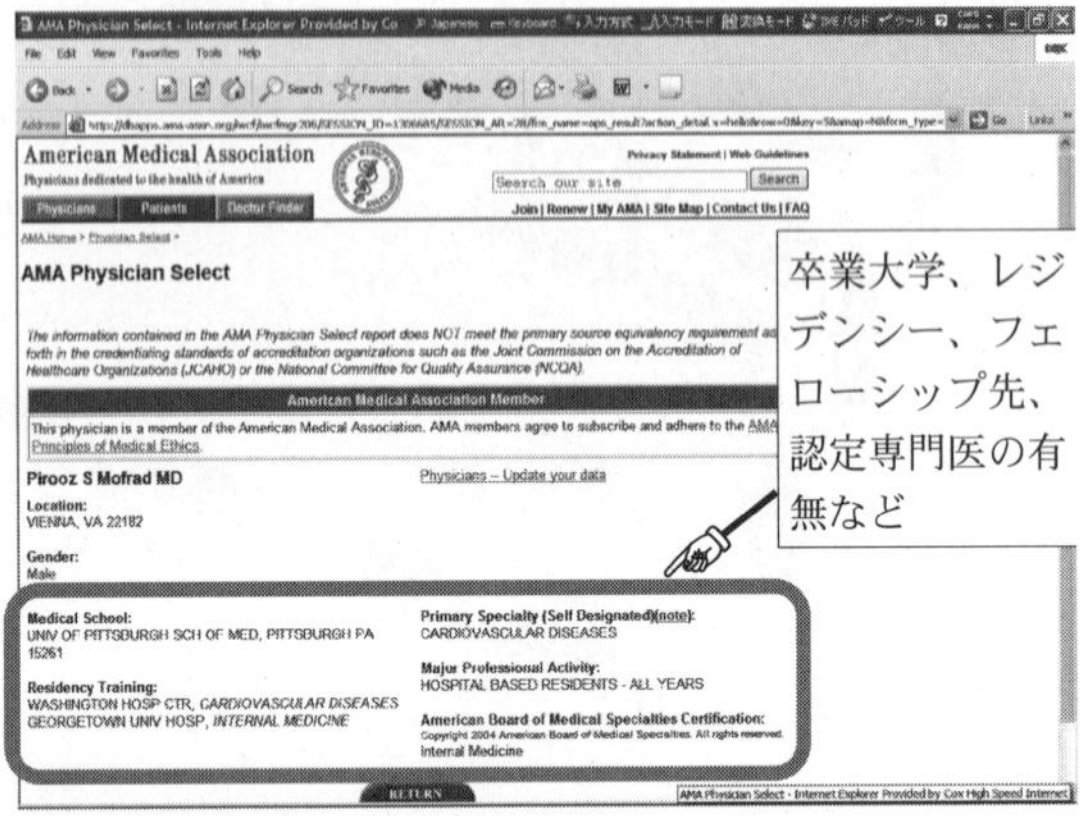

出所：http://www.ama-assn.org

図13　病院が一般公開している医師の検索サイト

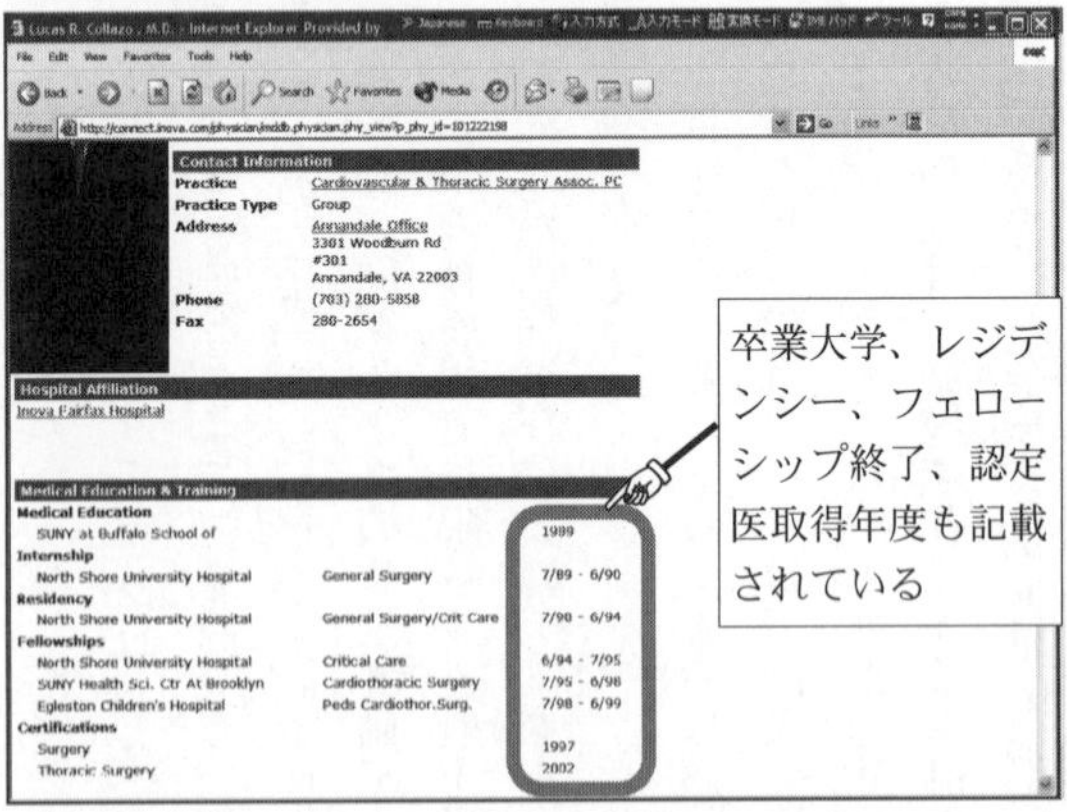

出所：Inova Health System, <http://www.inova.com>

医師が認定専門医かどうかなどの医師の経歴は、アメリカ医師会や病院のホームページなどによって一般に公開されており、患者も容易にアクセスすることができる（図12、図13）。医師の中にはメディアを利用して「私は、〇〇年の経験を持つ外科専門医です」と積極的に宣伝している人もいる。また、初めての患者には「私は、この分野で〇〇年の経験を持つ内科専門医です」と自己紹

表20　医師の雇用について

第5章で医師と病院は，契約関係であることを述べた。 しかし、コミュニティー病院では、病理医、放射線医、麻酔医、救命救急医に関しては勤務医（full-time-physician, hospital-based physician）として医師を雇用していることが多い。あるいは医療スタッフ組織（P.C.：professional corporation, P.A.：Professional association）と契約し、必要に応じて派遣を受けている病院もある。また近年の傾向として、病院は、契約医師の入院患者の治療のためにホスピタリスト（Hospitalist）と呼ばれる病院の常勤内科医を雇うようになってきている。 また最近、アメリカの代表的医療システムであるカイザーパーマネンテ（The Permanente groups of Kaiser Permanente）やヘンリーフォードシステム（Henry Ford System）では、一般医を雇用して競争の激しい地域や医師の少ない郊外に配置（文献八）している。

介することもある。

本章では、「医療の質と患者の安全」への関心が高まるアメリカにおいて、病院や医療保険会社などは、どのような基準を設けて医師と契約しているのか、それに対して医師はいかにして対応しているのかについて述べたい。

病院や民間保険会社が実施している医師の資格審査制度

病院は、医師の資格（Credentials）を十分に審査したうえで、医療スタッフ（Medical Staff）としての治療・病院施設使用許可（Medical Privilege）を承認する契約を結ぶ（**表20**）。グループ・プラクティスや民間医療保険会社でも同じような資格審査（Credentialing）を行っている。

資格審査では、医師が「組織が存在する州の医師免許（License）と、専門医の認定を受けている（Board Certification）こと」が大きなポイントになっている。アメリカの医師の八五%が認定専門医である（文献四）。

医療機関機能評価認定組織（Joint Commission on Accreditation of Healthcare Organizations：JCAHO）や、マネジドケア型民間医療保険認定機構（National Committee for Quality Assurance：NCQA）は、医師の資格審査制度が適切な基準で実施されているかについても評価項目に入れている（文献五、六）。

かつて医療機関は、契約している医師が医療過誤を起こした際、医療機関も提訴の対象になることが多かったので、訴訟防止の意味で資格審査を行っていた。しかし、最近は「患者の安全」のためにも資格審査を徹底するようになってきた（文献七）。

医師の資格審査のプロセス（文献九）

資格審査は病院の医療スタッフ規則（Medical Staff Bylaws）（注一）にしたがって実施される。

1　必要な書類の提出

医学部の卒業証書、レジデンシーやフェローシップの終了証書、専門医認定証書、応募する病院の存在する州の医師免許書、照会者（Reference）の連絡先などを病院へ提出する。

2 ← 書類内容の確認

応募者の書類は、医療スタッフ部によって厳密に内容の確認が行われる。実際には、応募者の照会者に連絡して、書類に記載されている実績や経歴などの確認を行う。医師の人物照会のためのオンライン・データベースを利用することもある。医療過誤や特定治療実施許可の取り消しなどの有無に関しては、全米医師データバンク（National Practitioner Data Bank：NPDB）のオンライン・データベースを通じて検索が可能である。この段階で応募者が病院から取り消しを受けた場合、病院のボードあるいは裁判所に異議申し立てをすることができる。

3 ← 各科の代表者（Chairperson）による審査

4 ← 資格審査委員会（Credentials Committee）による審査

資格審査委員会は、病院の医療スタッフを中心に構成されている。各科の代表者から推薦された応募者について審査する。この時点で、過去に医療過誤や照会者のコメントなどに問題があれば再審査に持ち越される可能性が高い。

5 ← 医療関連運営委員会（Medical Executive Committee）による審査

6 ボード会議での審査・承認

ボード会議で承認されて初めて医療スタッフとしての登録と、治療・施設使用許可が下りる。これは、ボードの任務の一つである「医療の質の管理」に関与する。治療・施設使用許可は、通常一年から二年ごとに再審査のうえ、更新される。

医大や医学部の大学病院と研修指定先病院は、医学生、研修医（レジデント、フェロー）を受け入れているが、それ以外のコミュニティー病院は、一定の条件と期限をつけて研修中の医師と契約することもある。

コミュニティー病院は、新たに応募してくる医師に対し、治療・病院施設利用の許可を与えない権限とすでに契約している医師との契約を解消（破棄）する権限を持つ。前者の例は、開心術専門の心臓外科専門医に対して、病院が開心術に必要な設備を持たない場合など、応募してくる医師に不備がなくても、医師が望む治療施設や設備、必要な人材が病院にない場合は、その医師とは契約しなくてもよいことがあげられる。後者の例は、契約医師が、病院の医療スタッフ規則に反するような行動をした場合である。この場合は、前者と違い、病院は契約取り消しの事実を連邦法である「医療の質向上法（Health Care Quality Improvement Act：HCQIA）」にしたがって、全米医療従事者データバンク（NPDB）へ報告する義務がある。したがって、医師が別の病院と契約しようとしたときに、その病院のスタッフが応募者についての素性を全米医療従事者データバンクに照会した場合、前の病院で契約取り消し処分を受けた事実が明るみに出るため、契約内容が医師にとって不利になることがある。

注一　医療スタッフ規則（Medical Staff Bylaws）：病院の医療スタッフに対する組織の説明（各委員会、各責任者、各科の役割など）、医療スタッフの登録と治療・施設使用許可に関する資格審査の評価基準と承認手順、各スタッフの責務、解雇要件などについて詳細に規されている。医師は、病院の医療スタッフ規則に従うことを了承したうえで、病院と契約を交わすことになる。

認定専門医になるまでの過程

認定専門医になるには、医学部卒業後、三年から七年間の専門医認定機関（American Board of Medical Specialties：ＡＢＭＳ）に認定された課程（レジデンシー）を終了し、勤務する病院のある州の医師免許証を持っていれば、認定専門医の受験資格が得られる。このように認定専門医の受験資格あるいは再受験中の医師は、認定専門医受験有資格者（Board eligible）と呼ばれている。認定専門医の試験は、筆記試験と口答試験（二十四の専門科のうち十五科で実施されている）から成る。そして、試験に合格した医師は、専門医の資格（ディプロメイト：Diplomate）が認められた認定専門医（Board certified specialist）となり、認定専門医受験有資格者とは区別されている。

ＡＢＭＳは、二十四の専門分野を設けている。そして、さらに八十六科目に細分化した高度な専門分野を設け、細分化された専門医（Board certified subspecialist）になるには、認定専門医になってからさらに一年から三年のフェローシップ（Fellowship）を終了しなければならない[文献十]（詳しくは、http://www.abms.orgを参照のこと）。

専門医の認定は、六年から十年ごとの更新制（Recertified）で、継続教育（continuing education：CE）も要求されている。

病院、グループ・プラクティスや医療保険会社の医師との契約においては、専門医の資格（ディプロメイト）だけでほとんど満たされるが、医学系専門学会（Medical specialty society）の会員になり、学会の求める基準を満たし、審査が通れば正会員（フェロー）の身分（ステータス）を取得することができる。ほとんどの学会は、数年の経験を持つ専門認定医であることをフェローの条件にしている。フェローになると契約交渉に有利になったり、公式書類、名刺、署名、オフィスの表札、処方箋などに自分の名前とともにフェローであることを記載したりすることができるので、（患者にも）医師の名前に付けられた肩書き（タイトル）から経験を持った認定専門医であることが理解できる（図14）。

たとえば、フェローの場合「John Smith, M.D., F.A.C.S.」と一般に表記する。これは、医師を示すM.D.の後にアメリカ外科学会（American College of Surgeons）の正会員（フェロー）であることを示すF.A.C.S（Fellow American College of Surgeons）が表記されている。これから認定外科専門医でアメリカ外科学会の正会員であることがわかるのである。

医師は、認定専門医になってからも再審査を受けながらの認定・更新を続け、実績を磨くことに

JCLS 88002-164

図14　アメリカのある電話帳より

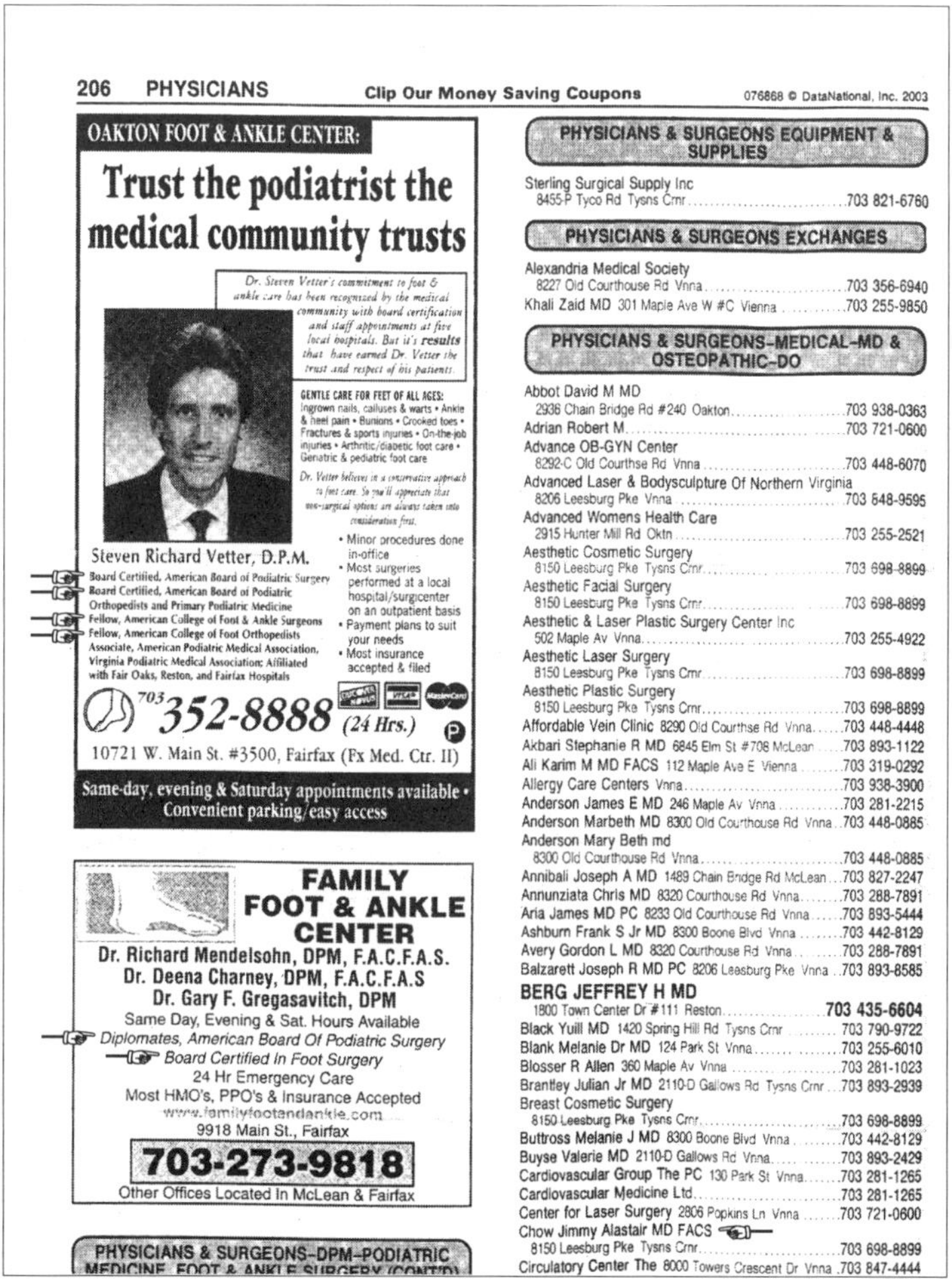

206 PHYSICIANS　　Clip Our Money Saving Coupons　　076868 © DataNational, Inc. 2003

OAKTON FOOT & ANKLE CENTER:

Trust the podiatrist the medical community trusts

*Dr. Steven Vetter's commitment to foot & ankle care has been recognized by the medical community with board certification and staff appointments at five local hospitals. But it's **results** that have earned Dr. Vetter the trust and respect of his patients.*

GENTLE CARE FOR FEET OF ALL AGES: Ingrown nails, calluses & warts • Ankle & heel pain • Bunions • Crooked toes • Fractures & sports injuries • On-the-job injuries • Arthritic/diabetic foot care • Geriatric & pediatric foot care

Dr. Vetter believes in a conservative approach to foot care. So you'll appreciate that non-surgical options are always taken into consideration first.

Steven Richard Vetter, D.P.M.

Board Certified, American Board of Podiatric Surgery
Board Certified, American Board of Podiatric Orthopedists and Primary Podiatric Medicine
Fellow, American College of Foot & Ankle Surgeons
Fellow, American College of Foot Orthopedists
Associate, American Podiatric Medical Association, Virginia Podiatric Medical Association; Affiliated with Fair Oaks, Reston, and Fairfax Hospitals

- Minor procedures done in-office
- Most surgeries performed at a local hospital/surgicenter on an outpatient basis
- Payment plans to suit your needs
- Most insurance accepted & filed

703 352-8888 (24 Hrs.)

10721 W. Main St. #3500, Fairfax (Fx Med. Ctr. II)

Same-day, evening & Saturday appointments available • Convenient parking/easy access

FAMILY FOOT & ANKLE CENTER

Dr. Richard Mendelsohn, DPM, F.A.C.F.A.S.
Dr. Deena Charney, DPM, F.A.C.F.A.S
Dr. Gary F. Gregasavitch, DPM
Same Day, Evening & Sat. Hours Available
Diplomates, American Board Of Podiatric Surgery
Board Certified In Foot Surgery
24 Hr Emergency Care
Most HMO's, PPO's & Insurance Accepted
www.familyfootandankle.com
9918 Main St., Fairfax
703-273-9818
Other Offices Located In McLean & Fairfax

PHYSICIANS & SURGEONS-DPM-PODIATRIC MEDICINE FOOT & ANKLE SURGERY (CONT'D)

PHYSICIANS & SURGEONS EQUIPMENT & SUPPLIES

Sterling Surgical Supply Inc
8455-P Tyco Rd Tysns Crnr 703 821-6760

PHYSICIANS & SURGEONS EXCHANGES

Alexandria Medical Society
8227 Old Courthouse Rd Vnna 703 356-6940
Khali Zaid MD 301 Maple Ave W #C Vienna 703 255-9850

PHYSICIANS & SURGEONS-MEDICAL-MD & OSTEOPATHIC-DO

Abbot David M MD
2936 Chain Bridge Rd #240 Oakton 703 938-0363
Adrian Robert M 703 721-0600
Advance OB-GYN Center
8292-C Old Courthse Rd Vnna 703 448-6070
Advanced Laser & Bodysculpture Of Northern Virginia
8206 Leesburg Pke Vnna 703 848-9595
Advanced Womens Health Care
2915 Hunter Mill Rd Oktn 703 255-2521
Aesthetic Cosmetic Surgery
8150 Leesburg Pke Tysns Crnr 703 698-8899
Aesthetic Facial Surgery
8150 Leesburg Pke Tysns Crnr 703 698-8899
Aesthetic & Laser Plastic Surgery Center Inc
502 Maple Av Vnna 703 255-4922
Aesthetic Laser Surgery
8150 Leesburg Pke Tysns Crnr 703 698-8899
Aesthetic Plastic Surgery
8150 Leesburg Pke Tysns Crnr 703 698-8899
Affordable Vein Clinic 8290 Old Courthse Rd Vnna 703 448-4448
Akbari Stephanie R MD 6845 Elm St #708 McLean 703 893-1122
Ali Karim M MD FACS 112 Maple Ave E Vienna 703 319-0292
Allergy Care Centers Vnna 703 938-3900
Anderson James E MD 246 Maple Av Vnna 703 281-2215
Anderson Marbeth MD 8300 Old Courthouse Rd Vnna 703 448-0885
Anderson Mary Beth md
8300 Old Courthouse Rd Vnna 703 448-0885
Annibali Joseph A MD 1489 Chain Bridge Rd McLean 703 827-2247
Annunziata Chris MD 8320 Courthouse Rd Vnna 703 288-7891
Aria James MD PC 8233 Old Courthouse Rd Vnna 703 893-5444
Ashburn Frank S Jr MD 8300 Boone Blvd Vnna 703 442-8129
Avery Gordon L MD 8320 Courthouse Rd Vnna 703 288-7891
Balzarett Joseph R MD PC 8206 Leesburg Pke Vnna 703 893-8585
BERG JEFFREY H MD
1800 Town Center Dr #111 Reston **703 435-6604**
Black Yuill MD 1420 Spring Hill Rd Tysns Crnr 703 790-9722
Blank Melanie Dr MD 124 Park St Vnna 703 255-6010
Blosser R Allen 360 Maple Av Vnna 703 281-1023
Brantley Julian Jr MD 2110-D Gallows Rd Tysns Crnr 703 893-2939
Breast Cosmetic Surgery
8150 Leesburg Pke Tysns Crnr 703 698-8899
Buttross Melanie J MD 8300 Boone Blvd Vnna 703 442-8129
Buyse Valerie MD 2110-D Gallows Rd Vnna 703 893-2429
Cardiovascular Group The PC 130 Park St Vnna 703 281-1265
Cardiovascular Medicine Ltd 703 281-1265
Center for Laser Surgery 2806 Popkins Ln Vnna 703 721-0600
Chow Jimmy Alastair MD FACS
8150 Leesburg Pke Tysns Crnr 703 698-8899
Circulatory Center The 8000 Towers Crescent Dr Vnna 703 847-4444

認定専門医（ディプロメイト）と医学系専門学会の正会員（フェロー）は、さまざまな文書において、自分の名前とともにディプロメイトやフェローであることを掲げることができる。

余念がない。その理由は、各医療組織との契約も関係するが、専門医のステータスがデータベースで公開されたり、名前のタイトルから患者に認定医であることを評価されやすいこともあげられる。報告によれば、アメリカ人患者は、家族や親友から「認定専門医」と「専門医の認定を持たない医師」を薦められた場合、前者を選ぶケースが多い（文献十二）。

総括

患者の立場からすると、自分の命を預ける医師の専門医としての経験は知っておきたいものである。また、病院や民間医療保険会社は、「医療の質と患者の安全」を考慮して契約する医師の資格審査を実施している。病院や民間医療保険の認定機関も資格審査の重要性を認識している。これに対して、医師は医学部を卒業してからも認定専門医の取得と継続教育に余念がない。

病院の中には、認定専門医資格の有無だけでなく、医師のレジデンシーやフェローシップ終了年度や実際に治療に携わった経験年数もインターネット上で公開しているところもある。このように、医師の経験は自分の患者や医師を探している患者にも認識されるようになり、医師個人も実績作りに熱心になる。

「医療の質と患者の安全」の向上は、医師の協力なしでは成し遂げられない。そのために医師には高度な知識と専門性が期待され、それに対する評価も十分なされているのである。

文献一　Linda T. Kohn, et at.: To Err is Human: Building a Safer Health System, Institute of Medicine, Washington DC, 2000

文献二　Committee on Quality of Health Care in America: Crossing the Quality Chasm: A New Health System for the 21st Century: Institute of Medicine, Washington DC, 2001

文献三　http://www.leapfroggroup.org

文献四　Horowitz SD, et al.: Board certification and physician quality, Medical Education, 38, pp10-11, 2004

文献五　What NCQA looks in a health plan qualified providers, 入手先<http://www.ncqa.org>

文献六　Crosswalk of 2005 medical staff standards for hospitals 2004 medical staff standards fir hospitals, 入手先<http://www.jcaho.org>

文献七　Troyen A. Brennan, et al.: The role of physician specialty board certification status in the quality movement, JAMA, 292, pp1038-1043, 2004

文献八　John R. Griffith and Kenneth R. White: The well-managed healthcare organization 5th edition, AUPHA press, pp281, Washington, D.C., 2001

文献九　河野圭子：病院の内側から見たアメリカの医療システム：第三版、新興医学出版社、九六〜一〇四頁、二〇〇四年

文献十　Which Medical Specialist For you, 入手先<http://www.abms.org>

文献十一　Troyen A. Brennan, et al.: The role of physician specialty board certification status in the quality movement, JAMA, 292, pp1038-1043, 2004

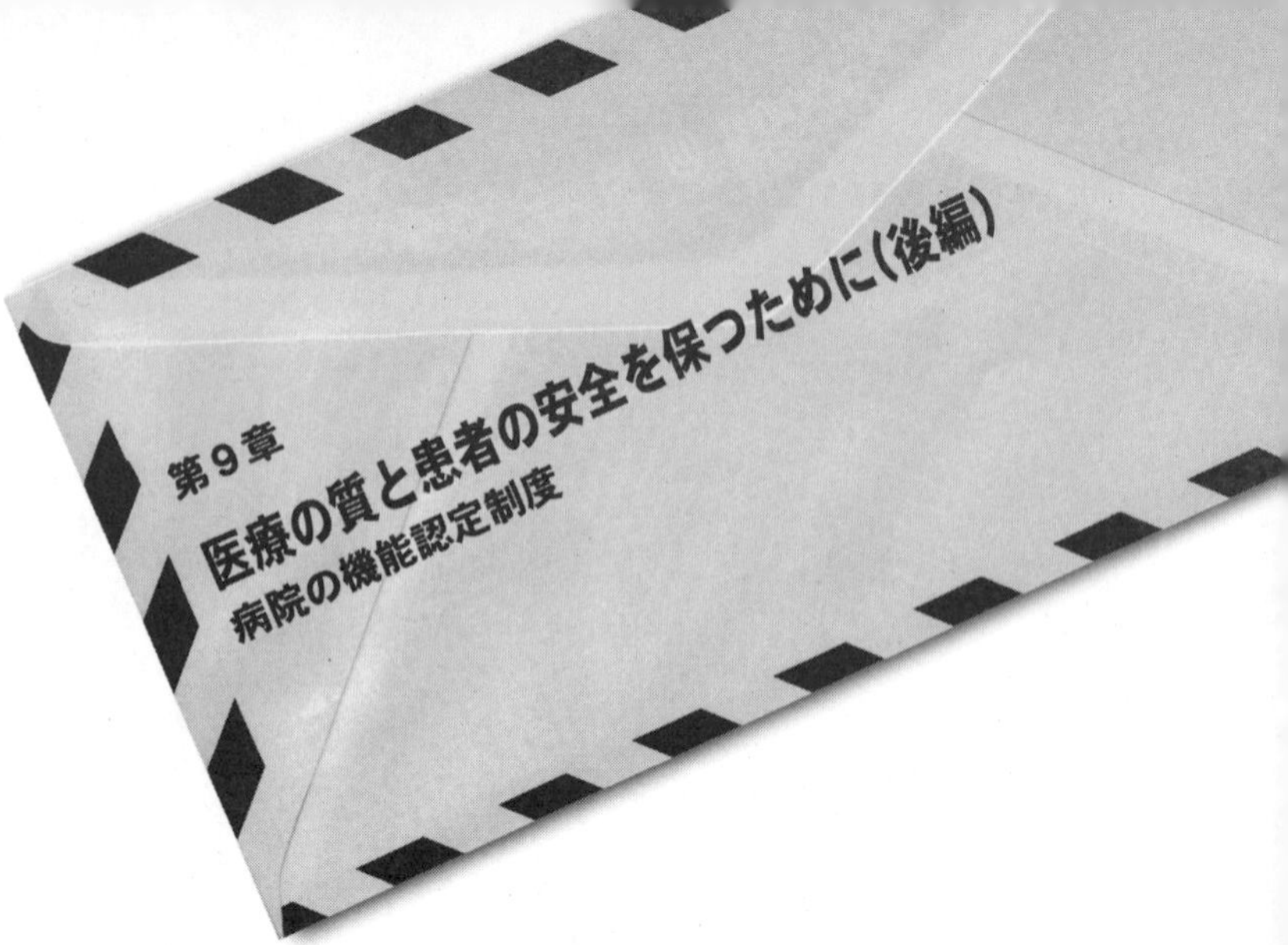

第９章
医療の質と患者の安全を保つために（後編）
病院の機能認定制度

アメリカでは前章で述べたように医師に対しては認定専門医制度や資格審査制度がある。同様に医療機関にも同じような機能認定制度がある。代表的な医療機関機能認定制度は、民間のＪＣＡＨＯ（Joint Commission on Accreditation of Healthcare Organizations：医療機関機能評価認定組織）によるものである。現在アメリカの病院の八〇％（文献一）はＪＣＡＨＯの認定を取得している。

本章では、病院に絞って機能認定制度確立までの背景と二〇〇四年から始まった「医療の質と患者の安全」に対する認定調査法について述べたい。

ＪＣＡＨＯが誕生するまでの歴史的背景（文献二）

アメリカの病院は、フレクスナー・レポートの提言（**第5章**参照）や、麻酔やX線などの医療技術の進歩とともに、医療業界にも一般の産業で使われている効率化（Efficiency）や標準化（Standardization）の考え方が浸透しはじめた。そして病院の質は徐々に上がり、「貧困者への慈善医療を施す場」から「設備の整った医療施設」へと着実に変化し、さらに病院の基準の必要性を訴える声も出はじめてきた。

一九〇五年、外科医のマーティン（Franklin Martin）医師は、医療の効率を上げ医療ミスを減らすには、医師同士で情報交換ができる場を設けることが必要だと考え、学術誌「外科学・婦人科学・産科学（Surgery, Genecology and Obstetrics）」を創刊し、一九一〇年には外科医のための臨床学会（Clinical Congress of Surgeons）を開催した。一九一二年の学会では、医療の効率化と患者の安全を確立するためには、病院に最低限の基準を定めることが必要だと結論付け、翌一九一三年にはアメリカ外科学会（American College of Surgeons：ＡＣＳ）が創設され、同学会による任意の病院機能評価認定制度の検討が始まった。

一九一八年には、百床クラスの六九二病院がアメリカ外科学会の調査を受け、そのうち八十九病院だけが基準に達していた。一九二二年には、調査の対象を五十〜九十九床規模の病院にまで広げて、調査が実施された。アメリカ外科学会は、一九二六年に初めての病院標準化マニュアル（Manual of Hospital Standardization）を公表した。

一方で、一九一一年にマサチューセッツ総合病院外科医のコッドマン（Ernest Amory Codman）医師は、「最終の結果（The End Result）」と呼ばれる独自に開発した統計的手法を基にある手術を施した結果、患者がどうなったかという成果（Outcome）の評価を試みようとしたが、同病院で支持を得ることができなかった。そこで、コッドマン医師は独立して二十床の外科病院を設立し、その病院で「最終の結果」手法を基に最適な手術方法で患者を治療したが、当時の医学業界でも受け

表21　病院機能評価認定組織の目的

- 病院のボードの意向が医療の効率化と最高の医療の質に反映され、スタッフはそれに対応して業務に従事しているかを調査する。
- 病院機能評価認定に対する基準の確立。
- 病院機能評価認定書の発行。

入れられず、一九一八年に廃院となった。しかし、後になってコッドマン医師の「最終の結果」の手法が再認識されはじめ、今日ではコッドマン医師は外科手術の「成果測定の父（Father of outcomes measurement）」と呼ばれている。

一九四六年に、ヒル・バートン法（Hill-Burton Act：建設・修復に関する連邦法）が制定された。この法律の中に「新たに病院を建設や修復をする際、病院がアメリカ外科学会の病院機能評価認定基準を満たしていれば、連邦政府は財政援助を行う」と規定されたことで、アメリカ外科学会の病院の認定制度は全米に広がり、医療業界の主要な団体も病院の認定制度に興味を示すようになった。そしてついに一九五一年には、アメリカ医師会（American Medical Association：AMA）、アメリカ内科学会（American College of Physician：ACP）、アメリカ病院協会（American Hospital Association：AHA）、カナダ医師会（Canadian Medical Association：CMA：後にカナダ独自で病院機能認定評価組織を作るために脱会）は、アメリカ外科学会とともに、JCAH（Joint Commission on Accreditation of Hospitals）と呼ばれる独立した病院機能認定評価組織を創設した。JCAHのボードは認定評価組織の目的設定（表21）をし、最高経営責任者に経営部門と臨床部門の経験を持つクロスビー（Edwin L. Crosby）医師を任命した。

一九六〇年の初めにＪＣＡＨは、同組織の認定を受けている病院を対象に「ＪＣＡＨの病院調査は医療の質に貢献しているかどうか」についてアンケートを実施した。その結果を基にして、より実践的な病院の機能評価認定基準の設定の見直しや、調査員の質を高めるために、契約の調査員から専任の調査員を雇用するようになった。

一九六五年に制定されたメディケア法[注一]の中に「ＪＣＡＨの病院機能評価認定を受けている病院は、連邦政府が要求している病院の基準を満たしていると見なし、連邦政府はメディケア患者の医療費を病院に支払う」と掲げられたことにより、ＪＣＡＨの病院機能評価認定は連邦政府の準公的な制度として確立した[文献三]。これを受けて州政府[注二]の中にも、病院に対してＪＣＡＨの病院認定を条件に病院運営免許の認可やメディケイド患者医療費の支払いを認めはじめた。その後、大手民間医療保険会社も病院との契約にＪＣＡＨの認定を条件に入れるようになった。

ＪＣＡＨの病院調査員は、当初は医師が主体であったが、一九七〇年から正看護師（Registered Nurse：ＲＮ）と病院経営の経験を持つ調査官（Hospital administrator）も加わることで医師、正看護師、病院経営士の三者がチームになって病院調査を実施するようになった。この方式は現在でも続けられている。

一九八〇年代から病院や医療機関の吸収合併にともなって、単独で経営されている病院から複数の施設を傘下に収める医療システム、ホスピスや外来医療施設が増えてきた。ＪＣＡＨは、このような業界の変化に対応するために単体の病院、医療システムなど広く医療機関に対応できる機能評価の認定制度を確立し、一九八七年にはＪＣＡＨ（病院機能評価認定組織）からＪＣＡＨＯ（Joint

Commission on Accreditation of Healthcare Organizations：医療機関機能評価認定組織）に改名し、現在の組織が誕生した（文献二）。

注一　メディケア法：正式には連邦法である年金法の中の修正条項第18項のことである。一般に、修正条項や19項のメディケイド法とあわせて「メディケア・メディケイド法」と呼ばれている。

注二　現時点では、四十九の州がＪＣＡＨＯの医療機能評価認定を準公的認定として採用している（文献四、五）。

図15　Quality Check

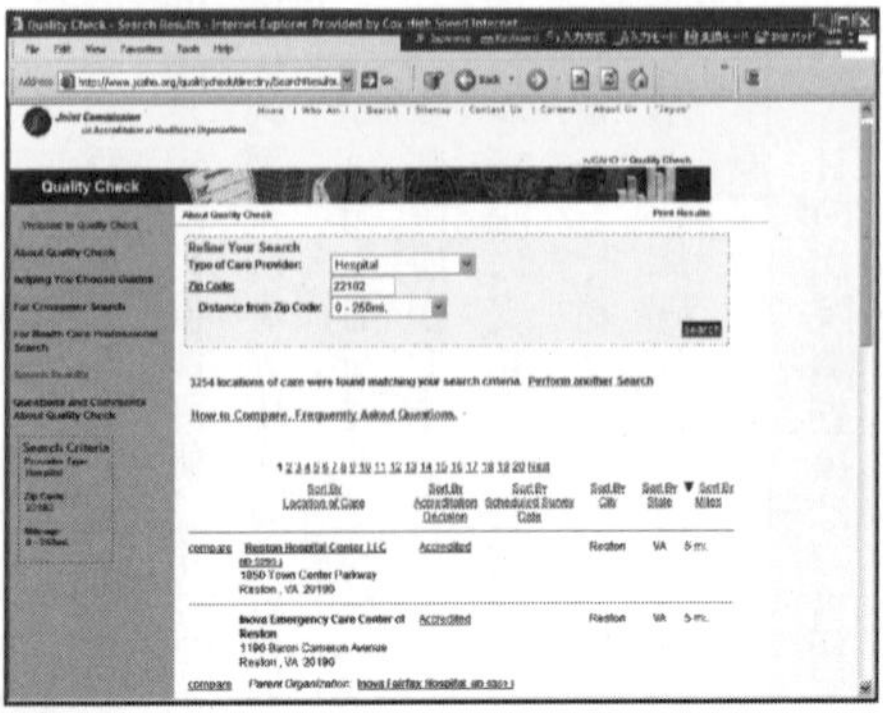

出所：http://www.jcaho.org

ＪＣＡＨＯによる新しい病院機能評価認定へのアプローチ（文献六）

近年、医療業界と一般社会は以前より厳しい目で「医療の質と患者の安全」を監視・検討するようになってきた。ＪＣＡＨＯは、それらの新しいニーズに対応するために、二〇〇二年「視点を分かち合う：新調査過程(Shared Vision-New Pathway)」と呼ばれる新しい病院認定調査法を発表し、二〇〇四年度の認定調査から実施している。そして、全米の病院の認定証の有無を、Quality Check と呼ばれるサイトを設けてオンライン上で一般に

表22　代表的な病院訪問調査のスケジュール

病院の規模によって、訪問調査の所要日数は異なる。
①事前説明会（Opening Conference） 調査官による訪問調査の概要説明。病院のボード会長、CEO、COO、経営・医療幹部が出席する。
②経営幹部との個別面談 調査官による病院のボード会長、経営幹部たちとの１対１の面談調査。 調査内容は、病院全体と統括部門の業績、組織の戦略プランや「医療の質や患者の安全」を向上させるための実施計画などについて質問する。
③中間調査（PPR： Periodic Performance Review）の検討 前回の訪問調査で指摘を受けた事項について、中間調査から現在までの問題点の改善や経過について討論する。
④PFPとトレーサー法に適応した治療施設、病棟の実地調査
⑤治療施設・入院施設の管理（建物の状況、メンテナンスなど）調査
⑥調査終了会議 病院のボード会長、CEO、COO、経営・医療幹部が出席し、今回の訪問調査の総評と暫定的な調査結果が報告される。

公開するようになった（**図15**）。

視点を分かち合う：

新調査過程（Shared Vision-New Pathway）による病院評価認定調査方法

病院調査の代表的なスケジュールと調査分野は、**表22**と**表23**に示す通りである。従来法と大きく変更されたのは、中間報告に関する追加調査と治療施設・病棟の調査法である。

●中間調査（PPR：Periodic Performance Review）の追加

これまでは三年に一回の訪問調査だったのに加えて、訪問調査後から一年半の

表23　調査分野

セクション１：患者に焦点を置いた機能（Patient-Focused Functions）
●患者の倫理・権利と病院の責務（Ethics, Rights and Responsibilities）
●患者に対する介護・処置・医療業務の規定 (Provision of Care, Treatment, Services)
●ガバナンス（Governance：管理）
●マネージメント（Management： 経営）
●投薬管理（Medication Management）
●感染病の監視、予防、管理 (Surveillance, Prevention and Control of Infection)
セクション２：組織の機能（Organization Functions）
●組織の業績改善（Improving Organization Performance）
●統率力（Leadership）
●治療施設・入院施設などの施設環境管理（建物の状況、メンテナンスなど） (Management of Environment of Care)
●人事管理（Management of Human Resources）
●情報管理（Management of Information）
セクション３：機能構造（Structures with Functions）
●医師（Medical Staff）の仕事や規則、看護師の仕事（Nursing）や規則、 資格審査や施設使用許可など

時点で中間調査（ＰＰＲ：Periodic Performance Review）が実施されるようになった。中間調査は訪問調査時に指摘を受けた事項について、各種データを用いて改善の経過や改善方法を調査官と電話などで話し合うものである。そして、次回の訪問調査では中間調査からの問題点の改善や経過の検討会が追加された（表22の③）。

●優先順位に焦点を置いた調査プロセス（PFP：Priority Focus Process）と、トレーサー手法（Tracer Method）の導入

病院の訪問調査では、治療施設や病棟の実地調査にＰＦＰとトレーサー手法が導入された（**表22の④**）。訪問調査の際、従来法では治療施設や病棟の訪問先の選択に関しては各病院とも違いはなく、病院調査の定形マニュアルに記載されている施設に対して調査が進められていた。しかし、新調査方法では、あらかじめPFPによって各病院ごとに特定の治療施設や病棟の訪問先が決められて調査されるようになった。

具体的にPFPとは、病院の訪問調査の前に、JCAHOが、あらかじめその病院に関連する各種データベース（注三）から症例数の多い疾患群を選び出し、それらの治療に関連する治療施設や病棟を「医療の質と患者の安全性」に関連の高い順に優先順位をつける。そして、優先順位の高い治療施設と病棟を中心に訪問調査が実施される。

さらに、治療施設と病棟の訪問先の決め方とともに調査方法もトレーサー法に変更された。従来の方法は、調査員が治療施設や病棟を訪問した際、病院が選んだ患者を中心に各種調査がなされていたが、トレーサー手法では、「治療中あるいは通院中の患者から調査員が任意に選んで」調査が進められ、三日間の訪問調査では十一人前後の患者について調査が実施される。実際の調査は、病院が、調査員にカルテ管理状況、患者教育の内容、他の病院の治療データと比較をして適切な治療をしているかなどについて説明をしたり、調査員は、患者治療に関わっている医療スタッフや部署の責任者のヒアリングを実施する。調査員は、それらの情報を元にして調査分野（**表23**）に該当する項目について基準に適合しているかを判断する。

注三　各種データベースの例：各病院内部のデータ、メディケア・メディケイド・サービスセンターのデータ

（ＭＥＤＰＡＲ：Medicare Provider Analysis and Review）やＪＣＡＨＯのデータ（ＯＲＹＸ®やＯＱＭ：Office of Quality Monitoring）など。

連邦政府におけるＪＣＡＨＯの医療機能認定組織の評価（文献八、九、十）

一九九九年に発表された米国厚生省・監察総監部（Office of Inspector General）の報告書「病院の質の外部調査：病院認定の役割」の中で、ＪＣＡＨＯの訪問調査は、決められた項目を調査するために時間に追われ、問題点を見いだす機会が少ないこと、病院評価点数によって病院の質を比較することは難しいことなどの問題点を指摘した。

二〇〇四年七月には連邦政府の会計検査院（Government Accountability Office：ＧＡＯ）の報告書「メディケア・メディケイド・サービスセンターの病院における患者の安全を監督する権限の必要性」で、二〇〇〇年から二〇〇二年の間にＪＣＡＨＯの認定を受けた五百の病院のうち、一二三の病院はメディケアの基準に適応していないと発表した。事態を深刻に受け止めた会計監査院は、「ＪＣＡＨＯの病院認定プログラムを評価したうえで、調査方法の変更や見直しを求める権限をメディケア・メディケイド・サービスセンターに与えるべきである」と連邦議会へ提言している。現在、この提言はメディケア病院認定法案（Medicare Hospital Accreditation act of 2004（文献十二））の中に含まれ、連邦議会で検討が進められている。

総括

アメリカのJCAHOによる医療機能評価制度は、一九四六年のヒル・バートン法の制定、一九六五年のメディケア・メディケイド法がきっかけとなり全米に波及した。そして、病院は、JCAHOの医療機能評価認定制度を、公的・民間医療保険との契約や州の病院経営免許取得のために利用するようになった。

現在では、一般社会が「医療の質や患者の安全」に関心を示しはじめたことから、JCAHOは、医療組織や患者のニーズを考慮した医療機能評価に変えてきた。たとえば、病院の認定状況をオンライン上で一般に公開したり、JCAHOが病院利用者からの苦情を直接受け付ける窓口を設置したり、通常の訪問調査では見いだせない問題点の把握に乗り出している。そして、二〇〇四年度からは病院の特性を考慮した新しい訪問調査方法が実施され、二〇〇六年度からは訪問日の予告なしで訪問調査が実施されるようになる。病院も日常のスタッフ教育や常に問題点を見つけて改善するプロセスを構築したり、JCAHOの新しい訪問調査に備えている。

このように、JCAHOの医療機能評価認定基準は常に組織の内外からの情報によって見直しがなされ、医療の質と患者の安全の確保に貢献している。病院もJCAHOに要求される基準に達するために絶え間ない努力を続けている。

文献一　Medicare: CMS Needs additional authority to adequately oversee patient safety in hospitals: GAO report, (GAO-04-850), July 2004

文献二　Carl M. Brauer: Champions of Quality in Health Care: A history of the Joint Commission on Accreditation of Healthcare Organizations, Greenwich publishing Group, Inc. Lyme, CT, 2001

文献三　Medicare: CMS Needs additional authority to adequately oversee patient safety in hospitals: GAO report, (GAO-04-850), July 2004

文献四　Facts about Hospital Accreditation, JCAHO, 入手先 <http://www.jcaho.org/htba/hospitals/ facts.htm>, (参照 2005-01-08)

文献五　Karen Sandrick: Everything you want to know about the Joint Commission, Trustee. Vol. 57, Iss. 6., pp17-21, 2004

文献六　Shared Visions - New Pathways Microsoft PowerPoint presentation, Share this presentation with your organization to learn more about the 2004 accreditation process JCAHO, 入手先 <http://www.jcaho.org/accredited+organizations/svnp/svnp7_08_03.ppt>, (参照 2005-01-08)

文献七　2004 and 2005 Comprehensive Accreditation Manual for Hospital: The Official Handbook (CAMH), JCAHO, 入手先 <http://www.jcrinc.com/subscribers/perspectives.asp?durki=6065 &site=10&return=2815#PC>, (参照 2005-01-08)

文献八　The External Review of Hospital Quality: The Role of Accreditation : Department of Health and Human Services, OIG report, (OEI 01-97-00052), July 1999

文献九　Jeff Tieman: Government agencies, proposals. federal legislation, accreditation, hospitals, accountability, Modern Healthcare, Vol.34, Iss.30, pp8-11, 2004

文献十　Medicare: CMS Needs Additional Authority to Adequately Oversee Patient Safety in Hospitals, GAO report, (GAO-04-850), July 2004

文献十一　Medicare Hospital Accreditation Act of 2004 (108th Congress 2nd Session, S. 2698)

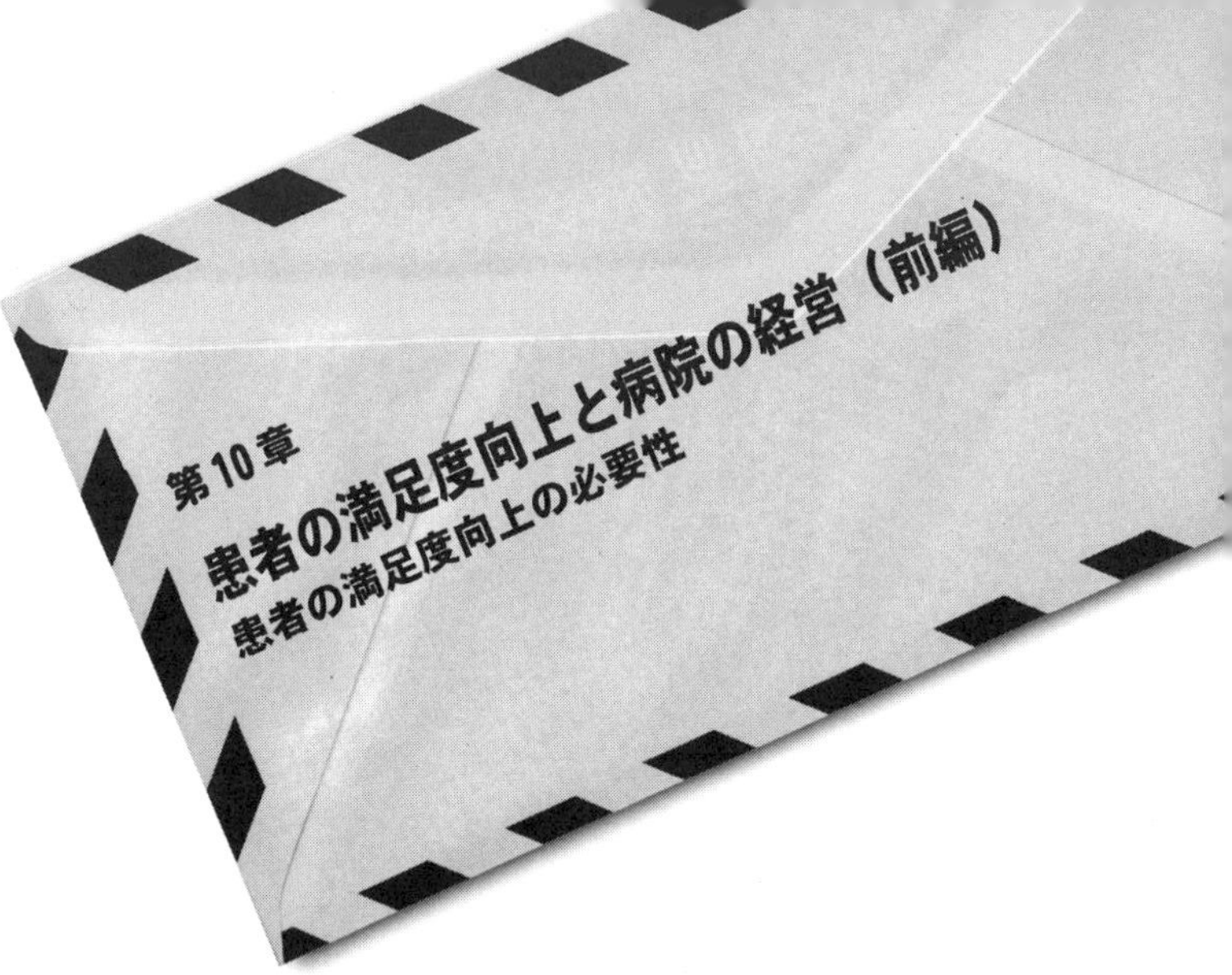

第10章 患者の満足度向上と病院の経営（前編）

患者の満足度向上の必要性

「顧客が、会社のサービスに不満を持った場合、八～二十名の知り合いにその体験を訴える」という報告がある(文献一)。そして、不満を持つ顧客が増えていくと、会社は市場シェアを失う可能性がある。それを防ぐために会社は定期的に顧客の満足度を調査し、問題点を解決するように努めなければならない。これは、病院に対しても同じことが言える。そのために病院は、独自で患者の満足度の調査を進めて改善に努めてきた。

最近では、すでに述べた（**第八章**）ように医療に関する情報は一般公開が進みつつある。病院に対しては、連邦政府、州政府、州の病院協会、民間組織などが、病院で治療を受けたことのある人や病院の患者を対象に、病院を評価するための調査を始めている。調査内容には、利用者の病院に対する満足度を問う質問が含まれていることが多く、これらの調査結果も一般公開が進められている。各病院のデータを比較することで、利用者の病院選びや民間医療保険、大手企業や医師などが契約する病院選択などの参考にされている。患者の満足度の向上は、病院の運営を左右することになる。

これから二章にわたって、第三者による病院の満足度に関連する調査の状況と、顧客と病院スタッフの満足度を飛躍的に向上させた病院について述べてみたい。

一般公開が進む病院の評価結果

一九九四年からアメリカ厚生省AHPR（Agency for Health Care Policy and Research：医療に関する政策と調査をする局）は、CAHPS®（Consumer Assessment of Health Plans Survey：消費者（利用者）の立場からヘルス・プランを評価するための調査）とよばれるプログラムの開発に着手し、一九九五年から、マネジドケアを選ぶメディケアの被保険者を対象に調査が開始された。また民間保険では、すでにNCQA（National Committee for Quality Assurance：マネジドケア型民間医療保険認定機構）から認定を受けている民間医療保険の被保険者を対象に調査が開始された。その結果は公開され、利用者は必要に応じ参考資料にしている。

一九九九年、アメリカ厚生省はAHPRをAHRQ（Agency for Healthcare Research and Quality：医療調査と質局）に名称を変更した。そして、CAHPS®は二〇〇二年には、政府が運営しているメディケア・メディケイドと、民間医療保険に委託したメディケア・メディケイド、民間医療保険会社の被保険者などを合わせると一億二百万人の医療保険利用者が調査対象になっている。大企業や保険会社は、CAHPS®を任意で実施していることが多い。調査結果は、連邦政府に依頼して無料で取り寄せることができる（文献二）。二〇〇四年十一月時点では、二〇〇二年の調査結果が入手可能である（図16）。

CAHPS®は、医療保険のみでなく病院、グループ・プラクティス、医師のオフィスなどの利

図16　連邦政府が公開しているメディケア（老人医療保険）の比較サイト

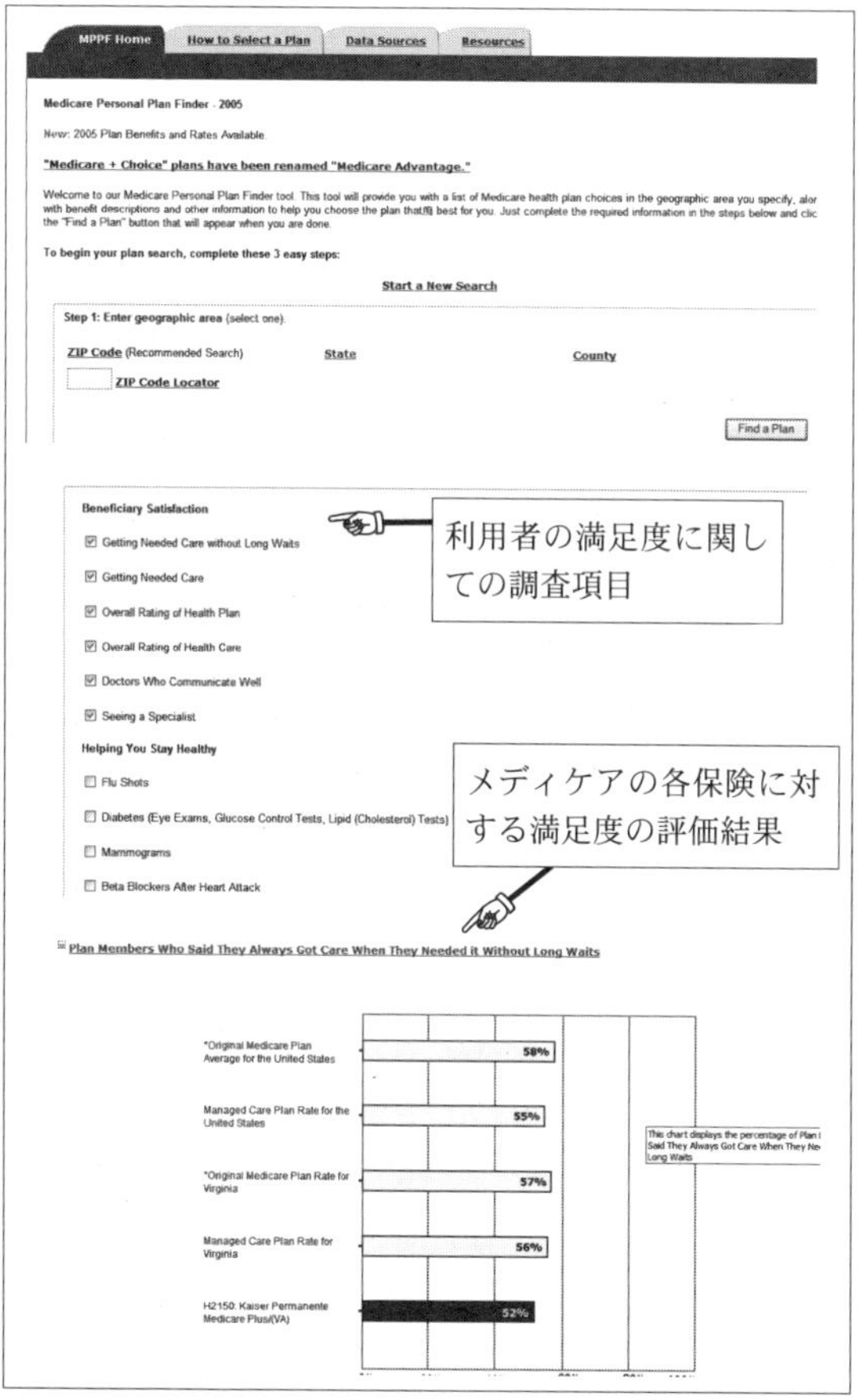

出所：Medicare Personal Plan Finder,<http://www.medicare.gov>

図17　ニューヨーク州の医療施設や医療保険の評価が公開されているサイト

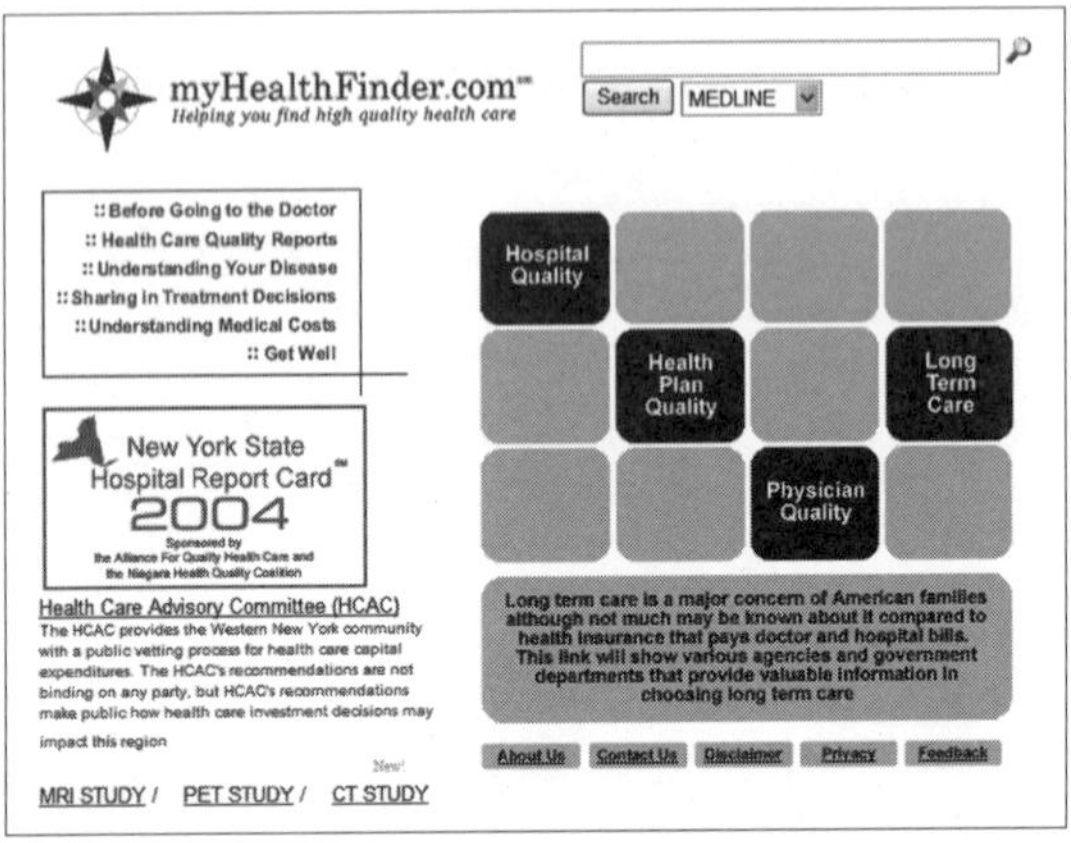

出所：http://www.myhealthfinder.com

用者に対する調査へと拡大が進みつつある。

ＪＣＡＨＯ（Joint Commission Accreditation of Healthcare Organizations：医療機関機能認定組織）による病院機能評価結果はすでに一般公開されているが、連邦政府による病院の利用者に対する病院満足度の調査（ＨＣＡＨＰＳ®：Hospital Consumer Assessment of Health Plans Survey）（注一）は現在準備が進められている。ＨＣＡＨＰＳ®の質問の中には、治療を受けた病院を「1（最悪の病院）から10（最高の病院）までのランクでどこに属するかを選ぶような格付け」や「自分の友人や家族にその病院を薦めるか」などの質問が含まれている。すでにアリゾナ州、ニューヨーク州、メリーランド州の一部の病院において試験調査が終了している。二〇〇五年には全米の病院に対する本格的な調査を実施し、その結果はメディケアのサイト（http://www.medicare.gov）で一般公開される予定である（文献三、四）。州政府や州の病院協会も利用者に実施した調査を含めた病院の評価結果（report card）の公開を進めている（図17、表24）（文献五、六、七）。

表24　病院の質に関する情報を一般に公開しているサイト

- http://www.healthgrades.com（全米の病院）
- http://www.leapfroggroup.org（全米の病院）
- http://www.medicare.gov
（将来的に病院のデータが一般に公開される予定）
- http://www.myhealthfinder.com（ニューヨーク州の病院）
- http://www.healthfinder.gov
（連邦政府が一般市民を対象に医療に関する総合的な情報を提供しているサイト。このサイトからもhttp://www.medicare.govにリンクできるようになっている。）

さらに、ＣＡＨＰＳ®よる調査対象をナーシングホーム(Nursing home CAHPS®)、ＣＴなどの日帰り検査施設(Ambulatory CAHPS®)、グループ・プラクティスや医師のオフィス(Provider CAHPS®)などへの利用者に対する調査も検討が進められている。

注一　ＨＣＡＨＰＳ®の詳細については左記のサイトに公開されている。
http://www.ahcpr.gov/qual/cahps/hcahpfact.htm（概要）
http://www.qualityforum.org/HCAHPS_25%20item11-1-04.pdf（アンケート案）
http://www.cms.hhs.gov/quality/hospital/3State _Pilot_Analysis_Final.pdf（三州の試験調査結果）

患者の満足度と病院経営

民間医療保険と契約している大手企業の社員は、自分の医療保険で契約されている病院で受けた不満を自分の会社の担当部署に報告することがある。その企業は、社員からの不満が多ければ契約している民間医療保険会社に対し契約病院の変更を求めたり、医療保険そのものを変更したりすることもある。一方、大手民間医療保険会社も、被保険者の不満が集中している病院とは契約を解消することがある。患者の不満が多い病院は、大手民間医療保険会社との契約が解消される可能性があり、そうなると大手保険会社と契約している大手企業の被雇用者とその家族の利用も失うことになる。

さらに、連邦政府など第三者が実施する病院の調査結果が一般に公開されると、調査結果の善し悪しが公的・民間医療保険会社との契約や価格に差を生じさせる可能性がある（Pay-for-performance）。評価が悪いと、病院と保険会社が価格交渉をする際、病院は高い価格での契約は難しくなる（文献八、九、十）。

満足度の調査から改善計画まで

病院は、患者の満足度を重要視し、病院独自で調査を実施したり、専門の調査会社に調査を依頼したりしている。しかし、定期的に調査を実施するだけでは、満足度が向上するとは限らない。病院に対する各種満足度の調査を請け負っているプレスゲーニー社（Press Ganey Associates, Inc.）は、契約先の病院経営幹部から「われわれの病院では、定期的に（プレスゲーニー社の）患者満足度の調査を受けているが、調査結果に変化がない。他社の調査機関に切り替えようかと考えている」という連絡をよく受けるそうである。同社は連絡を受けたら、病院の経営幹部に「各部の

図18　フィッシュ・ボーン・ダイアグラム

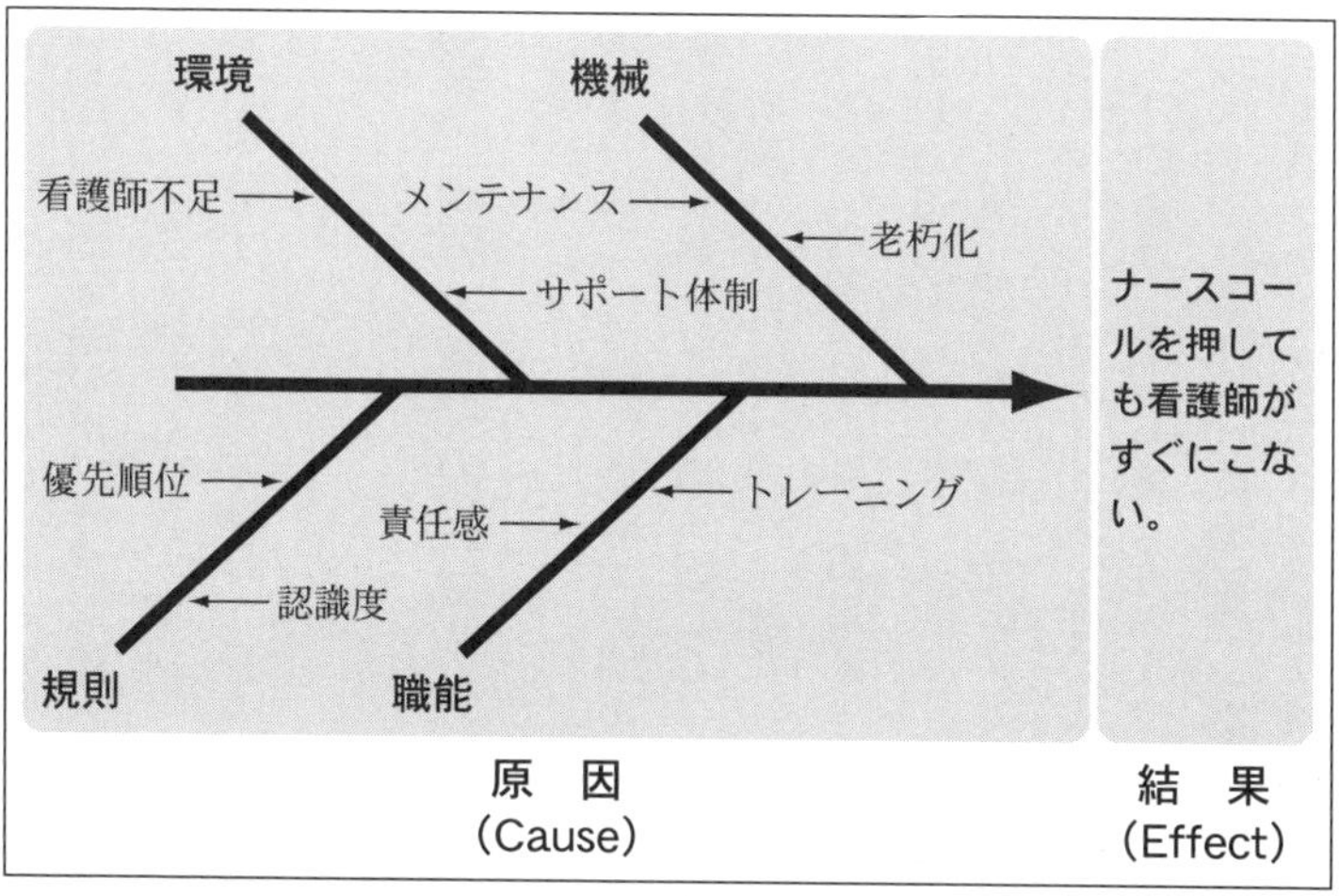

責任者は、調査結果をどのように活用しているのか、あるいは、調査結果で問題のあった事項に関する改善プランを立案しているのか」を質問すると、決まって「貴社の調査結果報告書は各部の責任者に配布されている。結果に対する改善プランは各部の意向に任せている」との答えが返ってくるそうである。つまり調査結果は、部内で協議されることなく、ファイルに閉じられ、本棚に保存されているのが現実なのである。

このように、満足度の調査結果は、問題点を知る最初の手がかりとなるものであり、問題解決法ではないことを認識しなければならない（文献十二）。たとえば、調査結果から多くの患者はナースコールを押してもすぐには来ない看護師に不満を持っているのなら、その理由を包括的に調査したうえで問題解決すべきである。一つの方法として、問題の因果関係を系統立てて書き出す（Cause-and-effect fishbone diagram）がある（**図18**）。そして、その結果を基にして原因を見極め解決していくことが必要である。系統図から、単なるコールボタンの技術的な問題なのか、看護師の人数の問題なのか、あるいは看護師の数よりも質の問題なのかなど問題の根源を把握した後、解決に向けて取り組むべきである。原因がわからないことには解決策も見いだせず、患者の不満はいつまで経っても解決されない。

患者・医師・病院の医療スタッフ・職員の満足度関係

患者は、病院の設備・施設や医師たちによる最新医療技術が優れていても、スタッフ（臨床系職員）の対応が悪ければ不満を感じる。その不満は病院の職員（非臨床系職員）にも向けられるので職員も不満が高まる。つまり、患者の満足度は病院のスタッフの満足度と相関関係が存在するのである（文献十二）。病院は、患者の満足度を上げるためには、病院の医療スタッフの満足度向上にも努めなければならない。

フロリダ州ペンサコラのバプテスト病院ＣＥＯのスツーダ（Quint Studer）氏は、「患者と医療スタッフの満足度は相互に相関している。患者の満足感が高まるほどスタッフは自分の仕事に誇りを持ち、その態度が患者の接し方にまで影響する」と述べている。結果的に、患者の満足度が高まることでスタッフは仕事への満足感が満たされる。満足度を上げるプロジェクト開始前と後では、看護師の離職率が三〇％から一三％に減少し、その結果、それまで補充看護師の求人に要する費用や

図19　アメリカにおける病院満足度調査結果の一般公開が病院に及ぼす影響

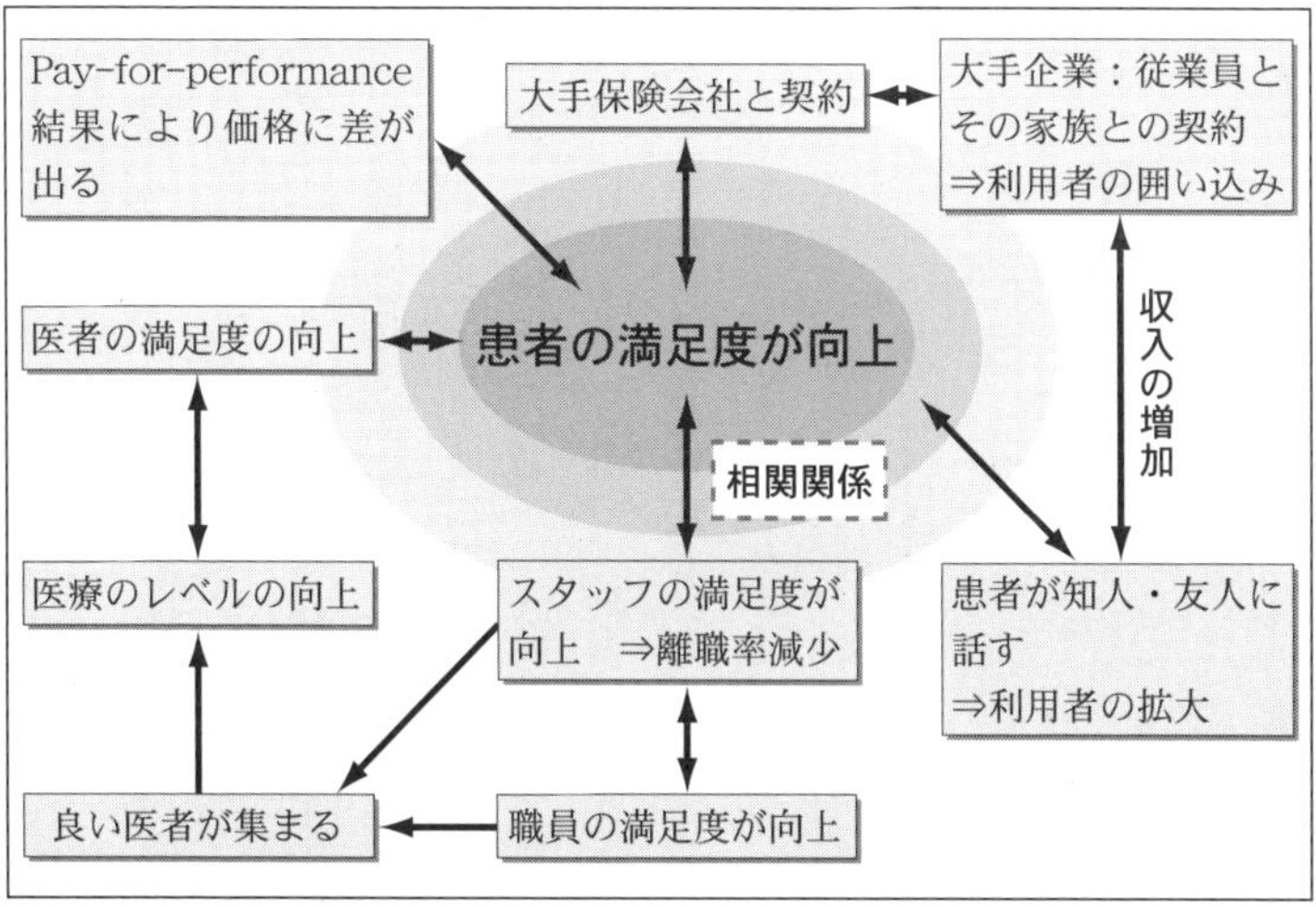

公開されたデータは誰でも何時でも閲覧可能。

新任に対する研修費用など一人当たりに一万三五〇〇ドル（約一四〇万円）、年間六十七・五万ドル（約七千万円）にも及んでいた費用が節減されたとの報告がある（文献十三）。

患者の満足度は、患者の受けたケア（Care）と、治療効果（Clinical outcomes）に関係し、医師の満足度向上によって、患者治療の質も上がるという報告もされている。さらに、患者の満足度向上は、医師の満足度も上げると報告されている（文献十四）。結果的に、スタッフと患者の満足度の高い病院には、良い医師が集まりやすい（図19）。

改善計画が実行できる組織作り（Organizational Culture）

患者と病院の医療スタッフ・職員の満足度

を上げるには、病院内の意思疎通と問題点を受け入れて改善が実行できる組織作りがポイントになる。

先にあげた例では、看護師の仕事内容が問題なら、その問題を看護部の責任にするのではなく、看護師の仕事に関連する他部署も一緒になって問題に取り組むべきである。

他の例をあげてみる。A病院は、調査結果から、入院患者の多数は毎回冷めた食事に不満を訴えているとする。原因を調べたところ、最近、給食の外注先見直しで、コストの安い会社に変更されたことが原因だと判明した。病棟のスタッフは、給食に対する患者の不満の声で、給食の見直しを病棟の幹部に申し出ているが、病棟の幹部は、給食の外注は購買部の担当だとして購買部に問題点を伝えるだけである。一方で、給食の外注を担当している購買部の責任者は、コスト削減が実施できたとして結果に満足している。このようにお互いの部署の役割だけに注目して、患者の声が組織に伝わらないと患者の不満は広がるばかりである。

これらの問題を解決するには、経営幹部が組織全体としての顧客の満足度への取り組みを認識し、病院のボード・メンバーをも含めた現場をサポートする組織作りが重要である。

総括

「患者の満足度」調査は、当初は、患者に対して病院が独自で実施する運営改善を目的としたものであった。最近では、第三者が利用者を相手に病院の調査を実施し、結果の一般公開も進みつつある。そのために病院は、常に患者の満足度を把握し、不満に対する問題点を早期に発見して改善に努めることが求められている。そして、患者の満足度を上げることは、良い医師とスタッフを集めるためにも重要な鍵を握るのである。

次章では、顧客の満足度調査を基に、改善計画を実行できる組織作りに成功し、患者の満足度を向上させ、市場シェアを広げた病院のケーススタディーを紹介したい。

文献一　Janelle Barlow and Claus Moller: A Complaint is a Gift, Berrett-Koehler Publishers, San Francisco, CA, 1999, pp38

文献二　Zaslavsky AM, et al.: How consumer assessments of managed care vary within and among markets, Inquiry, 37(2) , pp146-161, 2000

文献三　CMS: Hospital Quality Initiative(HQI) Highlights, 入手先 <http://www.cms.hhs.gov/ quality/hospital/>, (参照 2004-11)

文献四　CMS: Hospital CAHPS Fact Sheet, 入手先 <http://www.cms.hhs.gov/quality/hospital/HCAHPSFactSheet.pdf>, (参照 2004-11)

文献五　AHRQ: AHRQ Releases Guide to Using Its Quality Indicators for Hospital Quality Reporting and Payment, 入手先 <http://www.ahrq.gov/news/press/pr2004/qiguidepr.htm>, (参照 2004-11)

文献六　CMS: CMS seeks public comment on standardized quality measures, Measures recommended for ambulatory care and patient perspectives on Hospital care, 入手先 <http://www.cms.hhs.gov/ quality/hospital/PressRelease.pdf, (参照 2004-11)

文献七　MYheaothfinder.com: April 2004: Quality of care as reported by hospital patients, survey results, 入手先 <http://www.myhealthfinder.com/hospital_care/Quality_Reports/Patient_Survey/ April%202004/picker_introduction_winter1_new.htm>, (参照 2004-11)

文献八　Michael Chernew, et al.: Quality and employees, choice of health plans, Journal of Health Economics, 23(3), pp471, May 2004

文献九　Fox MH, et al.: The effectiveness of CAHPS among women enrolling in Medicaid managed care, Journal of Ambulatory Care Management, 24(4), pp76-91, Oct 2001

文献十　Dagmara Scalise: Patient surveys try vendors, patience: Hospitals and Health Networks, 77(6), pp16, June 2003

文献十一　Irwin Press: Patient Satisfaction: defining, measuring, and improving the experience of care, Health Administration Press, Chicago, IL 2002, p135-140

文献十二　Irwin Press: Patient Satisfaction: defining, measuring, and improving the experience of care, Health Administration Press, Chicago, IL 2002, p10

文献十三　Mark Taylor: Paying attention to the healthcare customer, Modern Healthcare, Oct 25, 1999 p47

文献十四　AHCPR: Web Conference: Dale Shaller, The CAHPS Improvement Guideのセミナー（二〇〇四年二月一〇日実施分）、入手先 <http://www.ahcpr.gov/news/ulp/qcount/>, (参照 2004-11)

その他参考資料

・ＣＡＨＰＳ®概要：www.ahcpr.gov/qual/cahpsix.htm

・National CAHPS® Benchmark Databaseの概要など、入手先 <www.ahcpr.gov/qual/cahpfact.htm>, <http://ncbd.cahps.org/Home/index.asp>

第11章
患者の満足度向上と病院の経営（後編）
サラソタ記念病院のケース・スタディー

病院は、患者の満足度を把握するために患者へのアンケート調査を実施していることが多いが、すでに述べた（**第10章**）とおり調査結果の管理・保存だけでは、患者の満足度向上に役立つとは限らない。データの信頼度が高く評価可能な調査ツールを用いボード・メンバーと病院経営幹部が患者の満足度の向上を目標に掲げ、病院の医療スタッフ・職員も一丸となって取り組んでこそ患者の満足度が上昇するのである。

今回は、フロリダ州のサラソタ・カウンティー（フロリダ州の一つの行政区）の公的病院であるサラソタ記念病院（Sarasota Memorial Hospital）を例に取り、サラソタ記念病院と地域住民が一体となって患者の満足度を向上させた一連の取り組みについて述べてみたい。

表25　フロリダ州サラソタカウンティ（Sarasota County）

- 人口：32万5957人
- 年齢構成：（全米平均）
  - 18歳以下：　16.2％（25.7％）
  - 19歳〜64歳：48.3％（64.9％）
  - 65歳〜84歳：31.5％（12.4％）
- 1世帯あたり（1人あたり）の所得中央値（Median Family income）：5万111ドル

出所：2000年度全米国勢調査（U.S. Census bureau）

表26　サラソタ記念病院（Sarasota Memorial Hospital）2003年度のデータ

- 病院創立年：1925年
- 病床数：828床
- 職員数：3000人
- 契約医師数：760人
- ボランティア数：1000人
- 平均入院日数：4.78日
- 病床占有率：68.1％
- 入院患者数：3万170人
- ER患者数：7万6618人
- 出産数：3312
- 心臓バイパス手術数：1281症例

- 2004年度年間総収入：3億8929万ドル
- 2004年度慈善医療に費やした医療費：5193万ドル

出所：Facts and Figures Sarasota Memorial by the numbers (for 2003): Sarasota County Public Hosital Board and Affiliates Combined Financial Statements and Supplemental Information 2004: smh.com

顧客の満足度への取り組みに至るまでの背景（文献一）

一九九〇年中頃からサラソタ記念病院の経営は、公的・民間医療保険の医療費支払額の低下にともない悪化してきた。一九九八年の春には一時解雇が実施され、医療スタッフ・職員の仕事のモラルや士気が落ちていた。そこでサラソタ記念病院は、地域住民に対して総括的な病院の認識度調査（Comprehensive community perception study）を実施した。その結果は、病院の最新鋭の医療設備の存在は知られていたが、思いやりのあるケア（Compassionate care）と患者サービス（Customer service）の評価が低く、市場のシェアが下がっていた（競合病院に患者を取られていた）。

この結果から病院のボード・メンバーと病院経営幹部は、病院内で生じている何らかの問題が患者サービスに悪影響を及ぼし、患者が病院から離れていると認識したが、当時委託していた業者の満足度調査からは、確定的な理由を見いだせなかった。これを機に病院は、本格的な問題解決に乗り出した。

病院組織の意識改革（Cultural Revolution：文化革命）

一九九九年一月にサラソタ記念病院が最初に手がけたのは、それまで委託していた顧客満足度調査会社の調査方法そのものの問題点を把握することであった（表27）。その結果、委託先をプレスゲーニー社（Press Ganey Associates, Inc.）に変更するに至った。同社の調査報告は、一定の基準が設けられており、病院内の部署に限らず同社が契約している五〇一病院とデータの比較（Benchmark）が可能になった。

表27　今までの患者の満足度調査の問題点

●四半期ごとに患者の満足度調査を実施し、業者から200もの報告書をもらっていた。しかし調査結果は各項目の平均値だけの報告だったことから、病院内の部署間や他の病院との比較ができなかった。
●病院内では集計結果の活用法についての取り決めがなく、その結果が現場の医療スタッフ・職員に伝わっていなかった。また数値が羅列されただけの調査結果は、現場の医療スタッフ・職員にとって理解することは困難であった。

新しい調査法を用いて一九九九年の一月から三月までのサラソタ記念病院の入院患者の満足度調査が実施された。総合的な入院患者の満足度の結果は、他の病院と比較して一五パーセンタイル（Percentile）という低い結果であった。

この結果を深刻に受け止めた病院のボード・メンバーと経営幹部は、大幅な組織の意識改革に取り掛かり、それを文化革命（Cultural Revolution）と名づけた。まずは、病院のボード・メンバー、経営幹部、医師（病院と契約している医師たち）、医療スタッフ・職員、地域住民の代表者たちと新しい病院へ向けての戦略、ビジョン（Vision：目標）、ミッション（Mission：社是）、将来の方向性の設定に取り掛かった。新しいミッションは、「アメリカで最高のコミュニティー病院、医療システムになること：To be the Best Community Hospital and Health Care System in the United States」と定めるとともに、数年間で患者の満足度が他の病院と比較して九〇パーセンタイルになることを目標に設定した。

病院は、この目標を達成するためには、病院すべての医療スタッフ・職員と医師たちに顧客の満足度調査結果を公開し、病院の新しい戦略目標を説明することが重要だと考えた。病院のイントラネットに顧客の満足度調査結果と新しい戦略目標を公表し、誰でも簡単にアクセスでき、誰が見てもわかりやすいように、グラフを利用するなど工夫した。

応対を変える（Change in Behaviors）

職員の顧客への応対（態度）の印象をよくするために、すべての臨床・非臨床部門の代表からなる患者満足度チーム（Customer Satisfaction Team）を発足した。このチームによって、医療スタッフ・職員が患者に接するときの標準的な態度、優れた患者サービスを提供した部署や医療スタッフ・職員を表彰する顕彰制度、契約医師を対象にしたセミナーなどが提案され、実行に移された。

患者満足度チームが具体的に設定・実行したのは、次の五つである。

1　医療スタッフ・職員が患者に接するときの基本的な態度を定め、それらの具体的な内容を説明した冊子を全員に配布した。

○常に患者に肯定的な印象を持たれるように努める。
○効果的なコミュニケーション。
○職業意識を持ちチームワークを重視する。
○患者へのサービス向上のために努力すること。

2　病院全体に患者満足度向上を認識させるためのキャンペーンの実施

○「プライドを持って（Take Pride）」のスローガンの下、Take Prideの専用ロゴを作成し、ロゴを印刷した名札ケース、ボールペン、メモ帳などを作成して院内に配布した（図20）。

○常にロゴが患者や医療スタッフ・職員の目に留まることは、スタッフ・職員にとって患者の満足度を意識するとともに患者もサラソタ記念病院の患者への取り組みを理解する効果的な手段となった。

図20　「Take Pride」のロゴが入ったかばん

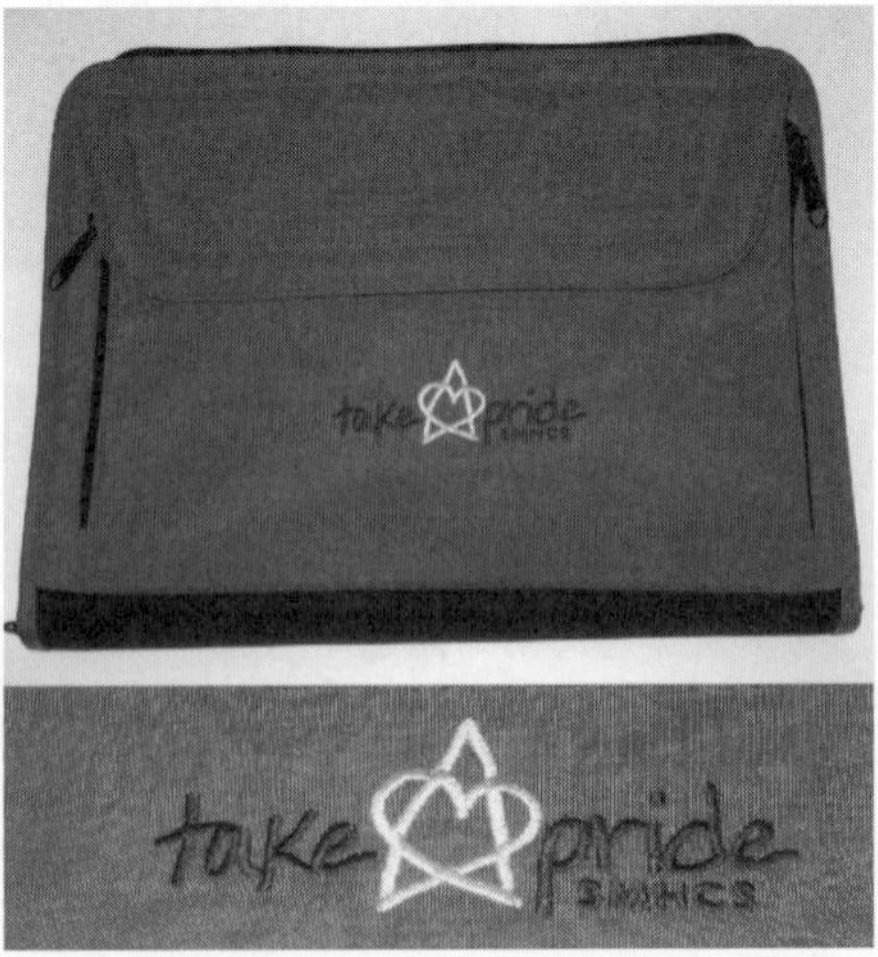

3　医療スタッフ・職員の個人表彰制度

○患者サービス・ヒーロー賞（Customer Service Hero Award）：毎月、優れた顧客サービスをした医療スタッフ・職員を「Customer Service Hero Award」として表彰する。

○病院の受付や各病棟にスター・グラム（StarGram）と呼ぶカードの設置：患者が医療ス

タッフ・職員から、あるいは、職員同士で満足のいく応対を受けたとき、医療スタッフ・職員に感謝を伝える言葉をスター・グラム・カードに書いて、顧客サービス部に提出する。顧客サービス部は、そのコメントを、本人と、本人の上司に報告する。さらに、医療スタッフ・職員（本人）はスター・グラム・カードから得られた点数を集めることでTake Prideとロゴの入った景品（Tシャツ、マグカップ、バインダー、かばん）などと交換できる。この景品を持つことで、他の医療スタッフ・職員や患者からも評価される仕組みを作った。

4　臨床部門の表彰制度

○毎月、優れた患者の満足度を獲得した臨床部門にＣＥＯがトロフィーや記念品を持参する。

5　契約医師対象の定期的なセミナー（Physician Leadership Financial Management Course）開催

○スポット的に患者の治療にやってくる契約医師に時間を取ってもらい、病院の取り組みを理解してもらうことは至難の技である。そこで、契約医師とのコミュニケーション向上のために、地域の医療マーケットのトレンド、医師のオフィスでの効果的なレセプト請求法などの契約医師が興味を示す内容とともに、病院の新しい取り組みの説明を含めた定期的なセミナー開いた。

これらの企画を実施した結果、入院患者の満足度は一九九九年前半から一九九九年後半には一五パーセンタイルから六八パーセンタイルに大きく飛躍した。しかし二〇〇〇年の春には四五パーセンタイルに低下したことから病院は再度新たな取り組みを開始した。

新たな目標設定と職員教育

病院は、二〇〇〇年三月に再改革の第一歩として、臨床と非臨床の経営幹部を対象にリーダーシップ研究会（Leadership Institute）を開設した。この研究会は、三ヵ月ごとに二日間実施される。一回目の会合では、顧客の満足度を上げるには病院の戦略目標を正確に医療スタッフ・職員に理解してもらうことが最優先事項であると結論付けた。それを実現するために、医療スタッフ・職員が容易に理解・記憶できる戦略目標が提案された。そして、新しい戦略目標を「優良な経営の柱（Pillars of Excellence）」として「五本の柱」を立てた。それは「サービス（Service）・人材（People）・財務（Finance）・質（Quality）・成長（Grow）」である。さらに、経営幹部たちは「五本の柱」を総合的に考慮した戦略目標達成計画を作成し、九十日ごとに達成率を評価され、給料査定の一部に反映されるように決定した。その後、研究会は「五本の柱」の達成状況の発表や経営課題の討論、病院経営に関する最新情報、新しい文献や出版物での学習や外部講師を招いての講演会などによって学べる場にもなっている。

病院は、中間管理職を対象にした研修会も設置した。そこでは「五本の柱」の現場の医療スタッフ・職員への効果的な説明の仕方、日々の運営の仕方、採用応募者に対するインタビューのやり方、給料査定、組織内利害関係者間の対立問題の解決方法、財務諸表の読み方、予算作成などのトレーニングが実施されている。

新規採用者のオリエンテーション内容も大幅に改善された。新たに患者の満足度を向上させるためのセミナーを組み入れ、オリエンテーションから九十日後にＣＥＯも出席して、新規採用者たちが経験した患者の満足度向上に関する意見交換会が開かれるようになった。

これら三つの医療スタッフ・職員教育制度は、臨床と非臨床の経営幹部や医療スタッフ・職員が一緒になって実施されることから、病院内での横のつながりを広げ医療スタッフ・職員間のコミュニケーションを高めることにも役立った。

病院長のフィンリー（G. Duncan Finlay）氏は、「五本の柱」を病院内に定着させるために自らが率先して、機会があるたびに「われわれはできる！（We can do this!）」と言って医療スタッフ・職員を励ましていた。

病院は「五本の柱」を病院内に浸透させることに力を注ぐと同時にその効果を迅速に把握するために、プレスゲーニー社からオンラインで三ヵ月ごとに受け取っていた報告書を毎月受け取ることに変更した。

さらに、病院すべての部署の責任者や医療スタッフ・職員が自由に出席可能な定期的な会議を開いた。各部署の成功例の発表や、お互いの問題点を究明し改善方法を考える場となった。この会議から患者の不満に即座に対応することの重要性が認識され、医療スタッフ・職員が患者の不満を聞き入れ即座に対応できるように、教育システムやスローガン「ＨＥＡＲＴ」が生まれた。ＨＥＡＲＴとは、「Hear the complaint（苦情を聞く）・Empathize and evaluate（患者に共感して現状を評価する）・Apologize（詫びる）・Resolve the problem with urgency and（即座に問題を解決する）・Thank the customer（患者に感謝する）」の頭文字を並べたものである。そして、病院の手落ちで待ち時間が長引いたりした場合の患者に対して、粗品（安いギフトや花束など）を渡すこともはじめられた。

地域住民との病院改革の取り組み

サラソタ記念病院は、病院関係者だけでなく地域住民にも、経営の「五本の柱」について地元のメディアを通じて公開した。そして、病院のボード・メンバーや経営者たちは、地域のリーダーとの会議を設けたり、ボード委員会に地域住民を招待して、直接地域住民から病院の取り組みに対する意見を求めたり、病院に対する要望を聞き入れたりして、病院の改善に努めた。

取り組みの結果

サラソタ記念病院は、院内の大意識・組織改革と病院の経営戦略を地域に公開し、地域からの意見を取り入れることで、入院患者の満足度が取り組み開始前の一九九九年初期の一五パーセンタイルから九三パーセンタイルまで向上した。さらに、病院の利益率は増加し、離職率は低下した。

取り組み前後の比較

入院患者の満足度の調査：

一九九九（一月から三月）年：一五パーセンタイル

二〇〇三年一月：九三パーセンタイル

純利益：

一九九八年から二〇〇二年：一九九〇万ドル増加

離職率：

一九九八年から二〇〇二年：職員全体の離職率：二五・二%から一六・六%に低下

一九九九年から二〇〇二年：正看護師の離職率：一〇%から八・七%に低下（フロリダ州全体の正看護師の平均離職率は、一二・五%、サラソタも含むフロリダ州西海岸では平均一七%（文献一二）

総括

病院長のフィンリー氏は、「サラソタ記念病院は、公的病院ではあるが、一般企業と同じように経営されている。つまり総収入が三億八九二九万ドル、そのうち自治体政府からの補助金が一六〇〇万ドルと収入のほとんどは患者からの医療費に頼り、運営に関わる費用の管理も任されているからである」と述べている(文献二)。サラソタ記念病院のように公的病院とはいっても、自治体からの補助金は厳しく管理され、医療保険からの支払い額も減少している現状では、病院経営の手腕が問われている。このような状況が続くなかで、院内の組織改革がなく、患者の満足度の低下により患者離れが進むことは、病院の経営にとって大きなマイナスである。そこでサラソタ記念病院は、一九九九年から新しい患者の満足度の調査法を採用するとともに病院内の組織改革を実施した。

サラソタ記念病院の組織改革方法は、病院のボード・メンバーと病院長が、率先して組織改革に取り組み、経営幹部、管理職、医療スタッフ・職員すべてに病院の目標への理解を求め、それが実行可能な環境を作り、適正な評価制度を構築するものだった。そして、地域住民にも病院の取り組みを公開して意見も積極的に取り入れることで、患者の満足度が飛躍的に改善された。組織改革は、院内からの抵抗が大きいうえ、短期間での資金の投資効果が得られにくいことと投資効果の評価の仕方が難しいため、組織改革に二の足を踏む病院もある。しかし、院内の組織改革をなくしていくらITや最新医療施設への投資を行っても患者の満足度の低下を食い止めることはできない。

公的病院は、患者の満足度を上げ、住民に病院を利用してもらうことで利益を増やし、その利益を地域に必要な医療施設の建設や医療プロジェクトに還元することを考えなければならない。これを実践するために、リスクを覚悟して一連のプロジェクトを実行し、地域から信頼され地域に貢献できる病院をめざしたのがサラソタ記念病院なのである。

文献Ⅰ　Linda Heuring: Patients First: HR Magazine, July 2003, pp64-69
文献Ⅱ　二〇〇四年五月十日サラソタ記念病院視察時のヒアリング
その他参考資料
・Press Ganey 2003 Success Stories, <http://www.pressganey.com/client_recognition/success_stories/2003/ss2003.pdf>, (accessed 2004-12)
・A community hospital's approach to service excellence, 'We can do this.' 2003, Sarasota Memorial Health Care System (Prepared by Shawn Halls) 内部資料

参考資料

「サラソタ記念ヘルスケア財団」と「サラソタ記念ヘルス・ケア・システム」視察議事録

医薬品連盟視察議事録：二〇〇四年五月一〇日
参考資料：医薬品連盟視察団報告書

一
サラソタ記念ヘルス・ケア財団：
Sarasota Memorial Health Care Foundation

CEO：アレキサンドラ・クオーレス氏（Alexandra Quarles, CFRE 〈Certified Fund Raising Executive〉）

クオーレス氏　サラソタ記念ヘルス・ケア財団の機能と役割についてお話しします。財団は、サラソタ記念病院の活動やプログラム（計画）、またサラソタ記念病院をサポートする他の医療組織活動に対し金銭的援助をする合法的な組織です（Legal Corporation）。〔筆者注：サラソタ記念ヘルスケア財団は、独自の経営群とボード・メンバーを持ち、サラソタ記念ヘルスケア・システムとは完全に独立した別組織である。〕財団のおもな目的は、連邦・州政府、地方自治体、地元など広範囲にわたって病院のプロジェクトへの補助財源を見つけることです。昨年集めた補助金や寄付金の一部は薬剤部でピクサスシステム（Pyxis：病棟自動薬剤調剤棚）拡張プロジェクト資金の一部に充てられました。寄付金を集めるために、アメリカ全土の組織に補助金や寄付金の要請をしたり、地元のお金持ちの中で医療に興味がありそうな人々を対象に寄付を目的とした特別イベントの開催、ダイレクトメールを出すなどのマーケティング活動を実施しています。

（医薬品連盟視察団による事業概要説明の後、クオーレス氏の質問）……医薬品連盟の説明の中に、社会貢献という言葉がありましたが、どのような活動をしているのでしょうか。

視察団　社会貢献基金を設立し、組合員一人当たり年間一〇〇円ずつ徴収しています。この基金の資産を用いて社会活動を行うための費用および各種団体（エイズ予防団体、ＨＩＶと人権・情報センター、日本赤十字社、骨髄移植推進財団、日米カウンセリング・センター）への寄付金に充てています。

クオーレス氏　医薬品連盟は、個人の遺産分与（Estate Planning to trust）において受託者になっていますか。

視察団　そのようなシステムは日本にはありません。

クオーレス氏　当財団では、個人の遺産から多額の寄付を頂いています。たとえば最近、地元の弁護士三名からそれぞれの遺産を当財団に寄付したいという知らせを受けました。一人目は二五〇万ドル、二人目は二十五万ドル、三人目は十万ドルと合計で約三〇〇万ドル（約三・三億円）になりました。寄付を寄せてくれる多くの人々は、現在と将来に貢献するという視点から先進医療分野、薬剤分野、医師・コメディカルの教育に制限を付けて寄付をしています。先進医療分野とは、神経科学、心循環器、整形分野があげられます。寄付金の制限とは、「寄付をする人が特定分野に寄付を申し出た場合、寄付を受ける財団は、それ以外の目的に寄付金を使うことはできない。」ということです。

視察団　「薬剤分野の制限」とは具体的にどのような制限がついているのでしょうか。

クオーレス氏　たとえば医師、薬剤師、看護師に対する薬剤教育や、投薬エラーを防ぐための活動などです。

視察団　製薬会社からの寄付金を受け取りますか。

クオーレス氏　もちろん受け取ります。寄付金に関しては製薬会社も財団もともに非課税です。連邦政府は寄付金の用途について「製薬会社からの寄付金は、医師、コメディカル、消費者の薬剤教育に限る」と厳しく制限しています。詳細はわかりませんが、この法律は十年以上前から施行され、大手製薬会社が医師に薬剤使用に際してリベートを払うこと（Kickback, Unfair Advantage）を禁じるために作られた法律であり、この制限は年々厳しくなっています。

視察団　財団はどうやって地域住民に対して募金への認識を高めたのですか。

クオーレス氏　私たちはこれまでマーケティング活

動、たとえば財団の定期刊行物の発行、テレビ、ラジオ、新聞での広報活動を随時実施してきました。また定期的に寄付が期待できそうな住民を集めて座談会や講座に招待しています。商工会議所との交流は、地元のビジネス経営者との接点が持てるのでとても重要です。寄付金の用途は、寄付を寄せてくれる人々への刊行物の中で公開しています。

現在私たちが直面している最大の問題は、サラソタ・カウンティー内で慈善組織が過去三十年間で百組織から七五〇組織まで増加しているので寄付金集めが厳しくなってきていることです。アメリカ全体の寄付総額のうち三五%が医療分野への寄付だと言われています。医療分野への寄付は多いといっても、寄付金獲得の競争は激しくなっています。そのためにも地元の住人に当財団の小委員会のメンバーになってもらうなど地元との繋がりを大切にしています。

サラソタ記念病院一階にイーライ・リリー社の元部長の肖像画が飾ってあります。彼は同社退職後サラソタに移り住み、莫大な遺産を当財団へ寄付して下さいました。その寄付金の一部が現在の日帰り手術センター（Cape Surgery）の設立資金に充てられました。サラソタ記念病院は、財団のお陰で普通の病院が買えないような最新医療機器の購入ができるので、アメリカの優秀な医師はわざわざサラソタに移り住み自分のオフィスを構えて、サラソタ記念病院と契約することが多いのです。

現在、ERの拡大プロジェクトのために三千万ドルの寄付金を募っています。一九七六年から現在まで累計で二二〇〇万ドルが集まりました。年間平均寄付・助成金額は、一五〇万ドルです。

視察団　もしER拡張プロジェクトの寄付額が三千万ドルに達しない場合、サラソタ財団は法的に何か罰則はあるのでしょうか。

クオーレス氏　財団は個人の寄付行為を強制することはできませんし、総額三千万ドルを集める義務は課せられていません。ただ、寄付金の集め方の戦略として、地元住民に「ER拡張によって得られる恩恵や、拡張に要する予算」を説明します。

個人の寄付金と各企業・組織からの助成金の割合は、特定の計算式によって割り出されます。そして、これまで寄付をして下さった約一万人の個人を対象としたデータベース（興味分野、寄付金額の収載）があります。このデータベースから、ＥＲプロジェクトに協力してもらえそうな人々をターゲットにして活動を行なっています。

視察団　ご自身の経歴と職歴を教えてください。

クオーレス氏　私は二十五年間、医療教育も含めて医療分野の仕事に就いてきました。当財団には十年になります。私は営利組織でのビジネス経験も含めて組織運営に携わってきました。この財団も財務部、人事部、広報部を持つ独立した一つの組織ですので、これまでの私の経験を活かすことができます。そして、地域医療向上のために地域住民とともに働くことはやりがいがあります

二　サラソタ記念ヘルス・ケア・システム：Sarasota Memorial Health Care System

CEO：ダンカン・フィンリー氏（G. Duncan Finlay, MD）

フィンリー氏　サラソタ記念ヘルス・ケア・システムは、サラソタ記念病院、ナーシング・ホーム、介護施設、医師グループからなる統合医療システム（Integrated Health System：ＩＨＳ）です。ボード・メンバーは、サラソタ・カウンティーの住民による選挙で選ばれた九人のボードで構成されています。

サラソタ記念病院はサラソタ・カウンティーの自治体病院です。アメリカでも大規模な病院であり、八二八床、年間入院患者三万人、平均入院日数五日です。主要な収入源は、メディケアとメディケイドからです。そして民間医療保険会社と自費患者からの医療費収入になっています。年間予算は四億二千万ドルで、その内サラソタ・カウンティーから一六〇〇万ドルの補助金（図21）を受けていますが、病院は完全な独立採算制で経営されています。病院収入の大半は医療収入からで、病院運営費用の責任は病院にあります。サラソタ記念病院の職員は、サラソタ・カウンティーのためでなく病院のために働いています。

アメリカの医師は、ほとんどが開業医で個人事業経

図21　サラソタ・カウンティーがサラソタ記念病院に割り当てている補助金の出所

サラソタ・カウンティーはカウンティー住民の家屋敷に対する固定資産税の税収入をカウンティーの公共施設に分配している。方法としては、Mil レート（Millage Rate：家屋の評価額の 1/1000 の税率）が用いられている。

2003 年度は、固定資産税が 15.1458 Mil に設定され、その内の 0.5 Mil 分がサラソタ記念病院に割り振られ病院への補助金になっている。仮に、家屋の評価額が 20 万ドル（約 2200 万円）の場合、固定資産総税は、

200,000 × 0.001 × 15.1458 ＝ 3029.16 ドル

である。そして、その内サラソタ記念病院には

200,000 × 0.001 × 0.5 ＝ 100 ドル

が補助金として割り当てられるのである。

固定資産税率とサラソタ記念病院に割り振られる固定資産税率は毎年異なるが「2.0 mil を超えないこと」と条例で定められており、病院経営が悪化してもそれ以上の補助が得られる保証はない。

●2003年度サラソタ・カウンティーの固定資産税

DIST CODE	TAXING AUTHORITY	MILLAGE RATE
	Sarasota County General Revenue	4.2116
CC02	Mosquito Control	.1001
CC03	Sarasota Memorial Hospital	.5000
CC04	West Coast Inland Navigation	.0400
CC05	South West FL Water Mgmt	.4220
CC06	Manasota Basin	.1600
CC07	Bonds-Debt Service (Gen Ob & Env.Sens.Land)	.1891
	TOTAL COUNTY (not including school)	5.6228
SSCH	SCHOOLS	
	District Fund	6.7930
	Capital Improvement	2.0000
	TOTAL SCHOOL	8.7930
*****	TOTAL COUNTY WIDE for LBK&NPT	14.4158
A055	Emergency Medical Services (all but LBK & Npt)	.7300
*****	TOTAL COUNTY WIDE (all but LBK&NPT)	15.1458

出所：http://www.scgov.net

営者（Private Enterprise）や自営業者（Self-Employed）のようなもので、医師は自分のオフィスと病院の両方で働いているのです。サラソタ記念病院が契約している開業医師数は七六〇人、それとは別に雇用契約を結んでいる医師は四十五名です。

（医薬品連盟視察団による事業説明の後、フィンリー氏のコメント）……アメリカの医薬品に関する問題は、不適切な使い方にあると思います。一例をあげますと医師は、高価なブランドの抗生物質が必要でない場合にも処方するので、薬剤耐性菌を作り出す原因になっています。また、アメリカでは医師に、EBM（Evidence Based Medicine）を主体とした治療を採用してもらうことに苦労しています。もし、医師が治療に適切な薬剤を使用すれば、医薬品コストの問題も少なくなるだろうし、市場もこれをコントロールできると思います。もちろん、高価な医薬品の使用が必要なこともありますが、いつもそうとは限りません。

病院経営の効率化を考えると、薬剤をできる限り安く購入するために医薬卸会社やGPOなどの中間業者をできるかぎり排除し、製薬会社から直接購入するよう努力しています。

視察団　なぜアメリカの医師は高価な薬剤を処方するのですか？

フィンリー氏　患者は、処方箋薬のDTC（Direct-to-Consumer：直接一般消費者に発信する方法）によるTVコマーシャルなどの情報から医師にブランド薬剤の処方を依頼するからです。私は製薬会社がTVコマーシャルで消費者に宣伝することや、医師にマーケティングすることに反対しています。製薬会社は多額の資金を医師のマーケティングに費やしているのが現状です。医師は、製薬会社から薬剤知識を学ぶのではなく、学術誌から学ぶべきなのですが。

視察団　製薬会社は医師へのマーケティングにどのくらいお金をかけているのでしょうか。

フィンリー氏　製薬会社は、医師や配偶者を高級ステーキハウスに招待したり、力を入れている薬剤に関する講演会に出席してもらうためにお金をかけています。

私はMR（Medical Representative）が直接病棟に行って医師や看護師に宣伝することはしてほしくな

いのです。この病院にはMRの宣伝に関する取り決めがあり、MRは病院の薬局に登録してから、医師や看護師への宣伝が許されます。これに数回違反すると、病院の立ち入りを禁止しています。

＊

ボード会長（Chairman）：ロバート・ストレッサー氏（Robert K. Strasser）

ストレッサー氏　どうしてこの病院を視察先に選んだのですか。

視察団　前回の視察（三年前）は、マサチューセッツ総合病院（Massachusetts General Hospital：MGH）を訪問しました。MGHは、最先端医療の枠を集めた病院（MGHはハーバード大学医学部の提携臨床研修病院）ですが、今回はもう少し一般的で地域医療に密着している病院を視察したいということでサラソタ記念病院を選びました。

ストレッサー氏　サラソタ記念病院とMGHとは提携関係にあります。というのはサラソタの住民の中には、MGHのあるボストンとサラソタの両方に家を持ち、暖かい時期はボストン、寒い時期はサラソタに住む人々がいます。MGHは、サラソタ記念病院は最新医療技術と優秀な医師やスタッフが揃っていることを知っているので、お互いの病院を紹介する体制が整っています。夏の間MGHで治療を受けた患者さんは冬にはサラソタ記念病院で治療を受けます。

アメリカの病院のボード・メンバーのほとんどは、任期が切れるとボード会議で新たなボード・メンバーを任命していますが、サラソタ記念病院のボード・メンバーは任期が切れるとサラソタ・カウンティーの住民選挙で選出されます。ボード・メンバーは九名で、そのうちの三名は、サラソタ・カウンティー全体から、残りの六名はサラソタ・カウンティーの北地区、南地区、中央地区から各二名ずつ選出されます。一任期は四年で各任期ごとに選挙があります。ボード・メンバーは、無報酬ですが交通費などの必要経費は支給されています。

アメリカの非営利病院は、医療費を払えない人々に慈善医療を提供しています。サラソタ・カウンティーの例を取りますと、カウンティー内の病院は、サラソタ記念病院を除いて産科を取りやめてしまいました。その理由は妊婦の大半は無保険〔筆者注：通常アメリカでは、個人で購入する医療保険では、出産の給付はオプションになっている。しかし、雇用主が提供する医療保険は、出産（Maternity Care）は自動的に給付対象になっている〕のために出産費用は病院の持ち出しになり、産科が不採算部門になっていたからです。その結果、サラソタ記念病院がカウンティーすべての出産を取り扱うことになりました。二〇〇三年の十二月の出産数は六一七件、今年の一月は六百件です。この病院は、サラソタ・カウンティーの公的病院なので、不採算を理由に出産を取り止めることはできませんでした。〔筆者注：この問題は依然として解決されず二〇〇五年八月に地域のセーフティネット病院としての道を選択し、不在算部門の産科を継続する代わりに非臨床系スタッフの一時解雇に踏み切った。自治体病院といえども赤字経営が許されない厳しさを物語っている。〕

フロリダ州の医師は、同州の保険会社から医師向けの医療過誤保険の購入が不可能になっており、他州の保険を買わなければなりません。フロリダ州法では、医師の医療過誤賠償金の上限が設定されていないために損害賠償金額が増え続けた結果、フロリダ州の保険会社は医師向けの医療過誤保険の販売を取り止めました。

病院向けの医療過誤保険は、医師向けの保険とは別ですので、フロリダ州の保険会社から購入することができます。病院の医療過誤の賠償金は、医師の医療過誤保険の法律とは別になっており、一回二十五万ドル（約二七五〇万円）と上限が決められています。

視察団　病院運営上おおきな問題に直面する時、州政府に働きかけていますか。

ストレッサー氏　数ヵ月前に私たちはタラハシ（フロリダ州の州都）の州議員に陳情に行きました。その陳情目的は、フロリダ州の病院が新たに開心術（Open Heart Surgery）を実施する場合は、フロリダ州政府のＣＯＮ（Certificate of Need：病院が特定の医療行為や医療施設を拡大する際に必要な州政府の許可）が必要なのですが、最近フロリダ州議会で開心術をＣＯＮから除外しようとする動きが出ているために、この法律から開心術を削除しないように請願してきました。理由は、サラソタ記念病院は月平均二百例の開心術の実績があり、病院から半径二十五マイル（四十キロ）以内の患者受け入れ体制は整っています。もしカウンティー内の病院が月平均二十例の場合、私なら二十例より二百例の病院に行きたいと思います。もし需要を考えないで開心術の実施病院を増やせば、医療費の増大につながるので開心術のCONを除外することに反対なのです。〔筆者注：しかし視察後の二〇〇四年六月二十九日にフロリダ州政府は、開心術をCONから除外することを決定した。〕

視察団　病院経営に大きな決定権を持つボード会議は、経営判断の材料に必要な情報をどのようにして集めているのでしょうか。

ストレッサー氏　ボードが決定するプロジェクトは病院運営上大きな影響が生じるような数百ドル単位を超えるなど、一定の金額を超える投資案件です。プロジェクトは、医師が関係する臨床関係と非臨床関係の二種類に分類されます。それらの投資プロジェクトは、まず、小委員会での検討があり、次に進むべきか否かを判断し、その後数段階の審議を経てボード会議で最終判断を決定します。〔筆者注：プロジェクトを決定するボード会議では、事前にボード・メンバー全員にプロジェクトの背景、目的、財務データを含めた資料を配布してある。ボード会議当日は、そのプロジェクト担当者がプレゼンテーションと質疑応答を行う。〕

視察団　アメリカでは患者中心の医療が進んでいると聞いていますが、サラソタ記念病院がそれに関してどのようなことを実施しているのか教えてください。

ストレッサー氏　四年前私たちは、「患者の満足度」をとても重視し、それをモニタリングするツールとしてプレスゲーニー社（Press Ganey Associates, Inc.）の顧客満足度ベンチマーク・データベースを利用することにしました。当初サラソタ記念病院のランクはかなり低かったのですが改善を続けるうちに今では九四パーセンタイル（Percentile）にまでにランクが上がりました。

＊

臨床リサーチ・センター（Clinical Research Center）ディレクター（センター長）：パメラ・テナート氏（Pamela Tenaerts, M.D.）（CEOのストレッサー氏も同席）

〈臨床リサーチ・センターの概要〉

臨床リサーチ・センターは、①薬剤の臨床治験と②医療技術や機器の開発・評価を管轄している。依頼主は、サラソタ記念病院の医師、製薬会社、医療機器メーカーなどである。①の薬剤の臨床治験からの病院収入が年間一・二億ドル、検査費用、諸経費、医師と患者への報酬などの必要経費を差し引くと約十万ドルの利益になっている。

テナート氏　臨床リサーチ・センターには、このセンターを統括するディレクター（テナート氏）の元にオフィス・コーディネーター、治験コーディネーター、治験アシスタントが働いています。オフィス・コーディネーターは、事務部門を担当しています。

アメリカでは通常医師が自分で治験コーディネーターを雇用していますが、ここでは研修指定病院のように病院が治験コーディネーターを雇っています。治験コーディネーターは、常勤五名とパート二名からなり資格の最低条件は大学を卒業した正看護師（Registered Nurse：RN）です。なかには診療看護師（Nurse Practitioner：NP）もいます。常勤は、一週間に四十八時間勤務で入院患者（ERからのオンコール業務も含む）を担当しています。パートはセンターに来るスケジュールがあらかじめ決まっている外来患者を担当しています。

私がこのセンターに着任した当時は、一治験に一人の治験コーディネーターが割り振られていましたので担当者が休暇などで不在ならその治験が滞っていました。そこで問題解決のために一治験に二名の治験コーディネーターで担当させるようにしました。

最近、当センターの治験コーディネーターが企業のモニター（Monitor：企業の治験担当者）として転職しました。医療機関の治験コーディネーターの次のキャリア・ステップとして企業のモニターに転職する人材をつなぎ止めておくことは困難です。

当センターには二種類のコンピュータがあります。一つめは、院内電子カルテシステムと接続しており、もう一つは治験を依頼している企業と接続しています。治験コーディネーターたちは、院内電子カルテシステムの完成後、自宅からオンラインで臨床データの入力ができるようになりました。治験アシスタントは、准看護師（Licensed Practical Nurse：LPN）で、おもな仕事は採血業務と検体搬送準備です。治験業務の八五〜九〇％が血液検査関連です。大半の血液検査は病院の中央検査室で測定されますが、特別な検査項目については大手外注検査会社のクエスト社（Quest）に直接検体を送るための検体搬送準備などに二時間以上を要することもあります。

私の仕事（ディレクター）は、ビジネス・ディベロップメント（仕事を開発すること）、医師との関係維持、企業との人脈作り（関係作り）などです。もし、企業から治験の話が持ち上がった場合、適切な医師とのマッチングも大事な仕事です。また、治験が病院に与える貢献度も調査します。

本日、私はある抗生物質の治験を受託することを製薬会社に伝えました。この治験を受託するにあたり病院内でさまざまな調整をするために、一ヵ月を要しました。この治験は治験対象薬としてすでに市場に出ている抗生物質と比較することになっているのですが、その対象薬は、最近多量に投薬すると耐性菌を生じる恐れがあるということから、病院のフォーミュラリー・リスト（Formulary：類似薬効の代替薬）から除外したばかりでした。そこでこの一ヵ月間この治験でもう一度その薬剤を使用するかどうかを決定するために、治験統括医師、病院の疫学者（Epidemiologist）、薬剤師たちにアドバイスを求めていました。そしてついに病院が、この臨床治験に踏み切ることを決定したのです。試験薬を明らかにしたオープン・ラベル（Open Label）で実施されます。

視察団　年間実施臨床治験数を教えてください。

テナート氏　年間十〜十五治験です。その他に、前年からの継続している治験（通常、臨床治験の期間は二〜三年）のフォローやフォローアップ作業などもあります。臨床治験は依頼先から治験の途中でも何らかの理由で打ち切られることがありますので常に新しい治験が入るように努力しています。

視察団　アメリカ人の臨床治験に対するイメージについて教えてください。

テナート氏　サラソタの住民は臨床治験に肯定的なイメージを持っていると思います。ここの住民から、「○○に関連する治験はないか」と質問を受けることもあります。マスコミは、一部のことを強調して報道するために一般市民もその情報を鵜呑みしてしまうことがあります。たとえば数年前マスコミはフィラデルフィアで実施された遺伝子治療の臨床治験について報道しましたが、この内容は否定的なものだったことからまだ現地では臨床治験に良いイメージを抱いていないようです。フロリダにある当センターの治験ボランティアたちは、退職者が多いので、ここで友達を見つけたり話し相手を見つけたりして社交場のような役割も果たしています。

視察団　治験ボランティアはどのように集めているのでしょうか。

テナート氏　病院ＥＲ患者の中で臨床治験に適応しそうな患者が来ると当センターに連絡があります。その連絡を受けたオンコールの治験コーディネーターはその患者が治験に適応するかどうかを調査します。その他に医師から連絡を受けたり、大規模な治験になると企業が一般新聞、ＴＶ、ラジオにボランティア募集の広告を出したりします。治験コーディネーターも常に病院の電子カルテにアクセスして臨床治験に適合しそうな患者を検索しています。この検索行為はＨＩＰＰＡ（Health Insurance Portability and Accountability Act：医療保険の相互運用性と説明責任に関する法律）で許可されています。

治験コーディネーターたちの重要な職務は、治験ボランティアに治験内容の説明をしてインフォームド・コンセント（Informed Consent：十分な説明に基づく同意）を得ることです。治験コーディネーターは、治験ボランティアたちに十二〜二十二ページの書類を読んで説明することがＦＤＡから義務付けられています。その際に「これは臨床治験なので、説明した以外のリスクと何が起こるか予期できない」と強調して説明しています。

治験コーディネーターは、病院のＩＲＢ（Institutional Review Board）と倫理委員会に治験プロトコールを提出しています。そこでは、プロトコールの内容の公平性や倫理性が検討されています。〔筆者

注：ＩＲＢとは臨床治験の管理を目的とした委員会のこと。ＩＲＢは、アメリカの厚生省によって臨床治験を実施する医療組織への設置が義務付けられている。ＩＲＢは五名以上のメンバーからなり、メンバーは科学（Science）と科学以外からの出身者も要求している。また、メンバーの少なくとも一名はその組織以外の出身でなければならない。〕

ストレッサー氏　アメリカにおいてサラソタ記念病院のように医師の研修指定病院ではない病院が臨床治験施設を持つことは非常にめずらしいことです。アメリカでの臨床治験は、名前の知れた大学病院で実施されることがほとんどです。

テナート氏　メイヨークリニックや、デューク大学医学部付属病院などで実施されている複雑で難しい臨床治験をサラソタ記念病院でも可能なので、サラソタ地域住民にとっても良いことだと思います。そして、サラソタの医師たちも常に最新の臨床治験に参加できるので、病院にとって優秀な医師の囲い込みとリクルート活動にも役立っています。臨床試験の症例は、肺・心臓・放射線科などの症例検討会で検討され、臨床治験を通じて薬剤が認可される前から医師もコメディカルたちも薬剤に慣れることができます。

＊

先進手術センター（The Center for Advanced Surgery）：エリック・コラー氏（Eric Kollar, LPN：Licensed Practical Nurse）

〈先進手術センターの概要〉

先進手術センターは、臨床リサーチ・センターの管轄で、薬剤の臨床治験以外の部分すなわち新しい医療技術や医療機器の開発や評価をするところである。患者を扱うところではなく、医師への新しい技術訓練や医療関連メーカーと共同で医療機器の開発や評価を実施している。フロリダ州で一番に先進医療技術や機器を取り入れることを目標にしている。

コラー氏　当センターは最新医療技術・機器の評価や、外科医と彼らの医療スタッフたちに対して最新医療技術のトレーニングを実施しています。サラソタ記念病院と契約している外科医やスタッフへのトレーニングは無料ですが、医療機器メーカー（例：ジョンソン&ジョンソン、ボストンサイエンティフィック、マイクロベイスン、ＧＥ）を通じて契約外の外科医がトレーニングに参加する場合は、経費を頂くようにしています。

外科医のトレーニングは、手術の種類によってこのセンターに凍結保存されている人体組織（腕、胴体、足、顔など）を使用します。オペ用ロボットやレーザー機器のトレーニングも行っており、放射線を利用する手術以外の手術トレーニングはすべてこの施設で実施しています。最近のトレーニング成果例として、心臓バイパス手術に必要な血管を、足の一部を数インチ切開するだけで取り出すことができるようになりました。

視察団　年間、何人の外科医がトレーニングに訪れるのでしょうか。

コラー氏　サラソタ記念病院の契約外科医は、年間三十～四十名です。医療メーカーを通じては、年間約三〇〇名の外科医がやってきます。これらの数字には、医師と同行するスタッフ数は含まれていません。トレーニングの頻度は、毎週一～二コースです。

視察団　医師やメーカーからトレーニングの依頼があった場合、誰が手配をしているのでしょうか。

コラー氏　私が窓口になりトレーニングやスケジュールなどに関わる手配をしています。

視察団　サラソタ記念病院が先進手術センターを持つ利点を教えてください。

コラー氏　病院と病院の契約している外科医の両方が、最新医療技術と機器を初期の段階で評価することができます。それらが市場に出た時は、病院への取り込みが即座に対応できることで、医師や患者へのマーケティング効果が得られます。

視察団　最新技術の情報をどのように入手するのでしょうか。

コラー氏　直接メーカーから持ち込まれる場合と自ら学術誌、専門学会への参加、インターネットを通じて入手することもあります。そのなかでもインターネットから得られる情報は多大です。こちらで情報を見つけた場合は、開発メーカーに連絡を取り、「私の施設で評価してみませんか」と提案してみます。その他に、患者から「〇〇を見たのだが、サラ

JCLS 88002-164

ソタ記念病院ではしているか？」と連絡を受けることもあります。

当センターは、ＦＤＡ認可前の製品を評価対象にしていますが、先進性のあるものはＦＤＡの承認直後の製品も対象にしています。当センターで実施した技術や機器の評価はすべてメーカに伝えます。仮に欠陥が見つかっても、その情報をメーカーに通達することで、将来の事故防止につながるからです。

＊

地域医療クリニック（Community Medical Clinic）
ディレクター：ボビー・グレイ氏（Bobby Glay）

〈地域医療クリニックの概要〉

「地域医療クリニック」とは、サラソタ記念病院の中に設置されている慈善医療クリニックである。対象患者は、サラソタ・カウンティーの住民でかつ収入が連邦貧困所得基準一五〇％以下の世帯に限られている。診察は無料だが、処方箋薬は一処方箋につき二ドルなどの一部自己負担がある。医師、薬剤師、看護師、事務員が従事しており、そのほとんどがボランティアになっている。

グレイ氏　地域医療クリニックは、開業してから十一年半が経ちます。このクリニックができるまでは、低所得や無保険の患者は病院のＥＲで治療を受けて処方箋をもらっても経済的余裕がないために、薬を買えない人が多かったのです。しかしこのクリニックが開院してからは、大手製薬会社の慈善医療部に書類を送ることで一人の患者につき三ヵ月間は無料で処方箋薬の提供を受けることができるようになりました。その金額は、月々約三万～六万ドルに及びます。この書類業務に二人の事務員を有給で雇っていますが、その人件費を考慮しても病院と患者の双方にメリットがあります。〔筆者注：地域医療クリニックの開院により病院ＥＲの患者の医療費未払い金が減少した。〕

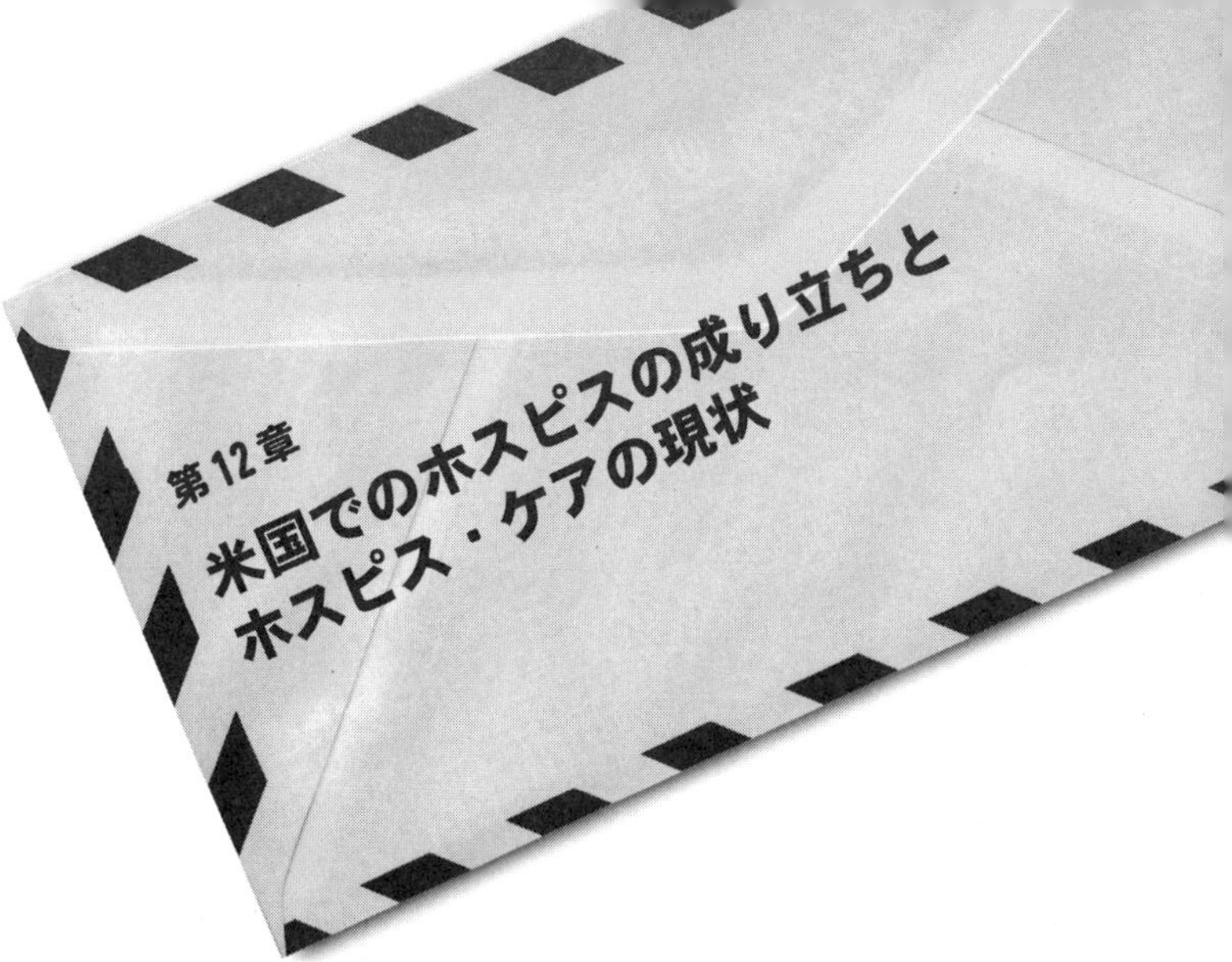

第12章 米国でのホスピスの成り立ちとホスピス・ケアの現状

一九六〇年代にアメリカで初めてのホスピスが設立され、その後しだいにホスピス・ケアへの認識が高まり、一九八〇年代には老人保険のメディケアにホスピス・ケアの給付が認められた。今日において死亡した四人のうち一人がホスピス・ケアを利用するまでになっている（文献1）。このように、ホスピス・ケアへの認識が高まるなか、筆者も、家族の一員がホスピス・ケアによって死を迎えたというアメリカ人に出会うようになる。その際、必ず「もう少し早くホスピス・ケアを勧めていれば良かった」との声を聞く。最近、ある会合で出会った長期療養施設の経営者が、自分の父親を亡くしたときを思い出しながら次のように語っていたことが印象に残っている。「延命治療からホスピス・ケアへの切り替えを勧めることを躊躇していたので、ホスピス・ケアの利用は一週間だった。今思えば、早期にホスピス・ケアに切り替えていたら、父の生活の質は保たれただろうと思い後悔している。これからは、ホスピス・ケアが治癒の見込めない終末期患者の選択肢の一つになるように、一般社会にもっと理解してもらうように私は努力したい。」

現在、アメリカではホスピス・ケアは各種医療保険の適応になり、必要とあれば利用できる制度になっている。しかし、依然として医療スタッフ、患者とその家族はホスピス・ケアの利用を躊躇しているなかで、政府、医師会、業界団体やホスピス施設が認識度を高めるためのさまざまな取り組みをしている。

今回は、アメリカでホスピス・ケアが確立されるまでの過程、対応する医療保険制度、認識度を高めるための取り組みについて述べてみたい。

ホスピス・ケアの誕生まで

ホスピス「Hospice」の語源は、ラテン語の「hospes（客）」である。これが「Hospitium（旅人の安息所）」に変化し、巡礼の旅で病気に罹ったり疲労困憊した巡礼者のための受け入れ施設を意味するようになる。現在、hospital（ラテン語では客をもてなす場所）が病院（hospital）として用いられているのと同様にホスピスという言葉も、単なる場所（Place）ではなく、ケア（Care）を提供するという概念に変わってきた。

このようにホスピスの概念が「場所」から「ケア」に変わった背景には、イギリスのサンダース（Cicely Sanders）医師の存在が大きく影響している。一九六七年にサンダース医師はロンドン近郊にセント・クリストファー・ホスピス（St. Christopher's Hospice）を設立した。そこでは、近代的なペイン・マネジメント技術を用いる専門家たちが、チーム・アプローチによる死にゆく人たちのために思いやりのあるケアのプログラムを初めて確立した（文献二、三）。

ホスピス・ケアが社会に認識されるまでの過程

アメリカにおいて今日のホスピス・ケアに影響を及ぼした人物として、サンダース医師とキューブラーロス（Elisabeth Kubler-Ross）医師があげられる。

一九六三年、アメリカのエール大学がサンダース医師を招いて、医学部学生、看護師、ソーシャル・ワーカー、牧師などを対象に講演会を開いた。このホスピス・ケアについての包括的な講演会は、末期がん患者の痛みの症状がコントロールされる前と後で劇的に違う患者本人とその家族の様子を写した写真を示しながら行われ、大きな反響を及ぼした（文献四）。

スイス生まれのキューブラーロス医師はチューリッヒ大学医学部を卒業後、一九五八年に渡米した。そして、ニューヨークの病院に勤務していた時、医療スタッフの瀕死の患者に対する扱いに驚愕し、「彼らは疎まれ、粗末に扱われ、だれも彼らに直面していなかった」と語っている。一九六九年、五百名の終末期患者のインタビューをもとに「死ぬ瞬間――死とその過程について（On Death and Dying）」を出版した。後にこの本は世界的なベストセラーとなった。

一九七二年、キューブラーロス医師は米国上院特別委員会の公聴会で「私たちは死を否定する社会に生きている。私たちは死にゆくことと老いの両方を孤立させている。（……中略……）私たちは、在宅介護のサポートすなわち患者の終末期ケアを家族が家庭で行うことを可能にするために、訪問看護によるケアを提供し、精神的（spiritual）、感情的（emotional）、経済的（financial）な援助を提供するべきである」と尊厳死に関わる初めての証言を行った。一九七四年にホスピスに関する議案が議会に提出されたが制定には至らなかった。しかし、同年にアメリカ初のホスピス施設とホスピス・ケアの基準が定められ、コネティカット・ホスピス（The Connecticut Hospice, Inc.）がコネティカット州ブランフォードに設立された。そして、ホスピス・ケアの基準は「死と死にゆくことの国際ワークグループ：International Work Group on Death and Dying」によって設定された。

一九七八年には、全国ホスピス協会（National Hospice Organization）――現在の全国ホスピスと緩和ケア協会（National Hospice and Palliative Care Organization：ＮＨＰＣＯ）が誕生し、アメリカ全土に死にゆく人々のケアに対するホスピスの考え方を広め、一般社会へのホスピスの情報提供などを行った（文献五）。また、同年、連邦政府はホスピスを広めるためのデモンストレーション・プロジェクトを国立がん研究所（National Cancer Institute）に委託した。このプロジェクトは、当時のホスピス・ケアの内容とそれに関わるコストについて調査するものであった。一九八〇年から医療財政管理局（Health Care Financing Administration：ＨＣＦＡ）――現在のメディケア・メディケイド・サービスセンター（Centers for Medicare and Medicaid Services：ＣＭＳ）がこのプロジェクトを引き継ぎ、全米ホスピス施設二十六ヵ所の末期がん患者二三三人を対象に、さらに詳細な調査を実施した。

一九八二年、税金の均等と財政責任のための連邦法（TEFRA：Tax Equity and Fiscal Responsibility Act, 1982）の中のメディケアにおいて、初めてホスピス・ケアに対する給付が一九八六年までの期限付条項として認められた。ホスピス施設に対する支払いや給付内容は先のプロジェクトの結果に基づいて設定された。一九八六年以降は正式にメディケアに取り入れられ、さらにメディケイドにも各州の判断で給付されるようになった（文献六、七）。

ホスピス・ケアに対する市場の反応

連邦政府は、メディケアのホスピス・ケア普及のために給付内容や条件、ホスピス施設への支払い率などの改善を図った。たとえば、一九八六年にメディケア認定ホスピス施設への支払い率を上げ、一九九〇年にはホスピスの利用期間の上限を二一〇日から無制限に変更した。その結果、ホスピス・ケアを利用したメディケア被保険者数は、一九九二年から二〇〇二年で十四万人から六十四万人と約四・五倍、メディケア認定ホスピス施設も、一〇三九件から二二七五件（図22）と約二倍に伸びている。また、非がん患者のホスピス利用者は、一九九二年から一九九八年で二四・四％から四二・六％に増加している（図23）（文献八）。

図 22　メディケア認定のホスピス施設数

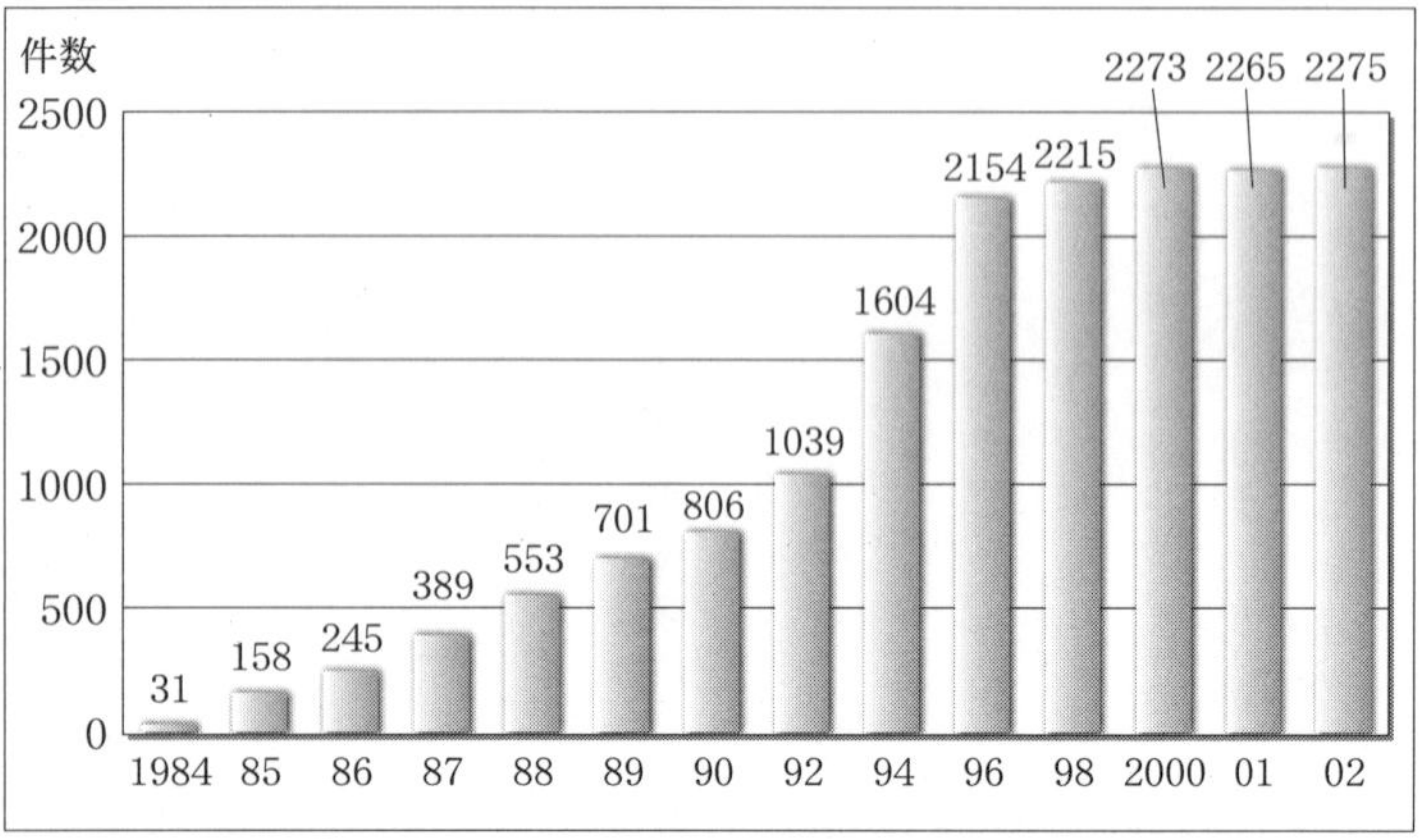

出所：CMS, Health Standard and Quality Bureau とMedicare Payment for Hospice Care, GAO-05-42

図 23　メディケアのがん患者と非がん患者のホスピス利用率
——1992 年と1998 年の比較

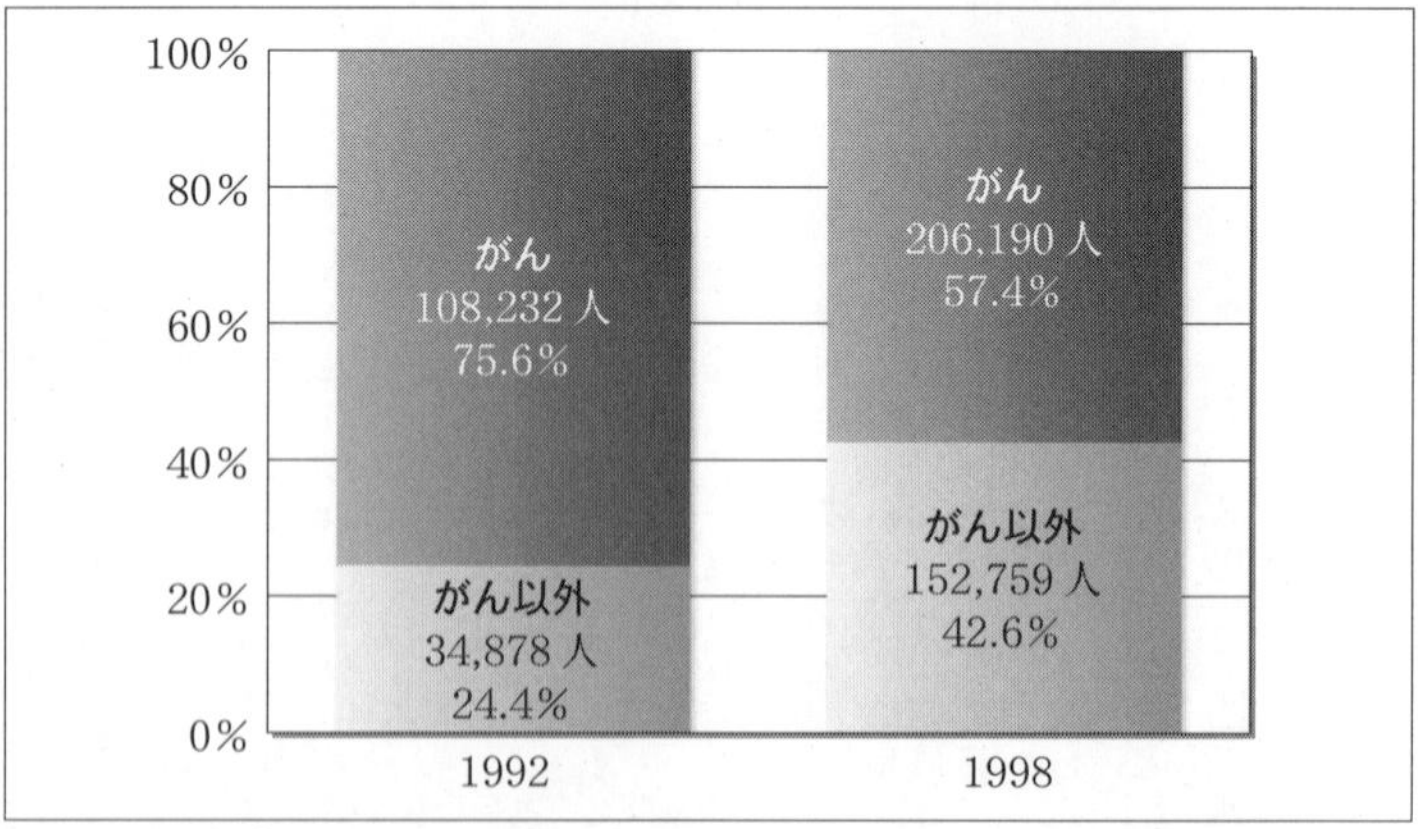

出所：Medicare, More Beneficiaries use hospice: GAO レポート　2000 年 9 月

ホスピスとホスピス・ケアとは

●全国ホスピスと緩和ケア協会（ＮＨＰＣＯ：National Hospice and Palliative Care Organization）の考え方（文献九）

ホスピス・ケアとは、多くの場合治療ではなくケアに焦点を置き、患者ケアは患者の自宅で提供されるのが基本だが、ホスピス施設、病院、ナーシング・ホームや長期療養施設でも提供される。また、いかなる年齢、宗教、人種、疾病の患者でもホスピスのサービスを受けることができる。

●アメリカホスピス協会（ＨＡＡ：Hospice Association of America）の考え方（文献十）

ホスピス・ケアは、多分野にわたる専門家とボランティアからなるチームが医学的（medical）、心理的（psychological）、精神的（spiritual）なサポートを終末期にある患者とその家族に提供し、支援することである。基本的に患者のケアは、安心（peace）、満足（comfort）、尊厳（dignity）のなかで家族とともに家庭で余命を過ごせるように支援するものである。

同協会は、ホスピスとホスピス・ケアの利点として次のように述べている。

○高額な医療費を要する病院や従来の医療施設におけるケアに対する代替として、ホスピスは経済的な選択である。

○知識と技術を兼ね備えた医師、看護師、在宅看護助手、ソーシャル・ワーカー、カウンセラー、ボランティアなどの多分野からの専門家グループによってケアがほどこされる。
○疾患の治療をするのではなく人間を扱うもので、患者だけでなく家族全員に焦点をあて、延命より生活の質に重点を置いている。
○終末期患者とその家族にとって好ましい選択である。

●メディケアの考え方（文献十一）

ホスピス・ケアとは、治癒が望めない終末期にある患者と患者を支える家族を対象に専門的なチームでケアすることである。身体的ケアと精神的ケアであるカウンセリングも含む。メディケアに認定された公的機関や私的施設によって提供され、終末期にある子どもから、成人、高齢者まですべての年齢層が対象である。

各種医療保険とホスピス・ケアに関する給付状況

ホスピス・ケアはメディケア（老人医療保険）、四十三州とワシントンＤＣのメディケイド（低所得者医療保険）、民間医療保険などから被保険者に給付される。二〇〇〇年度のホスピス・ケアに費やされた総費用のうちメディケアが七〇・二％、メディケイドが四・四％であることから、公的保険で約七五％が占められていることがわかる（文献十二）（図24）。

図24　2000年度　ホスピス・ケアに使われた保険の内訳（ホスピス・ケアに要した費用の割合に基づく）

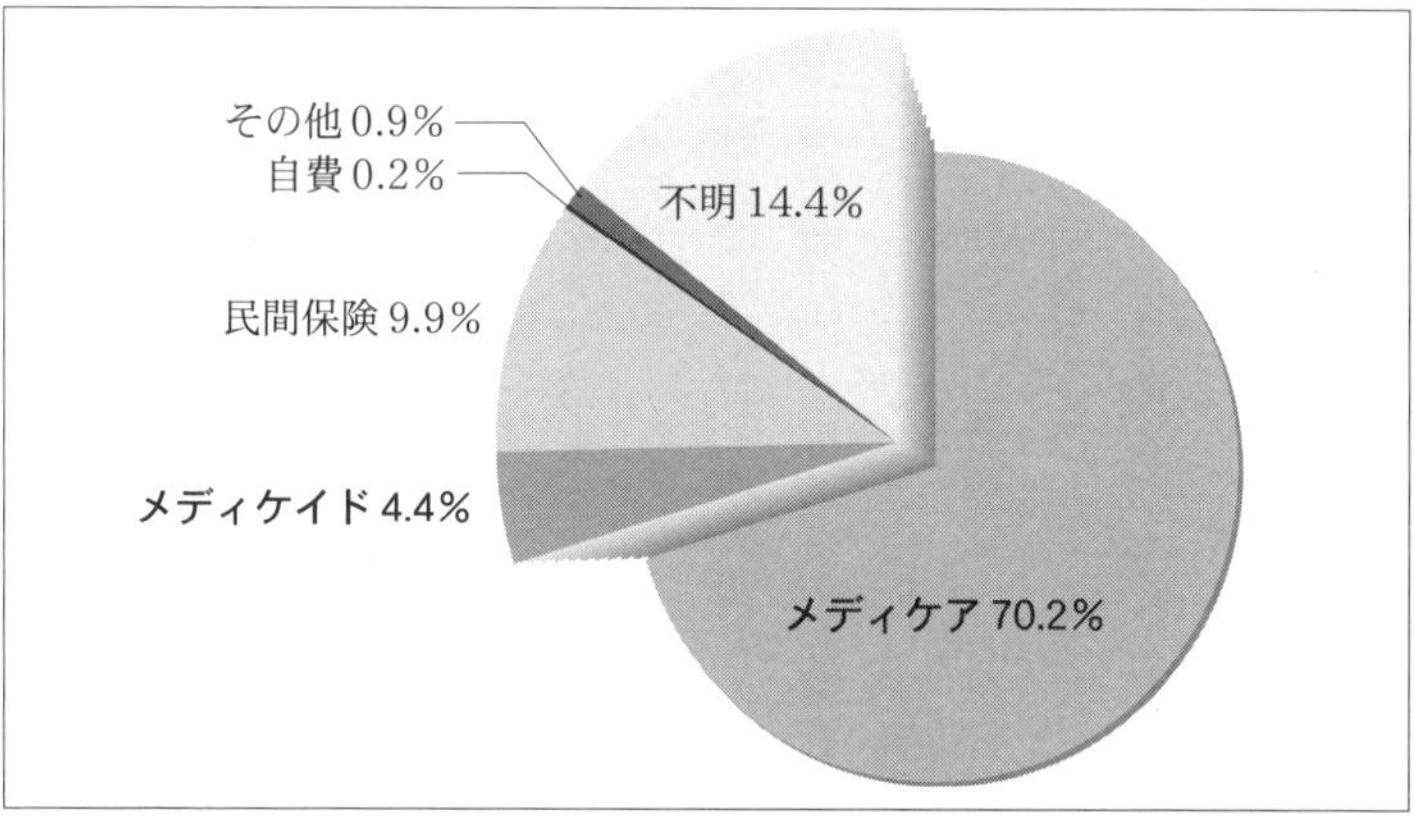

出所：2000年 National Home and Hospice Care Survey, CDC July 2002

メディケイドは各州により、民間医療保険は各社および加入者の契約内容により、ホスピス・ケアへの給付内容は異なる。ここでは、アメリカとして給付内容が統一されているメディケアを中心にホスピスの給付内容を説明する。

●メディケアのホスピス・ケアに対する給付条件

ホスピス・ケアはメディケアの基本部分であるパートAから給付されており、次の四つの条件が満たされていると給付の対象になる（文献十三）。

1　メディケア・パートAの受給資格を持つこと。

2　掛かりつけ医（attending physician）、あるいはホスピスの医師（Hospice medical director）が余命を六ヵ月未満と認定すること。最初の認定から九十日

めごとに二回認定見直しを行い、その後は六十日おきに認定の見直しを実施しながら、無制限に認定を受け続けることが可能である（図25）。ホスピス・ケアに認定された被保険者は、いかなる理由でもホスピス・ケアを中止する権利と、逆にホスピス・ケアの適応条件が満たされるならいつでもホスピス・ケアに戻る権利を持つ。

3 メディケアで認定されたホスピス・プログラムからケアを受けること。

4 疾患終末期に対する通常のメディケア給付を受ける代わりに、ホスピスを選択するという誓約書に署名すること。ただし、疾患終末期に関連しない身体上の問題は、メディケアからの各種給付が可能である。たとえば、ホスピス・ケアを受けている末期がん患者が誤って転倒、骨折した場合などの治療費は、メディケアからの給付が受けられる。

図25　医師によるホスピス・ケアの認定と再認定

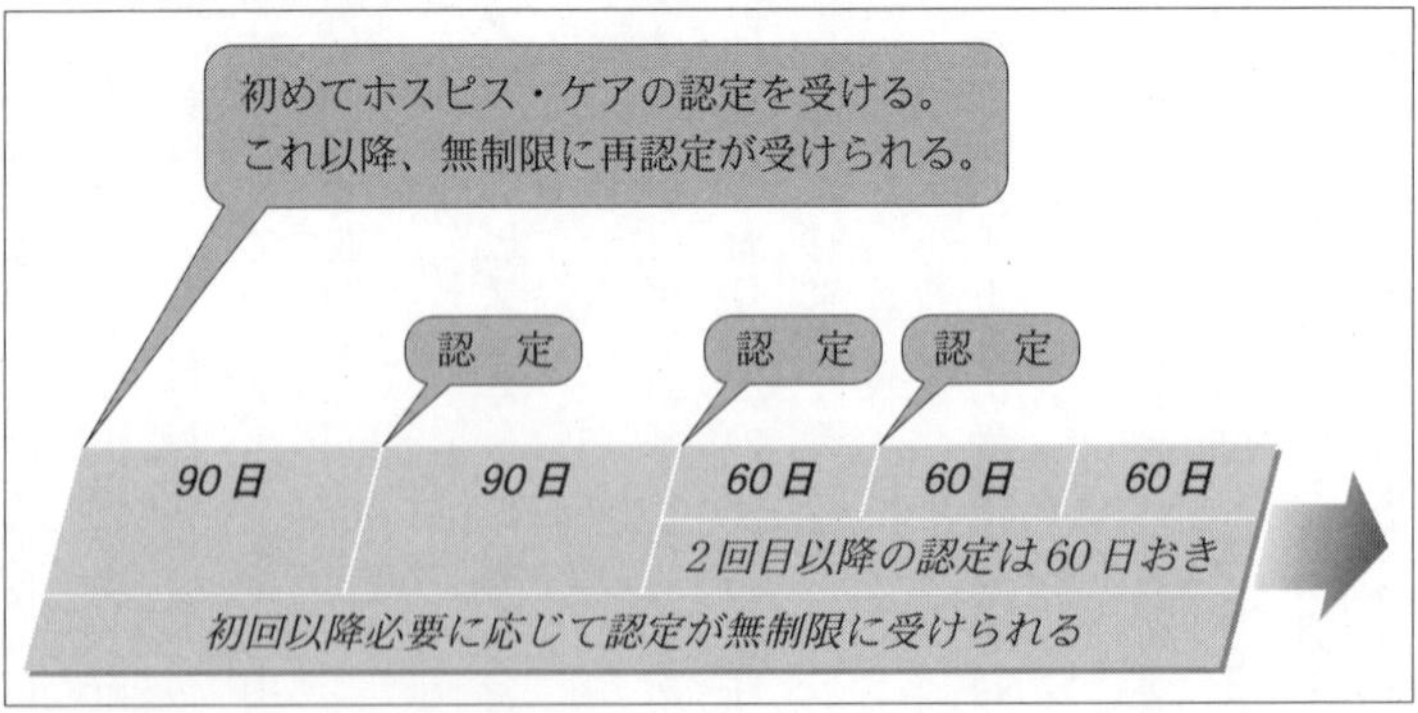

出所：Medicare, More Beneficiaries use hospice: GAO レポート　2000年9月

●メディケアのホスピス・ケアに対する給付内容

メディケアにおけるホスピス・ケアは、医師、看護師、カウンセラー（精神鑑定医、牧師など）、ソーシャルワーカー、介護補助者、訓練されたボランティアたちのチームが終末期患者のケアを担当する。そして、患者と患者を支える家族は、必要に応じて二十四時間体制で医師や看護師による電話のサポートを受けることができる。メディケアのホスピス・ケアではボランティアの活用を条件としており、患者の総ホスピス・ケア時間の五％以上をボランティアが担当し、その記録を残すことを要求している（文献十四）。

患者が訪問看護やホスピス施設の滞在によってホスピス・ケアを受ける場合、必要に応じ下記の四種類のケアを受けることができる。

なおメディケアは、①から④のケアに対して医療機関への支払額を定めている。二〇〇五年度の基本支払額を〈　〉に示した。これに地域加算などが加えられて各医療機関の支払い額が決定される（文献十五）。

---

① **通常の訪問在宅看護**（Routine home care：ＲＨＣ）：〈一日につき一二二・九八ドル〉

② **持続在宅介護**（Continuous home care：ＣＨＣ）：一日のうち八時間以上、自宅で介護ケアを受けること。このうち正・准看護師が半分以上の時間を担当しなければならない。〈一時間につき二十九・六六ドル、一日の上限（二十四時間）七一一・九二ドル〉

③ **滞在をともなう一時介護**（Inpatient respite care：ＩＲＣ）：メディケア認定のホスピス

施設に滞在することができる。滞在は一回につき五日が限度であるが、回数は無制限である。日常介護を担当している介護者が休息できるようにと設定された。〈一日につき：一二六・一八ドル〉

④ **一般入院**（**General inpatient care**）：メディケア認定の病院、ホスピス施設、スキルドナーシング施設で痛みのコントロールや急性症状の管理に一時介護を超えたケアが必要な場合の入院。年間を通じて一般入院の日数は、ホスピス・ケアの利用総日数の二〇％を超えてはならない。〈一日につき：五四二・六ドル〉

メディケアにおけるホスピス・ケアの各介護場所利用率のうち、①の「通常の訪問在宅看護」が九六％であることから、ホスピス・ケアは在宅看護が主流であることが明らかである（**表28**）。

患者がホスピス・ケアを受けるとき、次の給付内容がカバーされている。それらに対しての患者の自己負担は左記の⑷の「**薬剤費用**」と「左記の⑸または右記の③の一時介護」に対する一部負担のみである。

表28　ホスピス・ケア利用介護場所の総利用回数に対する内訳

介護場所	割合（%）
① 通常の訪問看護	96.0
② 持続介護	1.2
③ 滞在をともなう一時介護	0.2
④ 一般入院	2.6

⑴ **医師のサービス**（**Doctor services**）：医師がホスピス・チームとともに治療方針や契約の承認をすること

(2) 看護ケア（Nursing care）
(3) 介護用補助機具（車椅子や歩行器など）
(4) 痛みの症状緩和に要する薬剤費用：ホスピス・ケアに関わる疾患終末期症状の痛みの緩和に要する薬剤　☞被保険者の一部自己負担金は一処方箋につき、五ドルが上限
(5) 病院を含むメディケア認定施設での短期滞在と一時介護（Inpatient respite care）
☞一時介護は、五％の自己負担
(6) 介護補助や自宅での家事手伝い
(7) 理学療法（Physical therapy）、作業療法（Occupational therapy）
(8) 言語療法
(9) 栄養療法
(10) ソーシャル・ワーカーのサービス
(11) 精神鑑定医や牧師による患者とその家族への悲痛や喪失に対するカウンセリング

ホスピス・ケアに対する患者の経済的負担

アメリカ人の九〇％は、死にゆく家族を看取るのは、家族がするものと考えている。しかし、介護を担う家族の経済的負担は重く、生活そのものが大きく変化する。患者家族の二〇％が介護のた

めに仕事をやめ、三一％が介護費用のために蓄えをすべて費やし、がん患者の介護にあたる四〇％の家族が貧困に陥っているという報告がある(文献十六)。

介護者の都合などで在宅看護が困難になった場合は、ナーシング・ホームに介護を委ねることになる。しかし、メディケアの「滞在をともなう一時介護」は、滞在に日数の制約が付くために、それを超える場合は自己負担になる。そのために、ナーシング・ホームに入居してからの一年後、メディケア患者の九〇％は蓄えが減少し、メディケイドの認定が可能になる収入レベルに至り、メディケイドからナーシング・ホームの支払いを受けているのが現状である(文献十七)。したがって、メディケアがホスピス患者の自己負担をできるかぎり軽減できるように努力しているにもかかわらず、この現実は疾患終末期患者と支える家族の経済的負担の厳しさを物語っている

ホスピス・ケアの認識度と、認識度を上げるための取り組み

二〇〇三年十月三十日と三十一日に開催されたホスピス・ケアのカンファレンスに筆者が参加した際に、多くの講演者が強調していたことをまとめてみる。このカンファレンスは、バージニア州のフェアファックスに位置する大手のホスピスである「The Hospices of the National Capital Region」の主催で、講演者は、実際にホスピスの現場で働いている医師、看護師、ソーシャル・ワーカー、ジョージタウン大学とバージニア大学からの学識経験者たちであった。

○アメリカは、高度な医療に多くの資金をつぎ込み世界で最高レベルの医療技術を誇っている。また、医療スタッフは患者の治療や看護プランを立て疾患の完治を目指すために、完治が望めない終末期患者にも延命治療を選択する傾向にある。

○メディケアとメディケイド、そしてほとんどの民間医療保険はホスピス・ケアを保険の給付対象にしているが、延命治療の考えが主体になっているために、終末期患者にホスピス・ケアを勧めることは、容易ではないし、依然としてホスピス・ケアへの社会的認識度は低い。

○このような社会認識のなかにおいてホスピス・ケアを選んだ患者家族は、ホスピス・ケアが提供する緩和治療、ペイン・マネジメント、精神的なサポートを高く評価し、ホスピス・ケアの価値は認められつつある。

講演者たちは、まだ完治の難しい終末期患者に対して「延命治療」が主体となっているなかで、医師、患者、患者の家族が積極的な治療からケアに踏み切ることに躊躇していると指摘している。医師の場合、倫理的観点から患者の余命を六ヵ月未満と認定することや、患者やその家族に積極的治療ではなくホスピス・ケアを勧めることに躊躇したり、ホスピス・ケアの選択を説明する際のコミュニケーションのとり方などに戸惑うことも少なくない（文献十八）。そこで、アメリカ医師会は、ホスピス・ケアや緩和医療に関する卒後継続教育の充実や医学部における終末期医療カリキュラムに対する調査などを実施している。さらに、アメリカホスピス協会と緩和医療アカデミー（American Academy of Hospice and Palliative Medicine：ＡＡＨＰＭ）が全米の大学病院や研修指定先病院での緩和医療に対するフェローシップ制度作りに着手している（文献十九）。

ホスピス施設は、一般社会も含めてホスピス・ケアの認識度を高めるために、スピーカーズ・ビューロー（Speakers Bureau）と呼ばれる部署を設置している。この部署には、ホスピス・ケアの知識を持ちトレーニングを受けたボランティアの講演者たちが、地域からの要請に応じてホスピス・ケアの現状や保険給付内容に関する講演会を無料で開いている。講演対象先として、医療施設、高校、大学、教会、一般企業などさまざまである。このような地道な努力によってホスピス・ケアへの認識は広まりつつある。

総括

一九八〇年代、メディケアにホスピス・ケアの給付が設定されてから、他の医療保険においてもホスピスの給付を認めるようになり、ホスピス・ケアへのアクセスが拡大された。一方で、終末期の患者とその家族、また治療にあたる医師たちは、延命治療と余命の生活の質という二分化した問題に直面している。そこで、各種医師団体や非営利団体が率先して医師のホスピス・ケアに対する認識を高めるための教育制度を設けつつある。連邦政府もメディケア被保険者の立場を考慮して、ホスピス・ケアを利用しやすいように常に給付内容の見直しを実施し、被保険者向けのパンフレットやインターネットを通じて情報提供などを試みている。

高齢化社会を迎えようとしているなか、延命治療とホスピス・ケアの選択を迫られる人々が増えてくることが予想される。近い将来に向けて患者とその家族、医療従事者たちによる患者にとっていちばん充実した終末期を迎えられる環境づくりに期待したい。

文献一　NHPCO Fact Figures 2003, National Hospice and Palliative Care Organization

文献二　What is Hospice?: Hospice Foundation of America, 入手先 <http://www.hospicefoundation. org/hospice-Info/>, (参照 2005-5-26)

文献三　About us: St Christopher's Hospice, 入手先 <http://www.stchristophers.org.uk/page.cfm/Link=2/t=m/goSection=2>, (参照 2005-6-6)

文献四　A historical Perspective, Hospice Association of America, 入手先 <http://www.hospice-america.org/history.html>, (参照 2005-5-26)

文献五　About NHPCO, National Hospice and Palliative Care Organization, 入手先 <http://www.nhpco.org/i4a/pages/index.cfm?pageid=3253&openpage=3253>, (参照 2005-5-26)

文献六　Important Questions for Hospice in the Next Century: U.S. Department of Health and Human Services, March 2000

文献七　Medicare Hospice Care, Modifications payment methodology may be warranted: GAO report, October 2004

文献八　NHPCO Fact Figures 2003, National Hospice and Palliative Care Organization

文献九　NHPCO Fact Figures 2003, National Hospice and Palliative Care Organization

文献十　Hospice Fact Sheet: Hospice Association of America, 文献 <http://www.hospice-america.org/facts.html>, (accessed 2005-5-26)

文献十一　Medicare Hospice Benefits, Finding what you want to know, CMS, July 2003

文献十二　The Kaiser Commission on Medicaid and the Uninsured Medicaid Benefit-Hospice: The Kaiser Family Foundation, January 2003

文献十三　Medicare Hospice Benefits, Finding what you want to know, CMS, July 2003

文献十四　Medicare Hospice Care, Modifications payment methodology may be warranted: GAO report, October 2004

文献十五　CMS Manual System, Pub. 100-4 Medicare Claim Processing, Hospice Pricer for FY 2005, CMS, August 2004

文献十六　L. Emanuel, C.F. Von Gunten and F.D. Ferris: The Education for Physicians on End of life care curriculum, EPEC Project, The Robert Wood Johnson Foundation, 1999

文献十七　Zerzan, Judy, Stearns, Sally and Hanson, Laura: Access to palliative care and hospice in nursing homes, JAMA, 284(19): 2489-2494, Nov. 2000

文献十八　Christopher K. Daugherty and David P. Steensma: Overcoming obstacles to hospice care, An ethical examination of inertia and inaction, Journal of Clinical Oncology, 20(11): 2752-2755, 2002

文献十九　Fellowship Program Directory, American Academy of Hospice and Palliative Medicine, <http://www.aahpm.org/fellowship/directory.html>, (監修 2005-5-26)

第13章
病院における購買方法の変化

アメリカでは、一九八〇年代までは病院独自で製薬会社、製造会社、卸会社と医薬品や医材の価格や配送費用の交渉をしていた。しかし、一九八〇年代半ばから医療保険からの病院への医療費支払いの変化により、病院の経営効率化の一貫として購買費の抑制が求められるようになった。その結果、病院は購買組合（Cooperative）の会員になって組合が契約した価格で購入するようになったり、複数の病院や医療関連組織（保険会社や在宅施設、ナーシング・ホームなど）が集まって統合医療システム（Integrated Health System：ＩＨＳ、流通関係では：Integrated Health Network：ＩＨＮ）が形成され、ＩＨＳが一括して先の価格交渉をするようになったりした。さらに、複数のＩＨＳ、購買組合と病院がグループ購買会社（Group Purchasing Organization：ＧＰＯ）を設立し、ＧＰＯが契約や価格交渉を代行するようになる。

この章では、「一九八〇年代からの病院を取り巻く市場と医薬品や医材の購買の変化」、「病院の購買の現状」について述べてみたい。

図26　病院、医師、ナーシング・ホームの医療費の推移

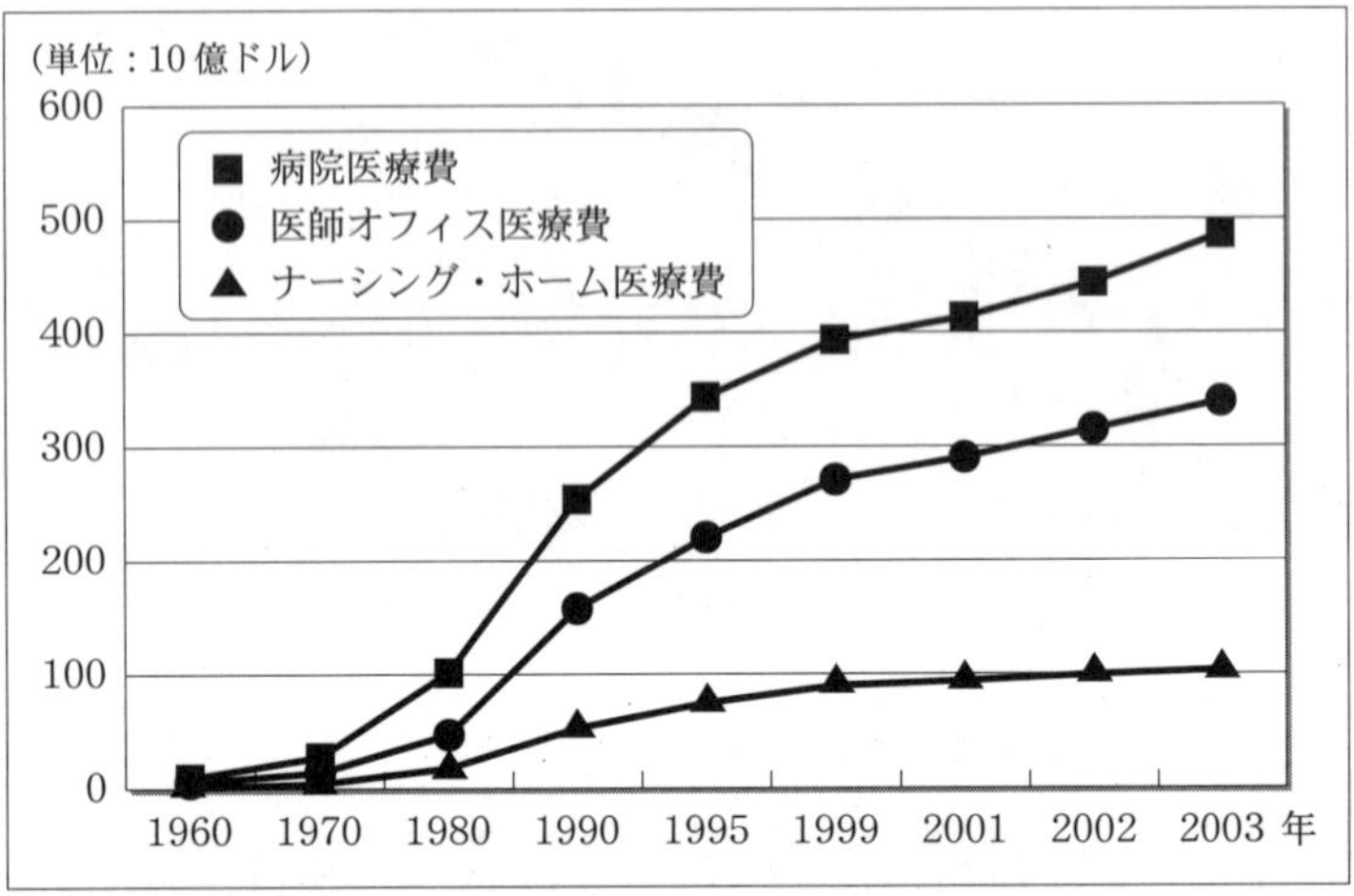

出所：Health, United States, 2004 With Chartbook on Trends in the Health of Americans (Table 119)：National Center for Health Statistics. Hyattsville, Maryland: 2004

医療市場の変化

●一九八〇年代まで出来高払いの市場

一九六五年にメディケアとメディケイドが年金連邦法の修正条項に加えられたことで、高齢者と貧困者に公的医療保険が適応されるようになる。一九六六年のメディケア加入者は一九〇〇万人であった（文献一）。当時の公的・民間医療保険は、病院や医師に対して出来高払いで医療費を支払っていたので、医療費は急騰した。たとえば、病院への医療費は、一九六〇年から一九八〇年で九十二億ドルから一〇一五億ドルと約十倍に増加しており、医師やナーシング・ホームへの医療費も急増していることがわかる（図26）（文献二）。

また、メディケア認定の在宅看護施設軒数は、一九六七年から一九八〇年にかけて、一七五三軒から二九二四軒に増加している(文献三)。

この当時、すでにGPOは存在しているが、病院への医療費が出来高払いであったため、急激な成長はなかった。

ここで一言付け加えておきたい。現在では、病院は、公的保険や一部の民間医療保険からは契約価格で支払いを受けているが、基本的にアメリカでは、この当時から行われていたように各病院、医師のオフィスやその他医療施設が、それぞれ独自で設定した診療価格に基づいて保険会社や患者に医療費を請求する方式が採られている。その仕組みについては、後の章で詳しく述べる。

●一九八〇年代半ばから：病院に経営効率が問われはじめる

連邦政府は、医療費の高騰に敏感に反応した。その結果、一九八三年、先の年金連邦法の修正条項にメディケアの病院への支払いにDRG（Diagnosis Related Group）を取り入れることを決定した。企業の医療保険提供者である雇用主たちも毎年値上がりしている医療保険の掛け金を抑制するために、出来高払いの医療保険（Indemnity insurance）から、HMO（Health Maintenance Organization）型医療保険に変更しはじめた。HMOの加入者は、一九八〇年から一九九〇年で九一〇万人から三三三〇万人に伸びている(文献四)。民間医療保険会社も独自に外来処方箋薬給付会社（Pharmacy Benefit Management：PBM）を設立したり、あるいは外部のPBMと契約して外来処方箋薬の管理をした。さらに病院への医療費の支払いを請求額の全額から割引して支払ったり（Discounted Fee for service)、あるいは、雇用主との契約交渉時に包括払い（Capitation）を取り入れたりと、ＨＭＯ型医療保険の掛け金抑制に乗り出したのである。

このように病院は、公的保険や、民間保険会社からの医療費の支払いが抑制されたことから、経済効率を考えた経営戦略を迫られるようになり、病院の医薬品や医材の購買方法を検討するようになったのである。

●一九八〇年代後半から：市場の統合が始まる

病院は運営費と購買費を抑えるために統合医療システム（ＩＨＳ）の形成が進んだ。さらに複数のＩＨＳや購買組合が集まってＧＰＯを設立したり、ＧＰＯの設立者になっていないＩＨＳや病院も既存のＧＰＯの会員になっていったりした。従来、ＧＰＯの運営費は、おもに病院から支払われる管理費によって賄われていた。しかし、一九八六年、年金法修正条項に「ベンダー（vendor：販売業者）がＧＰＯに管理費（administrative fee）を支払うことはキックバック（kickback）にあたらない」と付記されたことから、病院に変わってベンダーがＧＰＯの管理費を支払うようになり、ＧＰＯは大きく成長したのである（文献五）。

●一九九〇年半ばから：購買費の交渉を超えたコスト削減対策

ＩＨＳや病院は、ＧＰＯを介することで薬剤や医材の購買費を抑えることに成功したが、さらなるコスト削減のために、ＩＨＳや病院内で購買システムを充実させたり、卸企業に在庫管理を任せてジャスト・イン・タイム（Just in time）による配送を求めることで医薬品や医材の在庫管理を徹底するようなったりした。

●二〇〇〇年代〜：GPOや卸会社を介さないコスト削減戦略

大手のIHSや病院の中には、GPOや卸会社を介さないで医薬品や医材を製造会社と直接価格を交渉し、搬送はFedExやUPSなど民間宅配業者やIHSが委託契約している配送会社を利用するなどの中抜き現象が現れた。卸会社抜きに関しては、IHSと製造会社の物流センターとの距離などの立地条件が加わるために、今後も卸抜きが急速に進むとは考えにくい。GPOに関しては、後に詳しく述べる。

薬剤価格から見る病院、製薬会社、卸会社のお金の流れ

GPOは、会員のIHSや病院に代わって販売業者（製薬会社、製造会社、卸会社）と医薬品や医材の価格や配送料について交渉する。つまり、GPOはあくまでも交渉の代行を行う専門会社であり商品の在庫や配送には関与しない。一方で、卸会社は、医薬品や医材を製薬会社や製造会社から購入して医療機関（ユーザー）に販売する権利（title）を持っている。したがって、会員の医療機関は、卸会社に発注する。医療機関が卸会社に支払う金額は、医療機関が加入しているGPOの

図27　病院、製薬会社、卸会社のお金の流れ

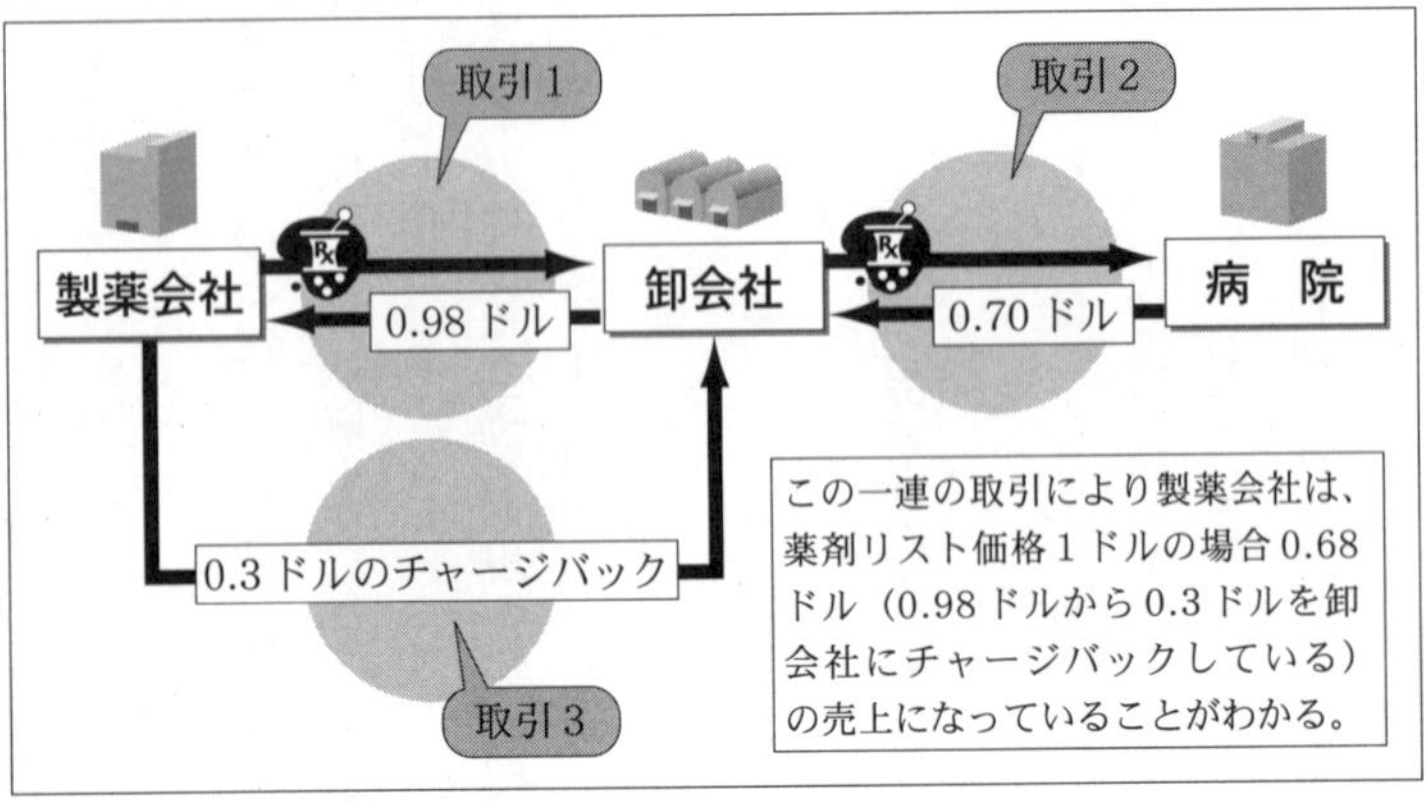
取引1
取引2
製薬会社
卸会社
病　院
0.98ドル
0.70ドル
0.3ドルのチャージバック
取引3
この一連の取引により製薬会社は、薬剤リスト価格1ドルの場合0.68ドル（0.98ドルから0.3ドルを卸会社にチャージバックしている）の売上になっていることがわかる。

出所：Medicaid Drug Rebate Program: Government Accountability Office: 2005年2月

製品契約価格に配送費を加算したもの（Cost-plus価格）である。

図27を基に病院が医薬品を購入する仕組みと支払いのしくみを説明する（文献六）。ここで用いる薬剤のリスト価格（list price）を一ドルとする。リスト価格とは、製薬会社の薬剤の売価あるいは定価のようなものである。卸会社が製薬会社から薬剤を購入する時、購入規模などによりリスト価格に多少差が出ることがある。それらのリスト価格の平均は卸平均価格（Average wholesale price：AWP）と呼ばれている。アメリカでは、政府が定める公定薬価は存在せず、薬価（リスト価格）は製薬会社に委ねられている。

〈取引1〉

○製薬会社は、卸会社に薬剤をリスト価格（1ドルとする）で販売する。卸会社は、十五日から一ヵ月以内に製薬会社に支払い

をすることで、二%の迅速支払い割引（Prompt Payment Discount）が受けられるために期間内に〇・九八ドルを製薬会社に支払うことになる。

〈取引2〉

○病院は卸会社に薬剤を注文する。卸会社は、病院が契約しているGPOの契約薬剤価格（〇・七ドル）と配送費を病院に請求する。この契約価格は、病院あるいは、病院が加入しているGPOが製薬会社（薬剤の価格）と卸会社（配送費）に交渉した価格である。

○病院が卸会社に支払う契約価格に配送費を加算した価格はコストプラス（Cost-plus）価格と呼ばれている。

〈取引3〉

○卸会社は製薬会社に病院への薬価請求額（〇・七ドル）を通知、リスト価格との差額〇・三ドルを製薬会社からチャージバックしてもらう。通常、製薬会社は卸会社に一～三ヵ月ごとにまとめてチャージバックを支払っている。卸会社は、迅速支払い割引の〇・〇二ドルと、売上高の二～一二%の配送費を獲得している。

○製薬会社は、一連の取引によってリスト価格一ドルの薬剤から〇・六八ドルの売上を出している。

●製薬会社から卸会社

迅速支払い割引：リスト価格の1~2%の割引。医療機関は、通常、卸会社に二十日以内に支払うことになっており、五~十日のフロート期間によりキャッシュフローが高まる。

リベート：特定の商品を新規口座に導入した場合に支払われるチャンネル・フィー（Channel Fees：売上高の四~六%）や商品の納入先と数量などを製造会社に提出したときに支払われるトレーシング・フィー（Tracing Fee：売上高の三~四%：大手製薬会社はこのフィーの支払いには消極的である）。

チャージバック：製薬会社が卸会社に対してリスト価格と病院のＧＰＯとの契約薬価請求額の差額を支払うこと。

●医療機関から卸会社

配送費：物品の運送費用であり売上高の二~一二%である。

リスト価格に対するＧＰＯの利用価値

アメリカでは、需要の高いブランド、ジェネリック薬剤のリスト価格が値上がりしている。アメリカ会計監査院は「リスト価格の値上げは一九八〇年代からすでに始まっており、一九八五年から一九九一年までVAヘルス・ケア（退役軍人のための公的保険）の被保険者を対象にもっとも頻繁に処方されている二十九の薬剤に対してリスト価格の調査を行った結果、ほとんどの薬剤は六年間で二倍以上値上がりしていた」と報告している（文献七）。現在では、売れ筋ブランドやジェネリック薬剤のリスト価格が四半期ごとに値上がりしているため、GPOの会員ではない病院は、頻繁に製薬会社と価格交渉をしなければならない（文献八）。そこにGPOの利用価値があるのである。

おもなGPOの組織構造と管理費

多くのGPOは営利組織であるが、設立者は非営利IHSや非営利病院の場合もある（**表29**）。GPOの会員であるIHSや病院はGPOに会費を支払うことがあるが、GPOのおもな運営資金源は、**図28**のようにベンダーから支払われる管理費（Administrative fee）である。GPOはあらかじめベンダーと会員の売上高に対してGPOに支払う管理費の取り決めをしておく。通常、管理費は、売上高の三%以内に設定されていることが多い。管理費は、二〇〇二年にアメリカの厚生省が「管理費三%の境界域：3-percent-of-purchase-price threshold」の規制を制定し、三%を超える場合は会員へ管理費の歳出内訳の公開が義務付けられている。

GPOは、管理費や会費などからの収入から運営費用を引いた金額が利益となる。それらの利益は、会員のIHSや病院などに還元したり、Eコマースなど新規ビジネスへの投資や積立金

表29　GPOの組織構造と購買高

GPO	組織形態	購買高[注1]	所有者
ノベーション：Novation	営利	176億ドル	VHA（会員病院にサプライチェーン・マネジメントや病院の運営のアドバイスをしている営利組織であるが、会員の病院は非営利である）とUHC（非営利組織の大学病院ネットワーク）
プレミヤ：Premier	営利	140億ドル	非営利の203の医療組織（IHS、病院、その他医療施設を含む）
アメリネット：AmeriNet	営利	52億ドル	Intermanutain Health Care（非営利IHS)、AmeriNet Central、Vector[注2]
ヘルス・トラスト：Health Trust	営利	40億ドル	HCA、Life Point Hospitals、Triad Hospitals、Health Management Associates（いずれも営利病院チェーン）

注1：購買高は、GPO会員のIHSや病院が、GPOの契約価格で医薬品や医材を購入した合計金額である。

注2：このレポートにはAmeriNet Central、Vectorの組織形態を正確に確認できる資料の入手が不可との記載がある。

出所：GPOs: pilot study suggests large buying group do not always offer hospitals lower prices, GAOレポート　2004年4月

図28　GPOの管理費のしくみと分配方法

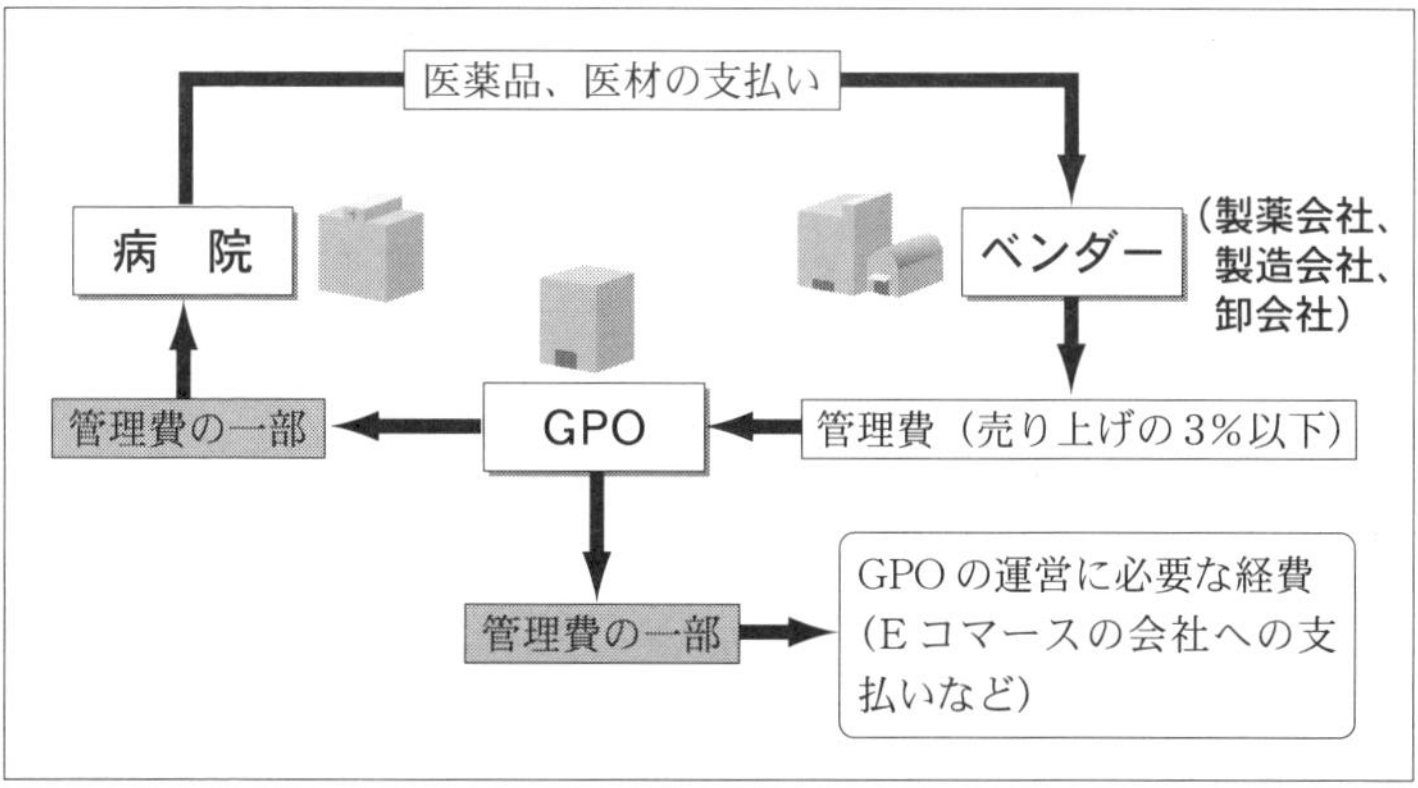

出所：GPOs: Pilot study suggests large buying group do not always offer hospitals lower prices, GAO レポート　2002年4月

(reserve)に当てられたりする。一九九八年から二〇〇二年の五年間に大手上位三社GPOの総収入は、**表30**に示すように十八億ドルであり、利益は十三・一三億ドルである。利益の約三分の二が、会員の病院や医療施設に分配されていることがわかる。

表30　大手上位3社GPOの5年間の総収入と運営費用と利益の分配先

総収入	18億ドル
運営費用	4.87億ドル
利益	13.13億ドル

●利益の分配先

会員の病院や医療施設	8.98億ドル
新規ビジネスへの投資や積立金	4.15億ドル

出所：Review of revenue from vendors at three GPOs and their members、アメリカ厚生省、OIG, 2005年1月レポート。なお大手3社の名前は明らかにされていない。

ＧＰＯのベンダーとの契約方法と問題点

ＧＰＯは、会員であるＩＨＳや病院に高い割引率を提供することとＧＰＯの利益を還元することで、購買費の抑制に貢献することを目的に設立された組織である。しかし、この数年でＧＰＯのベンダーとの交渉方法と管理費から、ＧＰＯのあり方が問題視されつつある。

ＧＰＯは大きく分けて次の四通りの契約方法でベンダーと価格交渉をしている（文献九）。

1 **単独請負契約（Sole-source contracts）：**特定の商品あるいは、特定の製造会社に絞った契約で、ＧＰＯは同じカテゴリーの商品を契約するとき、一商品（一社）に絞って契約する。あるいは、同じ医材のグループ、たとえばオペ医材のグループなど、特定のグループの医材を特定の製造会社と契約する。

2 **コミットメント契約（誓約：Commitment contracts）：**会員は、ＧＰＯや製造会社が提示する購買量を達成するとさらに割引が受けられるような契約。購買量の誓約レベル（Commitment Level）は、ＧＰＯや製造業者によって決められている。たとえば、医材の製造会社は、会員が同じ医材グループの商品を購入するとき、そのうちの八割以上を自社製品で占めてもらった場合さらに値引きするといった誓約レベルを設定している。

3 **パッケージ・一括売買契約（Bundling contracts）：**会員が、特定の製造会社から同じ医材のグループの中で「数種類」の商品を購入するとき、さらに値引きが受けられるような契約。あるいは、特定の商品を購入した場合、その製品以外の商品を無料で提供する。たとえば、患者のガウンや静注剤の購入によって、使い捨ての手術の帽子、靴のカバーが無料提供される。

4　長期契約（Contracts of long duration）：通常、五年以上の契約。

このように、GPOは大きな市場シェアを武器にして大幅な値引き交渉を行っている。したがって、大手GPOが特定の製造会社と契約を結んだ場合、会員の購買がその製造会社に偏ることがあり、市場の競争原理が働きにくくなることや、病院の商品の選択性が狭まるなどの問題が生じている。その他の問題として、GPOの収入はベンダーからの管理費に頼っていることから、「GPOは、高い管理費を獲得するために、安い契約価格は製造会社との契約の報奨（インセンティブ）になっていない」との報告がある(文献九)。

二〇〇二年に連邦議会がこれらを問題視して調査を開始した。これに対応して、GPO業界も動き出した。GPOの代表的な協会であるHIGPA（Health Industry Group Purchasing Association）は、協会会員のGPOに対して先に述べた問題が派生しないようにベンダーとの契約に関する規定を作成し、二〇〇三年から、その規定を遵守している会員に対し認定書を発行している。

しかし、問題の解決には至らず、二〇〇四年一〇月に医師や患者は、人命の救済にもっとも重要である質・安全性・経済的な医療装置を利用できるように、「医療装置の競争に関する連邦議案

（Medical Device Competition Act of 2004)」が連邦上院議会に提出された。この連邦議案の中心になっているのは、「競争の抑制（Anticompetitiveness）と非倫理的行為（Unethical practice)」の問題である。この議案が承認されるとＧＰＯの契約方法やベンダーとの関係も変わることが予想される。

総　括

一九八〇年代メディケアへのＤＲＧの導入とＧＰＯに対してベンダーが支払う管理費が合法化されたことで、一気にＧＰＯは急成長した。ＩＨＳや病院は、ＧＰＯの会員になることで、購買費の抑制が可能となった。しかし、ＧＰＯの所有者はＩＨＳ、購買組合、病院であるが、おもな収入源は交渉先のベンダーからの管理費という複雑な財務体系を採っているために、契約価格を下げる目的でベンダーや商品の選択を狭めたり、契約価格よりも管理費の確保を重視するなどＧＰＯ設立の目的と矛盾しはじめている。

依然として中小規模の病院にとってＧＰＯ利用の購買費の節減効果は高いが、大手ＩＨＳや病院の中にはＧＰＯを介するより直接ベンダーと契約交渉したほうがより高い割引を得られるため、大手会員のＧＰＯ離れが始まっている。

ＩＨＳや病院が真剣に購買費の節減を考えるのなら、ＧＰＯに頼るだけでなく、ＩＨＳや病院の経営幹部、臨床各部、非臨床各部、購買部が協力して購買戦略を立案・実行することが重要であることを力説したい。

文献一　Reference guide for Medicare physician & supplier billers: Centers for Medicare and Medicaid Services, First Edition 2004

文献二　Health, United States, 2004 With Chartbook on Trends in the Health of Americans (Table 119) : National Center for Health Statistics. Hyattsville, Maryland: 2004

文献三　National Association for Home Care & Hospice BASIC STATISTICS ABOUT HOME CARE, Updated 2004, 入手先 <http://www.nahc.org/NAHC/Research/04HC_Stats.pdf>, (参照 2005-5-08)

文献四　The Future Medical Benefit: Employee Benefit Research Institute, Washington DC, 1998, pp18-20

文献五　GPOs, Pilot study suggests large buying group do not always offer hospitals lower prices: GAO report, April 2004

文献六　Medicaid drug rebate program: GPO report, February 2005

文献七　Prescription drugs: Changes in prices for selected drugs: GAO, August 1992

文献八　Trends in manufacturer process of prescription drugs used by order Americans research report: AARP public Policy Institute, April 2005

文献九　GPOs, pilot study suggests large buying group do not always offer hospitals lower prices: GAO report, April 2004

参考資料

医薬品連盟視察
マッケソン社（McKesson Corporation）物流センター視察議事録

医薬品連盟の許可を得て報告書から筆者が抜粋し加筆した。

訪問日：二〇〇四年五月一三日（木）
場　所：マサチューセッツ州 物流センター
対応者：Michael Bindert（District Sales Manager：地域担当販売マネジャー）

〈マッケソン社について〉

マッケソン社は、全米最大手の医系卸会社である。創業一八三三年、本社カリフォルニア州サンフランシスコ、従業員数二万四六〇〇人。全米に二十八ヵ所の医薬品物流センターと三十五ヵ所の医療用資材物流センターを持ち、カナダとメキシコへの搬送ルートも持っている。

同社の事業は、医療卸事業と情報事業の2つに大別される。このうち医療卸事業は、さらに医薬品卸部門と内科外科医材卸部門に分けることができる。情報事業は、医療機関の財務や臨床のベンチマーキング、ケアマネジメントソフトなどを取り扱う部門である。

二〇〇四年度の同社売り上げは六九五億ドルであり、二〇〇五年度「フォーチュン五〇〇」リストの十六位にランクされた。

〈物流センターの概要〉

この物流センターの在庫は約七千万ドル、一日に扱っている品目数は二万一千品目、対象としている顧客数は七五〇店舗である。倉庫内の健康・美容関連商品の占める面積が八〇%と非常に大きいが健康・美容関連商品の売上は全体売上の五～六%くらいで、残り二〇%の面積を占める商品で売上の九〇%以上を占めている。このセンターの人員体制は、日中の倉庫内作業を十六名、事務作業は六名で行っており、夜間は倉庫内作業を三十名で行っている。日中は翌日出荷するための商品の搬入と整理が行われ、夜間に出庫を行って翌日の朝出荷できるように準備している。朝の出荷時間は四時半からで、商品の搬入は五時半から十一時までの間、そして午後の時間で搬入された商品の整理をして、十七時からの出庫作業に間に合うようにしている。マッケソンのシステムで有名なアキュマックス・プラス（Acumax® Plus）〔筆者注：ユーザーからの注文から発注まですべてオンライン上で確認できるシステム〕のノウハウがこのセンターでも活かされている。このシステムは搬入されてきたすべての商品のバーコードをスキャンすると、それがそのままオンライン在庫のデータ・ベースに蓄積され、五分前十分前に到着した商品でもオンライン上の在庫に反映されるため、顧客が在庫を確認し、発注できるかどうかわかるようになっている。

視察団　取引している顧客はどのようなところか。

マッケソン　独立系の薬局、ブルックス・エカード・ファーマシー（Brooks Eckerd Pharmacy）のようなチェーン薬局、ウォルマート（Wal-Mart）、ターゲット（Target）のような全米規模のスーパー・マーケットの中に入っている薬局にも配達を行うほかに、この地域の病院、研究施設、最近ではVAヘルス・ケア・システム（Veterans Health Care System）の退役軍人病院とも取引している。

視察団　顧客からの受注はどのようになっているか。

マッケソン　顧客からの受注方法や情報提供は、以前はテルゾンマシーンというマッケソンが独自に開発した機械を使っていた。それに商品番号、数量を打ち込んで電話回線に接続して注文する方法であったが、ここ数年はコンピューターベースの受注になっており一年半くらい前からほとんどインターネット経由でのホームページ取引が主流になっている。この方法では商品情報などがすべてオンラインで入手できるというメリットがある。また、サプライ・マネジメント・オンライン（Supply Management OnLine）〔筆者注：同社が開発した電子オーダリングシステム〕というシステムを使うと顧客の側からマッケソンの在庫情報が得られ、注文すると、翌日配達されるようになっている。

視察団　サプライ・マネジメント・オンラインとはどんなものか。

マッケソン　このオンライン・システムは顧客にとってとてもメリットがある。たとえば商品価格を調べたり、返品作業をインターネット経由で行うことができる。また注文の明細や受け取り、それと過去二十八ヵ月の注文履歴も検索できるために、病院や薬局が予算を立てたり、過去の監査を行ったりするのに必要な詳細情報を入手することもできる。マッケソンにとってもメリットがあり、われわれの営業チームも非常によく活用している。たとえば自分の顧客管理に今までにどのような商品を購入してきたかなどを見ることができ、顧客が抱えているさまざまな問題もこのシステムを利用して解決することができる。そしてプロモーション（Promotion：販売促進）を行っている商品の情報もこのシステムを使って流すことができる。さらに今までの購入履歴を基にした購入の予測を立てプロモーションをどのように展開するかを考えれば顧客に対してインセンティブ（Incentive：動機付け）を与えることができる。

視察団　サプライ・マネジメント・オンラインのシステムに関するユーザー使用料はどうなっているのか。

マッケソン　この使用料はどれだけ多くの機能を選んでも無料である。このシステムを導入したことによってマッケソンもコストを大幅に下げることができた。なぜなら顧客にすべての情報をオンラインで見てもらえるのでカタログなどのコストは不要だし、注文処理も自動的に行えるようになった。今まではコンピューターソフトを各顧客に提供して行っていたことがインターネットを経由にすることによってソフトの更新やメンテナンスなどのために技術者を各店舗に派遣する必要もなくなった。

特にこのシステムで大幅に経費節約になったのは個人薬局である。個人薬局の場合、夜自宅に請求書など持ち帰って、どの請求に対して小切手を切ったほうがいいのか、あるいは注文書と請求書に間違いがないか確認したりしていたが、これをオンラインで自動的に照合できるようになった。

視察団　インターネットを利用した取引は他の企業も一般的に行っているか。

マッケソン　競合他社も何らかの形でインターネットを利用して取引を行っている。ただ、マッケソン社は三～四年ほど前に他社より早く導入したので他社より先行している。

視察団　配送のシステムはどうなっているか。また、緊急配送の対応などもあるのか。

マッケソン　以前はトラックから配達員まで自社に置いていたが、配達のドライバーは一部の物流センターを除きほとんど外注となり、ＦｅｄＥｘ、ＵＰＳなどの運送会社を利用している。緊急配達も同様に外注にして、運送会社の緊急配達用のドライバーが対応し、費用は一回ごとに支払っている。緊急配達の場合、顧客側のミスならば費用を顧客に請求し、会社側のミスならば請求しない。

配達のドライバーに渡す商品は密閉され、開封すると痕跡が残るような梱包になっており、中に何が入っているかわからない状態になっている。麻薬なども同様な状態で依頼するが、その場合、商品の受け渡しが発生するたびに受領のサインを残し、最終的にその受領書が物流センターに戻る仕組みになっている。

視察団　倉庫内で従業員（オペレーター）が腕に着けている端末はどのような機能を持っているのか。

マッケソン　物流センターの在庫管理は腕につけている無線端末ですべて行っている。このシステム（アキュマックス・プラス）の機能は、商品が入荷した時点から在庫管理、商品の棚積み、出庫など、一連の仕事の流れに使われている。毎朝行う棚卸と同様に、担当者が作業をしながらすべての棚に商品がいくつあるかまで管理できる。棚に張ってあるバーコードは商品の位置が記されており、腕に着けている端末に商品名と場所が表示され、どの場所から商品を取り出すのかもわかる仕組みになっている。

注文が入ってくるとそれぞれのピックアップエリアにいるオペレーターたちの端末に商品の名前と数量が表示され、それを見ながらエリアを回り商品をピックアップしていく。そして、オペレータが要求された商品を全部ピックアップするとプリンターから顧客用の個別のシールと搬送先が記載されたシールが打ち出される。顧客用の個別のシールは、商品に添付して送付され顧客が在庫管理や注文した商品の確認に利用できる。そしてこのシールには定価（List Price）と平均的な卸売価格（Average Whole-sale Price：ＡＷＰ）記載され、価格コードと併せて、プロモーションの時の払い戻し（Rebate）にも利用できる。このシールは顧客が使用するもので、物流センター内の管理には使っていない。

視察団　マッケソンは他社との差別化をどのようにしているか。

マッケソン　どれだけ優秀な人材を抱えているかが重要であり、顧客は高い品質のサービスを求めてくる。価格の差別化は今ではもう不可能なため付加価値での差別化をしなければならない。具体的にいくつか挙げると…

○受注と出荷の正確さ。マッケソンは九八～九九％の正確さである。

○プライベート・ラベル商品はマッケソンの顧客しか購入できない。

○営業は顧客への営業活動に深く関わっている。

○商品の配達時に中に入っているシールを利用して検品効率を良くしている。

○さまざまなプログラムやツールを提供し、薬局の在庫管理が容易にできるように支援する。

○卸からの価格、薬局の経費を計算し、薬局の小売価格を設定するための値段情報、医薬品情報などを提供する。

○店舗、個人薬局にも利用できるオートメーション（自動操作）システムを提供する会社を買収し、薬の分封などの解決策として提供している。

以上のような面で顧客から選択されている。

視察団　契約価格の設定は購入量で違わないのか。

マッケソン　価格設定は大口か小口なのか。そして、顧客がコンピューターでアクセスしてくるオーダーリングシステムの使い方で各顧客ごとに価格設定が変わってくる。さらに、価格設定するときにシングルユーザーなのか複数使用のユーザーなのか、ただ在庫を見る機能がほしいだけなのか医薬品の情報が見たいのか、オンラインで発注したいのか、設定の状況によって価格は変わってくる。

視察団　今後米国においての医系卸会社の存続意義についてどのように考えているのか。

マッケソン　米国ではメーカー直販はほとんどない。逆にメーカーは大手卸に全部お任せというところもある。米国の市場の変化というと、マッケソンの場合非常に大きい物流センターの本部をテネシー州のメンフィス〔筆者注：配送委託会社ＦｅｄＥｘの物流拠点もメンフィスにある〕に置いたことである。各メーカーからの商品を一括してここに集め、各地の物流センターに送る。
最近の動きとしては各物流センターだけでなく大手薬局の物流センターにも送っている。たとえばメリーランド州ボルチモア（Baltimore）にあるライトエイド社（Rite Aid Corporation）の物流センターやロードアイランドのブルックス・エカード・ファーマシーの物流センター、そしてニューイングランド州やカナダ向けに、毎週配送している。大手の薬局チェーンはメーカーから直接購入すると自分たちの販売予測を自分の在庫で管理しなければならないためにコストがかかる。それを毎週マッケソンが販売予測をたてて商品を納入するので手間が省ける。

視察団　それ（上記の回答）はマッケソンにとってはコストが増加するのではないか。

マッケソン　確かにこのやり方はマージンが低いため、大量販売しなければならない。しかし、これだけ大量に商品を買いつけることによってメーカーとの値段の交渉力が増す。全米展開しているチェーンの顧客を取り込むために、顧客の倉庫への配送や各店舗へ直接配達をするとともにオンラインの発注システムなどの在庫情報の提供も行っている。たとえば、ある顧客は、倉庫の在庫を三〇％削減することができ七百万ドルの節約となった。同時にそれによって各店舗に対する倉庫からのサービスレベルが一〇％上がった。このように、顧客の倉庫へ配達することによってサービスレベルもあがる。

視察団　包装単位以下の分譲についてはどのように対応されているか。

マッケソン　老人ホーム向けに二十一錠や十四錠での包装なども販売している。

視察団　大手三社が拡大を続けた場合、独禁法に関わらないか。

マッケソン　大手三社で市場の九〇％以上を占めているため、数年前に連邦政府から独禁法で介入されたことがあるが、今後どうなるかはわからない状態である。ただ、拡大しても価格操作を行わなければ抵触はしないであろうと考えている。

視察団　メーカーに対しての戦略を教えてほしい。

マッケソン　メーカーに対する交渉は、違う部署が行っているが、メーカーに対するアプローチは市場の情報、物の流れを詳細に知らせることであると考える。メーカーが卸を使う理由は、配達や物流に関する負担や、薬局に対する集金業務など細かい作業を肩代わりしているからである。

視察団　顧客の倒産などで債権を回収できなくなることはあるか。

マッケソン　以前は、債権の回収ができなくなることが多少あったが今はほとんどない。サプライ・マネジメント・オンラインによって集金の自動化が確立されており、今はほとんど顧客の銀行口座からの引き落としで回収を行っている。

視察団　請求と回収の流れはどのようであるか。

マッケソン　一般的な締め日と回収日は、一日から十五日で二十五日支払、十六日から月末日で翌十日支払の月二回となっている。十五日間か三十日間で支払うのが一般的であり、日本のように支払いが何ヵ月も先ということはほとんどない。システムが自動的に未払い残高を計算し、入金がないと受注しても発送されなくなる。

視察団　メーカーに対する発注のシステムはどのようになっているか。

マッケソン　テキサスにある仕入部門が全米分を一括発注している。

視察団　卸企業のビッグ3として国に働きかけていることはあるか。

マッケソン　米国の卸企業の業界団体を通じて政府に働きかけをしている。卸企業は米国医療の中で下支えとなって努力し、医薬品が高騰する中で流通コストを削減している。「マージンが下がるなか、効率を上げ、配達コストや取り扱いコストを下げ、最終的にはユーザーに対するコストを削減している」ことを理解してもらえるように働きかけている。また医療保険会社や医療機関に医療コストを下げようと働きかけてしている。

視察団　患者に対して卸から直接情報提供する方法はあるか。

マッケソン　マッケソンにはＨＢＯＣというＩＴ部門があり、卸とは別に患者やエンドユーザー向けに情報や教育プログラムなど提供している。

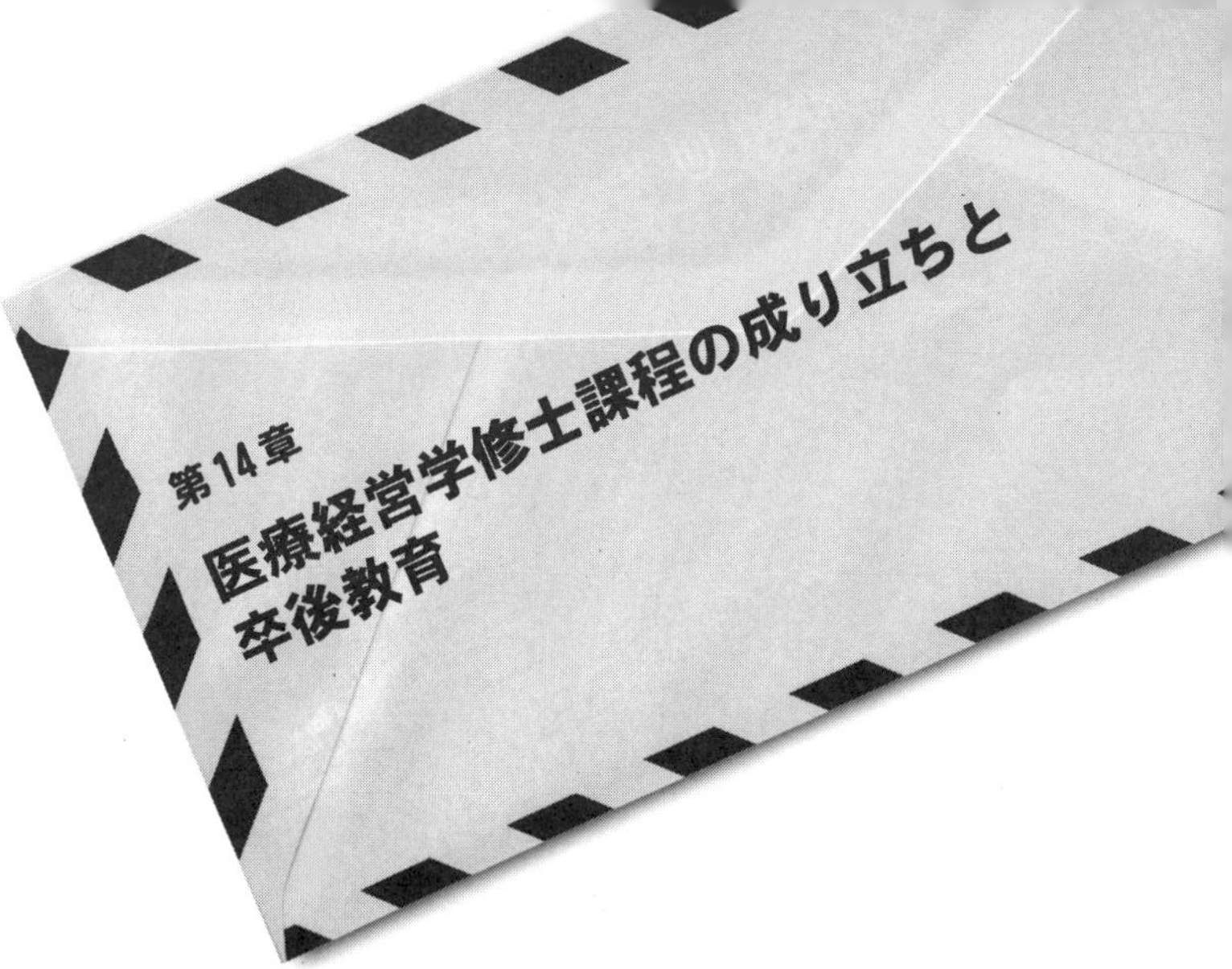

第14章 医療経営学修士課程の成り立ちと卒後教育

アメリカでは、医療ビジネス（Healthcare business）という言葉をよく耳にする。病院は、最新鋭の医療技術、ホテル並の施設で国内外の患者の囲い込みに積極的である。広辞苑では、ビジネスを「事務、実務、実業、商業上の取引」と定義付けている。病院と患者の関係を取引と考えれば病院経営もビジネスのように考えられる。

病院「Hospital」の語源はホテルやサービス業界で使われている「Hospitality：親切なもてなし」と同じラテン語の「Hospitale：客をもてなすところ」に由来している。しかし、語源が同じでもアメリカの一般病院の八割は非営利組織として運営されており、日々の病院の経営現場は、サービス業界のように単にビジネスだけで割り切れない場面に出くわすことが多い。たとえば、自分の車が、郊外でエンストしたので、すぐ近くのホテルに行ってみたが、宿泊費を払えるだけの持ち合わせがなかったので、宿泊を断られてしまった。一方で、運転中に強烈な胸の痛みを感じ、耐えられなくなったので、通りがかりの病院のERに飛び込んだところ、保険も持ち合わせもなかったが、すぐに受け入れてもらえた。

ホテル経営は前者の例のように、ホテル側が顧客を選ぶことができ、利益の出るターゲット市場を対象にしていればよいのである。しかし、病院は、後者の例のように利益だけで患者の選択権を持てないことがある。仮に、患者に医療費の支払い能力がない場合、病院は医療費の持ち出しを覚悟しておかなければならない。病院の経営者は、人命を預かる使命があるためにビジネスと倫理のバランスを持って経営しなければならない。そこで、アメリカにはプロの病院経営者を育成するためにＭＨＡ（Master of Health Administration：医療経営学修士）やＭＨＳＡ（Master of Health Service Administration：医療サービス経営学修士）が存在する。学位名は学校により一律ではないが、修士課程認定制度により学習内容は保障されている。さらに、病院経営フェローシップと呼ばれる卒後教育や現役の病院経営幹部を対象にした認定制度も確立されている。このようにして、アメリカでは優秀な病院経営者育成のための基盤が整っているのである。

この章では、医療経営学修士課程の成り立ち、必要性、卒後教育制度とともにアメリカ病院経営士学会の取り組みについて、医療経営学学士課程・修士課程認定機関の初代会長であるゲーリー・ファイラーマン博士（Gary L. Filerman, MA, MHA, Ph.D.）と現在アメリカ病院経営士学会のキャリア・デベロップメント（Career Development）の責任者であるリード・モートン博士（Reed L. Morton, Ph.D., FACHE）のインタビュー（後述の**参考資料**参照）を基にして述べてみたい。

医療経営学修士課程の必要性

一九〇〇年代の初めからアメリカの病院は、徐々に病院内設備や先端医療機器の導入が始まり、開業医も検査や手術に病院を利用するようになる。そして、病院の利用者も貧困者から一般市民へと広がっていった。病院もこれらの変化に対応するために、募金活動や治療費の設定と徴収、優秀な開業医との契約、病院職員の求人活動、地域住民との良好な関係構築などが必要になってきた。一九〇二年のアメリカ病院協会（American Hospital Association：ＡＨＡ）第四回年次総会においてすでに会員の病院運営者たちが、いかに中流層の患者を囲い込むか、患者数を増やして医療費を下げるかなどについて議論がなされていた（文献一）。

一九一〇年代には、アメリカ外科学会（American College of Surgeons）が任意の病院機能評価認定制度の検討を始めたことを境に、病院のなかには認定を受けるために必要な基準を満たすような動きが始まった。さらに、この時期にアメリカの大手労働組合の働き掛けで、労災補償プログラムが始まったことで労働者の病院利用も増加したのである。

一九三〇年代には、現在の民間医療保険の基になる病院の医療費をカバーするブルークロス（Blue Cross）が設立され、後に医師の診察費をカバーするブルーシールド（Blue Shield）も設立される。このように病院を取り巻く環境も変化し、病院の運営者のスキルが経営に影響を及ぼすようになったのである。この当時から「医師の病院経営者のほうが医師でない経営者より良いのか」という論争が繰り広げられていた（文献一）。ファイラーマン博士は、インタビューのなかで医師の病院経営者に対するコメントはポジティブであったが、「病院経営のトレーニングを受けていない医師が経営者になることには賛成しかねます。……（中略）……マネジメントのトレーニングは非常に重要なのです」と述べている。モートン博士は、病院の経営者に必要な能力として、第一に「病院の医療スタッフ、職員、地域住民との効果的なコミュニケーション能力を持つこと」、第二に「組織的な視点を持つこと」と述べている。二人のインタビューから言えることは、病院経営者は医師、非医師が問題なのではなく、病院経営者に必要な技術、知識が備わっているかどうかがポイントになるのではなかろうか。

臨床医は、患者治療に従事しその責任を持っている。その技術を取得するために四年間の大学卒業後医学部に進学し、卒後はレジデンシーやフェローシップで経験を積んでいる。一方で病院経営者は、病院の運営計画の作成と執行、規則作りやそれらに対しての責任を持っている。たとえば、臨床部からはＭＲＩの導入を、非臨床部からは患者用駐車場拡張の要求が出されているが、病院の予算ではどちらかを選択しなければならない。ここで病院経営者は、先述のモートン博士の病院経営者に要求される能力が必要になるのである。この能力をつけるために、臨床医が専門の教育を受けるのと同様に、アメリカには病院経営者にも医療経営学修士課程と卒後教育のためのフェローシップなどの教育制度が確立されているのである。

医療経営学修士過程のカリキュラム

医療経営学修士課程は、通常二年間で病院の経営幹部に必要な知識を習得することを目標においてカリキュラムが組まれている。必修科目は、病院経営に関連する財務管理学、医療ＩＴ学、戦略学、人事管理学である。専門科目は、マネジドケア学、長期療養医療学など、その時代に応じて変化が見られる。将来の病院経営者として的確な判断が下せるように、問題分析・解決能力（Problem-Analysis Solving）、統計学、さらに、医療という特殊な環境での経営であるため医療の質管理と倫理学にも力を入れている。学校によっては、病院でのインターンシップ（Internship）やレジデンシー（Residency）を必須科目にしていることもある。

学生は卒業後すぐに病院の経営現場に出るために、学生時代から病院運営の実情を理解しておくことが重要とされている。そのために、ファイラーマン博士とモートン博士が力説されているように、病院の現場経験を持つ教授陣の重要性が出てくるのである。つまり、教授の教え方や学生たちの質問に対する説明が実地に基づいているかどうかで、学生の問題意識にも影響を及ぼすからである。

医療経営学修士課程の設立と認定制度

一九三四年、シカゴ大学のビジネススクールのなかに、病院経営専攻コースが設置された。このコースは、病院経営の基礎と実地教育研修である病院経営レジデンシー制度の二本立てで構成されていた。その後、病院経営学（Hospital Administration）は医療経営学（Health Administration）と名称が変更され、修士課程はビジネススクール（Business School）、公衆衛生学部（Department of Public Health）や医学部（School of Medicine）のなかに設置され全米に広がっていった（文献二）。一九五〇年にはアイオワ大学が医療経営学分野で初めての博士課程を設けた。現在では、医療経営学の正式な認定を受けている学校は、学士課程で三十二校、修士課程で約七十校がある（文献三）。

一九四八年、医療経営学修士課程が、一定の基準で運営されているかどうかを調査する機関として、医療経営学大学プログラム協会（Association of University Programs in Health Administration：ＡＵＰＨＡ）が設立された。同協会は発足当初、医療経営学修士課程の責任者が集まり、修士課程を運営する際に工夫している点や、問題になっている点などを出し合い、それを基にして、カリキュラムの内容、学生の病院での実地研修制度に一定の基準を設定していた。その後、医療経営学修士課程に対し文部省から承認を受けた組織による認定制度が必要になったので、一九六八年に医療サービス経営教育認定委員会（Accrediting Commission on Education for Health Services Administration：ＡＣＥＨＳＡ）が設立された。ＡＣＥＨＳＡは、修士課程の調査と認定（Accreditation）を行い、先のＡＵＰＨＡは学士課程を対象とするようになる。また、二〇〇四年からはＡＣＥＨＳＡに替わって医療マネジメント教育認定委員会（Commission on Accreditation of Healthcare Management Education：ＣＡＨＭＥ）が修士課程の調査・認定を実施するようになる。ＣＡＨＭＥの認定調査は、各校への三日間の施設訪問調査が実施される。調査結果は、認定、条件付認定、不合格に分けられ、認定になると七年間の認定期間が与えられる。条件付認定は、七年未満の認定であり、与えられた認定期間内に問題点を解決しなければ認定は取り消される。

卒後教育制度としての病院経営フェローシップ

病院経営フェローシップ（Administrative Fellowship）は、医療経営学修士課程の新卒業生を対象とした卒後教育制度である。将来病院経営幹部になるために大学院で学んだ知識を実践で使えるように現役病院幹部の指導の下で実地トレーニングを受ける制度である。この制度は、病院経営フェローの立場でありながら、ボード会議や最高レベルの運営会議や経営プロジェクトに参加することで、病院運営の全体動向を短期間で体験でき、病院CEOに必要な能力を早期に身に付けることができる制度である（文献四）。一九八七年には、アメリカ病院経営士学会（American College of Healthcare Executives：ACHE）が、病院経営フェロ

図29　アメリカ病院経営士学会が公開している病院経営フェローシッププログラムを持つ病院の一覧

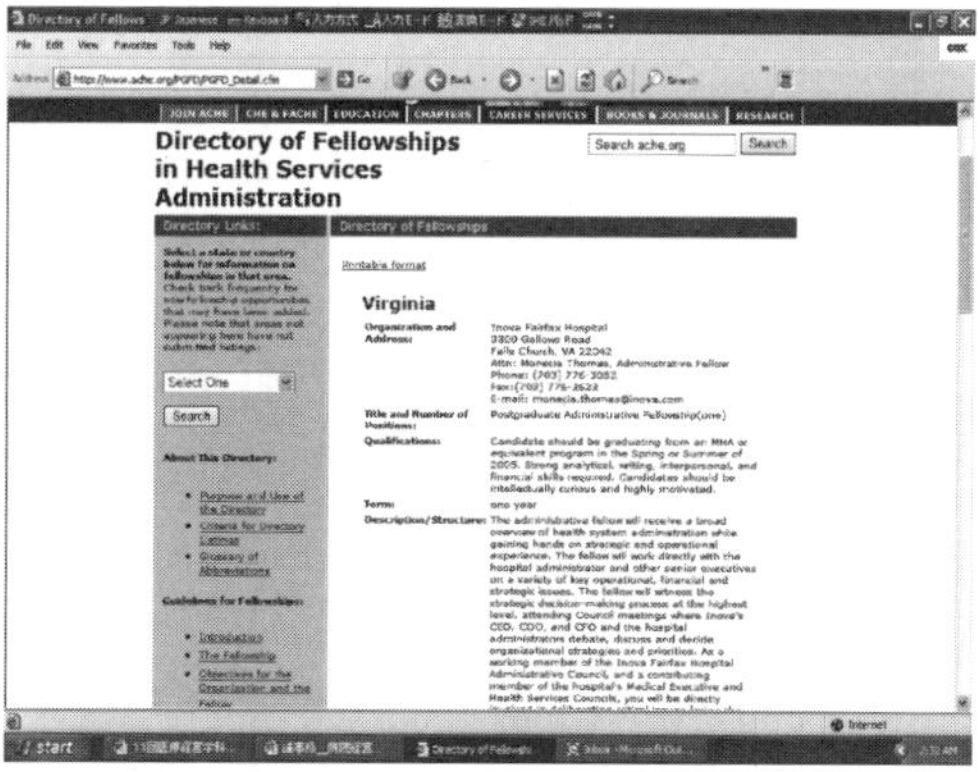

出所：http://www.ache.org/PGFD/ より

ーシップ・プログラムの設立・実施に関するガイドラインを発表した。同学会のホームページには、現時点でフェローシップ・プログラムを持つ全米一一五病院が公開されている（図29・www.ache.org の Directory of Fellowships in Health Service Administration を参照）。

二〇〇三年六月にACHEが発表した病院経営フェロー実態調査から病院経営フェローの実情について抜粋してみる。この調査は、二〇〇二年にACHEホームページに公開しているフェローシップを受け入れている病院や医療システムに勤務している病院経営フェロー一六二人を対象に、調査に応じた七十名からの回答を分析した結果である。

○病院経営フェローの年齢の中央値（Median Age）：二十六・五歳

○性別　男性：四六％　女性：五四％

○学位　修士号：一〇〇％

○学位の種類　医療経営学修士（MHA）：八五％　経営学修士（MBA）：一二％

その他：三％

○フェローシップ期間　十二ヵ月未満：一％　十二ヵ月：七二％

十二ヵ月から二十三ヵ月：三％　二十四ヵ月：二四％

○フェローシップ終了後継続して雇用するか。（フェローシップはトレーニングを目的としているために、期間終了後の再雇用はしないことを条件にフェローの採用をする病院がある。）

雇用する：四八％　雇用しない：四五％　わからない：七％

○一週間の就業時間の中央値　自分のオフィス：四十八時間　オフィス以外：二時間
自宅：三時間　合計：五十三時間

〈病院経営フェローシップ受け入れ機関の内訳〉

○病院経営フェローシップ受け入れ機関
独立病院（医療システムに属していない病院）：一三%
医療システムに属している病院：四八%
医療システムの本社：二六%　グループ・プラクティスや外来医療施設：三%
コンサルティング会社：一%　協会（Association）：三%　その他：六%

○所有者（Ownership）
非営利組織：七四%　営利組織：一〇%　州政府や地方自治体：一六%

○立地場所
都市部：六九%　郊外：二一%　田舎：一〇%

○組織の利益額
一億ドル未満：二四%　一～二億ドル未満：一一%
二億ドル以上：六五%

出所：Postgraduate Fellowship Compensation Survey　www.ache.org

アメリカ病院経営士学会が実施している病院経営幹部を対象にした認定制度

一九三三年、アメリカ病院経営士学会（American College of Healthcare Executives：ＡＣＨＥ）は、優秀な病院経営幹部の育成を目的として設立された。同学会は、病院経営幹部を対象とした継続教育、認定制度、キャリアアップのサポートや就職活動の支援、病院経営フェローシップのサポートなどをしている。

ＡＣＨＥが実施している病院経営幹部を対象にした認定制度は、広く病院経営者の中に認識されている。たとえば、アメリカの病院経営幹部たちの名刺の氏名の横には「John Smith, FACHE」(Fellow of the American College of Healthcare Executives) あるいは「CHE」(Certified Healthcare Executive) が付けられているものがある。これは、ＡＣＨＥによって認定を受けている認定病院経営士であることを示す。ＦＡＣＨＥはＡＣＨＥ正会員でかつ病院経営士である。ＦＡＣＨＥは、ＣＨＥを取得後さらに継続教育やプロジェクトをすることで正会員の認定を受けることができる。ＣＨＥとＦＡＣＨＥの認定を受けるには、書類審査、筆記試験、プロジェクトレポートの提出が求められている。

ＣＨＥの取得方法

１　ＣＨＥに応募するには、下記の条件を満たしていなければならない。

○大学院卒業後二年以上あるいは大学卒業後五年以上のヘルスケア分野でのマネジメントの経験。
○過去二年間に二十時間以上の病院経営士学会あるいは他のヘルスケア関連協会が実施している継続教育（学会やセミナーへの参加）を受けていること。

2　各種書類の提出と、試験委員会による書類審査。

○ヘルスケア分野あるいはコミュニティーでリーダーシップを取ったことを証明する書類。
○二名のCHEあるいはFACHEからの推薦状。
○履歴書、勤め先の組織図。
○FACHEによる口答試験に合格した証明書。

3　右記2が試験委員会で承認された応募者は、筆記試験を受けることができる。筆記試験に合格後、CHEの認定が受けられる。

○筆記試験は、全米各地にあるコンピューターベースのテストセンターで受験することができる。制限時間四時間で一七〇問、四択の試験である。出題範囲は次に挙げる十分野である。

〈試験項目〉

①ガバナンスと組織の構造（Governance & Organizational Structure）：ボードとマネジメントの関係、医療スタッフとボードの関係

②人事管理（Human Resources）
③医療ファイナンス（Finance）
④医療技術と情報の管理（Healthcare Technology & Information Management）
⑤質とパフォーマンスの向上（Quality & Performance Improvement）：ベンチマーキング、リスク・マネジメントなど
⑥医療マネジメント関連の法律と規制（Laws & Regulations）
⑦専門職業意識と倫理（Professionalism and Ethics）
⑧ヘルスケア分野の基礎知識：専門用語、業界のトレンドなど
⑨マネジメントの知識：短長期プランの立案、マネジメントの職務など
⑩ビジネスの知識：統計の基礎知識、戦略プランの概要、マーケティング分析知識など

ＦＡＣＨＥの取得方法

ＦＡＣＨＥに認定されるには、下記の条件を満たしていなければならない。

○ＣＨＥを取得してから三年以上経っていること。
○過去三年間に二十四時間以上の継続教育を受けていること。そのうち、十二時間は、ＡＣＨＥのものであること。
○ヘルスケアあるいはコミュニティーでリーダーシップを取ったことを証明する書類。
○三名のＦＡＣＨＥからの推薦状

○提出したプロジェクト（フェロー・プロジェクト）が終了しＦＡＣＨＥの承認を受けていること。

書類審査とフェロープロジェクトから総合的に判断されてＦＡＣＨＥの認定が下りる。

総　括

イリノイ州立大学シカゴ校は、二〇〇五年から新たに公衆衛生学部の中に医療経営学修士課程を設置した。同校で設立に携わったスワートマン（Daniel Swartzman, J.D., MPH）氏は、次のように語っている。「あなたが自分の友人を車で空港まで送ってあげた時、あなたの友人があなたに四十ドルを払おうとしました。あなたはどうしますか。もし、あなたが友人でなくタクシーの運転手ならどうしますか。タクシーの運転手なら四十ドルもらうことは当然のことでしょう。病院の経営は、お金のない患者の受け入れも容認しなければなりませんので、前者の例のように四十ドルを期待しないで経営する感覚が問われます。病院の不採算部門を閉鎖しないことには倒産の危機に陥る場合、その部門を閉鎖するという厳しい決断を下さなければなりません。その時、やりきれない気持ちを持てるかどうかということです。病院の経営は常にこのジレンマに直面します。もし、高額な報酬を求め、利益だけ追求するビジネスを希望する学生に対しては、一般のＭＢＡを勧めます」

病院経営者には、医師が適任なのか、ビジネス出身者が適任なのかさまざまな論議が繰り広げら

表31　参考：民間の非営利組織が実施している各種試験と認定制度について

アメリカの連邦政府文部省は日本の文部科学省のような権限は有しておらず、高等教育に対する権限は州政府に存在している。そのために、民間の非営利組織が学部の認定、レジデンシー受け入れ病院の認定、各種資格試験などを実施している。そして、各州政府は下記に挙げる認定制度や資格試験を利用している。州によっては独自の試験を課していることもあるが、ほとんどの州が医師、薬剤師、看護師の免許申請の条件として下記に挙げている資格試験と認定された学部の卒業とレジデンシー終了（医師、薬剤師）を条件にしている。

●医療従事者に関する認定・免許試験

医師	
医学部の認定	AAMC：Association of American Medical Colleges
医師のレジデンシーの認定	ACGME：Accreditation Council for Graduate Medical Education
医師免許試験	USMLE：United States Medical Licensing Examination

薬剤師	
薬学部の認定	ACPE：American Council on Pharmaceutical Education
薬剤師のレジデンシーの認定	ASHP：American Society of Health-System Pharmacists
薬剤師免許試験	NAPLEX：National Association of Boards of Pharmacy

看護師	
看護科・看護学部の認定	NLNAC : National League for Nursing Accrediting Commission CCNE : Commission on Collegiate Nursing Education
正看護師免許試験	NCLEX-RN : National Council of State Boards of Nursing

●病院経営士に関する認定

医療経営学修士課程	CAHME : Commission on Accreditation of Healthcare Management Education

●医療関連組織の認定

病院，医療システム	JCAHO : Joint Commission on Accreditation of Healthcare Organizations
民間医療保険会社	NCQA : National Committee for Quality Assurance

出所：Health Professions Education: A bridge to Quality, IOM, 2003, pp100-pp106

れている。そこで病院の経営の難しさを考えてみると、ビジネス感覚と倫理観のバランスではなかろうか。そして、そのバランスを考えて決断を下すときに必要な病院経営者のスキルとして、組織的な視点で総合的に判断し、その結果を組織内外に説得できるコミュニケーション能力が要求されているのである。アメリカにはそのスキルを身につけるために医療経営学修士課程、病院経営フェローシップ、ＡＣＨＥによる認定制度が確立されているのである。

文献一 Lindsay Granshaw and Roy Porter: Hospital history, Taylor & Francis Books Ltd, pp243-253, 1990
文献二 Harry Sultz and Kristina Young: Health Care USA Understanding its Organization and Delivery, An Aspen Publication 1997, pp149-150
文献三 Health Services Administration Education 2003-2005 Directory of Programs, AUPHA, 2003
文献四 河野圭子：病院の内側から見たアメリカの医療システム第三版、新興医学出版社、二〇〇三年

参考資料

アメリカの医療経営教育の歴史から現在に至るまで1
――ゲーリー・ファイラーマン博士インタビュー

ゲーリー・ファイラーマン博士（Gary L. Filerman, M.A, MHA, Ph. D.）
現在ジョージタウン大学看護・医療研究部ヘルスシステム経営プログラム（Health Systems Administration Program）の責任者
医療経営学学士課程大学プログラム協会：初代会長
医療サービス経営教育認定委員会：初代会長
インタビュー実施日：二〇〇五年四月二十一日

河野　今までの博士の経歴について教えてください。そして、なぜ医療経営学修士（Master of Health Administration：MHA）や博士（Doctor of Philosophy：Ph.D）の学位に興味をお持ちになったのかも教えてください。

ファイラーマン博士　私の大学での専攻コースの取り方は他の学生とは違っていました。大学の四年間では一コースだけ専攻するのが普通でしたが、私は五年間かけて政治学、歴史学、人文学、数学の四コースを専攻しました。また、学生時代は、勉強するお金を稼ぐために病院で各部署に郵便を届ける配達係としてアルバイトをしていました。配達係は、病院のすべての部門に行き来することができたので病院の仕組みがわかるすばらしい仕事でした。そこで、私は病院の経営に興味を持つようになったのです。病院のスタッフに病院経営を勉強したいと言うと、ミネソタ大学を勧めてくれました。とても有名でしたので、ミネソタ大学の病院経営学修士（Master of Hospital Administration：現在の医療経営学修士 Master of Health Administration のこと）課程に出願しました。当時、ミネソタ大学の病院経営学修士課程は、公衆衛生学部（School of Public Health）に属していました。後に私は、ミネソタ大学で病院経営学の博士号も取得しました。

ミネソタ大学の病院経営学修士課程は二年間のプロ

グラムでした。一年めは基礎科目の勉強、二年めは病院での研修（レジデンシー）で、研修は卒業のために必須でした。また、研修を通じての卒業論文の提出も要求されていました。私は研修で、名声のあるジョンズ・ホプキンズ大学の医学部付属病院で学べたことはとても幸運でした。

私は典型的な病院経営者になろうとは考えていなかったのと、病院経営より国際医療（International Health）に興味を持っていましたので、レジデンシーが終了した時点で、ミネソタ大学の病院経営学博士課程に出願すると同時に、二つめの修士としてラテンアメリカの行政学修士課程にも出願しました。二分野を同時に学ぶことと、国際医療に関する博士論文のための研究・調査の対象として中南米のチリ共和国を選びました。チリを選んだ理由は、ダウソンのモデルをよく知ろうとしたからです。

世界の医療システムの歴史を勉強した人なら、医療システムでもっとも重要なダウソンのモデルを知っていると思います。イギリスのダウソン（Bertrand Dawson）卿は完璧な医療システムのレイアウトを描き、そのモデルを一九二〇年代にイギリス政府に提案しました。ダウソンのモデルはイギリスには適応しなかったのですが、他の国々ではとても興味を持たれました。特に、チリはダウソンのモデルを改良したダウソンの理論にもっとも近い医療システムでした。当時、チリの社会保障システムはドイツに似ていました。チリには多くのドイツ人が住んでいましたし、ドイツ政府とは常に近い関係にあり、ビスマルク〔筆者注：一八一五年生～一八九六年没。ドイツの鉄血宰相と言われた政治家〕の影響を受けていました。しかし、チリの社会保障システムは、文書上では成熟したものでしたが、現実はそうではなかったのです。そこで一九五八年に医療システムに関するダウソンのレポートを基に改良しようとしたのです。

具体的には、すべての医療施設は、提供する医療の度合いと人口を基に区分されていました。健康センター（Health Center）は人口二万人を基準に設置され、地域病院（District Hospital）の管理下に置かれていました。そして地域病院は、唯一の総合病院で内科、外科、産婦人科、小児科などを持ち、おもに診断や簡単な手術に限られていました。地域病院

JCLS 88002-164

は、地方病院（Regional Hospital）の管理下に置かれていました。地方病院は国全体で六〜七病院で、特定機能病院のような役割を果たし、戦略病院とも呼ばれていました。地方病院は、中央病院（National Hospital）の管理下に置かれていました。中央病院は、地方病院からの患者が送られてきました。各病院への医師や看護師の数も論理的に割り出されていました。このように、文書では完璧なモデルでしたのでチリに行ってこのシステムを実際に学びたかったのです。

私は博士論文を書き終え、ミネソタ大学で病院経営学博士号を取得しました。チリからアメリカに帰国した当時、アメリカでは病院経営の歴史上でもっとも重要な時期を迎えようとしていました。これには、ケロッグ財団（Kellogg Foundation）が関係していますので、ケロッグ財団についてお話しいたします。

ケロッグは、現在でもシリアルで有名です。シリアルの開発者でかつケロッグ財団の創設者でもあるW.K.ケロッグ（Will Keith Kellogg）氏は、ミシガン州のバトルクリークに住んでいました。彼はSeventh-day Adventist教会の会員でした。この教会の会員たちは菜食主義者です。彼の兄は医師であり、教会の会員のためにバトルクリークに病院を設立したのです。W.K.ケロッグ氏はその病院の運営を任されました。これは、一九三〇年代の話です。W.K.ケロッグ氏は、菜食主義の患者たちに消化の良いものを食べさせるためにコーンフレークを開発したのです。コーンフレークは歯ごたえが良かったのでバトルクリークの住人たちから全米に広がり現在のケロッグ社が誕生したのです。W.K.ケロッグ氏は、とても裕福になりました。そして信心深い人でしたので、彼の稼いだお金を社会に役立てようと考えてケロッグ財団を設立し、ケロッグ社の持ち株をその財団に寄付したのです。その結果、財団がケロッグ社の五三％の株を有することになったのです。財団は、ケロッグ社を所有していると言われると良い顔をしませんが、現実は、所有しているようなものです。しかし、会社の経営は財団からは完全に分離されています。今でもケロッグの商品を買うとその利益の五三％が財団に行くようになっています。

W.K.ケロッグ財団は、世界でも大きな財団の一つです。ケロッグ氏は財団の設立当初から、彼自身が病院の経営管理者（アドミニストレータ：Administrator）でしたので、病院を造ることと、病院の運営方法を改善することに興味を持っていました。そのために、財団としてサポートできることとして考えだされたのが、いくつかの組織に補助金を与えることでした。どうしたら病院の運営改善ができるかを考えてみて下さい。それは、付随する人の教育です。次のような話があります。当時、病院の運営改善に力を注いでいたソーシャル・ワーカのデイビス（Michael Davis）氏がいました。彼はケロッグ財団が病院の運営に興味を持っていることは知らなかったのですが、ニューヨークのロックフェラー財団（Rockefeller Foundation）から補助金をもらって病院の運営に関する研究をしていました。

一九二九年にデイビス氏は、病院経営に関する初めての本である『病院経営：一つの専門職として（Hospital Administration：A Career)』を出版しました。一九三四年シカゴ大学で病院経営者を育てる小規模のプログラムを設立することになり、設立資金はシカゴのジュリウス・ローゼンワールド基金（Julius Rosenwald Fund）から提供されました。デイビス氏は、実地体験を主体としたプログラムの開設を考えていたのですが、シカゴ大学は、文献を主体とした研究を基本に教えていた大学でしたので、彼の考え方を好みませんでした。それでもシカゴ大学が病院経営のプログラムを受け入れた理由としては、デイビス氏がプログラム設立に要する資金を持参してきたからです。その結果、シカゴ大学ビジネススクールの中に、病院経営専攻コースが設立されました。一九三九年から一九四一年までそこで勉強していたパタロ（Andre Pattallo）氏は、在学中の研修（レジデンシー）先にケロッグ財団を選びました。パタロ氏はケロッグ財団で、さらに病院経営に興味を覚え、彼を通じてケロッグ財団とシカゴ大学の関係と、ケロッグ財団とデイビス氏の関係が構築されたわけです。

一方、ウイスコンシン州ミルウオーキーにあるカソリック系のマーケット大学（Marquette University：大学名はフランスの探検家の名前にちなんでいる）では、司祭（Priest）が病院経営に関するプログラムを開講していました。対象はカソリック系病院を運営する司祭です。これは当時、カソリック系の病院の運営は司祭に任せられていたためです。しかし、この大学のプログラムは、一九二九年に開講されましたが、数ヵ月しか続きませんでした。したがって、シカゴ大学より古いのですが、現在でも病院経営学修士課程を継続している大学院という意味で、シカゴ大学がもっとも古いプログラムとして知られているのです。私は、この出来事についてシカゴ大学の病院経営学プログラム創立五〇周年記念に医療経営教育ジャーナル（Journal of Health Administration Education：ＪＨＡＥ）に執筆しました。

話を元にもどしましょう。パタロ氏は、一九四一年に、ケロッグ財団に就職しました。その年は第二次世界大戦の真っ只中でした。一九四五年に終戦を迎えますが、戦争中アメリカでは病院の建設は中断されていたのです。

河野　そのことは、ヒル・バートン連邦法に関係していますか？

ファイラーマン博士　ヒルバートン連邦法はその後に成立しますが、それが理由の一つにもなっています。当時アメリカだけでなく、カナダ、ヨーロッパでも病院の建設は中断されていました。そこでケロッグ財団は、戦時中に「戦後アメリカの医療システムをどうするべきか、どのように準備すべきか」というプロジェクトを遂行したのです。パタロ氏はそのプロジェクトを担当し、彼は次のように考えたのでした。「医療システムを運営するマネジャーの育成に力を入れ、病院のマネジメントを改善することが先決である。そのためには私がシカゴ大学で受けた病院経営学修士課程を他の大学にも広めるためにケロッグ財団はサポートするべきである。」パタロ氏は、戦争終了後にアメリカとカナダの主要な大学を訪問し、病院経営学修士課程の開設を勧めてまわりました。その結果、ケロッグ財団は、シカゴ大学、セントルイスのワシントン大学、セントルイス大学、ミネソタ大学、コロンビア大学、エール大学、カナダのトロント大学などを含む合計十二校を選んで補助金を与えることにしたのです。

戦後、軍人が戦地からアメリカに戻ってきました。その中で医務官（Medical Service Corps）は、軍隊で医療サービスのマネジメントを担当していました。その結果、セントルイス大学を除き、先ほど述べた病院経営学修士課程のほとんどの学生は、医務官だった退役軍人でした。一方、セントルイス大学の学生はすべて尼僧でした。一九四八年パタロ氏は、ケロッグ財団から補助金を出した十二校の病院経営学プログラムの責任者をバトルクリークにもう一度集め、それまでの経験、カリキュラム、授業の進め方などの情報交換のための会議を開き、一緒になって専門職養成を目的とした修士課程にするための組織となる医療経営学大学プログラム協会（Association of University Programs in Health Administration：AUPHA）を設立しました。AUPHAの設立にはケロッグ財団からの後押しもありました。しかし、AUPHAは各病院経営学修士課程責任者（Director）のプライベート・クラブのようなものでした。

河野　AUPHA発足の目的は病院経営学修士課程の教育改善と考えていいのでしょうか。

ファイラーマン博士　そうです。AUPHAの会議はおもに、各学校で実施していること、いかにして医療（病院）経営のための教育を向上させるかについて、いつも大きな論争が繰り広げられていましたし、責任者の中にはビジネス、医療、公衆衛生などの出身者がいましたので、意見が対立していました。また、当時の病院経営学修士課程の責任者は、大学病院の責任者でもありました。たとえば、あなたの卒業したセントルイスのワシントン大学の修士課程ディレクターのブラッドレー医師（Dr. Frank R. Bradley）は、当時のワシントン大学医学部付属病院であったバーンズ病院（Barns hospital）の責任者（Director：現在のCEOに相当する）でもありました。

河野　当時の修士課程の責任者たちは、医師だけではなかったのですね？

ファイラーマン博士　そうです。病院の責任者は、医師と非医師の両方が就任していました。たとえばワシントン大学は、病院の責任者と病院経営学修士課程の責任者を医師が兼任、セントルイス大学は病院の責任者は医師ではなく牧師でありその牧師が修士課程の責任者も兼任していました。ミネソタ大学、シカゴ大学の修士課程の責任者も医師ではありませんでした。

それでは、当時の諸外国の病院経営の実情についてお話しましょう。イギリス政府も病院のマネジメントと医療の質に関心を示していました。多くの病院は戦争で破壊されていましたので、病院の再建をしていました。イギリスは病院のマネジメントの問題点を究明・研究する委員会を設立しました。その委員会は、一九四八年に設立された政府機関であるナショナル・ヘルス・サービスが病院経営の正式なトレーニングプログラムを運営することを提案し、イギリス政府もそれに賛成したのです。つまり政府がそのプログラムを作ったことになります。この時期、偶然にも病院のマネジメント教育プログラムは、イギリス、アメリカ、カナダで同時に進行していたのです。つまり、イギリスは政府主導型、アメリカとカナダは、ケロッグ財団の後押しで進んでいました。一九五〇年代ケロッグ財団は、南アメリカ諸国にも進出し、病院経営学修士課程の向上のために北アメリカと南アメリカの大学が一緒になって意見交換ができるように、補助金を出しました。たとえば、ブラジル大学（University of Brazil）はコロンビア大学、チリ大学（University of Chile）はミネソタ大学、ベネズエラ大学（University of Venezuela）はカンザス州のミズーリ大学と組んで、お互いの修士課程の教授陣が一年間相手の大学に赴任したり、南アメリカの学生は、北アメリカで修士号を取得した後、母校に戻って教員になったりといったことなどに補助金は使われました。ケロッグ財団は、西半球で医療経営を専門的な職業にするためにとても積極的にサポートしました。

一九四八年、ＡＵＰＨＡがバトルクリークで発足した当時の会議に話を戻しましょう。当時、病院経営学修士課程のカリキュラムや学生をリクルートするための資料などを共同で制作しました。修士課程の責任者たちは、「もし、他の大学の修士課程もこの組織に入りたいのなら、一定の基準を設定し、それを満たした大学に対し入会許可を与えるべきである」ということになったのです。そこで、基準をいかに設定するかについて話し合われ、当時ＡＵＰＨＡの会員である学校が共通して実施していることをカバーするような基準にすればよいという意見が出ました。しかし、その水準は高いものではなかったのです。そこで、学校を二年ごとに一〜二日かけて相互に訪問して調査し、それぞれがお互いの修士課程の運営を学べるようにしたのです。その結果、疫

JCLS 88002-164

学（Epidemiology）や会計学（Accounting）などを必須科目にすることや、学習に要する期間は最低でも十八ヵ月は必要であることなどが検討されたのです。ＡＵＰＨＡの会員はOld boy clubのようにお互いが友だちで、エリート意識を持っていたことから限られた学校しか加入できなかったことは問題でした。しかし新しい制度のおかげで医療（病院）経営プログラムの質の向上に役立ちました。このOld boy clubの状態は、アメリカで病院経営学修士課程を持つ大学院が三十〜三十五校、カナダで三〜四校に増えるに至る一九五〇年代まで続いたのです。

ケロッグ財団は、オーストラリアやイギリスの医療経営学修士課程を持つ大学院にまで補助金配布枠を拡大しました。これは、私的財団が医療施設、特に病院のマネジメントの向上、病院の経営管理者（アドミニストレータ）を専門的職業と位置づけする戦略を築いたというとても興味のある話です。

一九六三年にバトルクリークで開かれたＡＵＰＨＡの会議において、パタロ氏は、次のように発言しました。「ＡＵＰＨＡは今まさに発展すべきである。かつてのOld boy clubではなく、もっと世の中に評価される組織になるべきです。ＡＵＰＨＡがもっと大望を持ってプログラムの改善、たとえばカリキュラム、教授陣、リサーチ、医師のレベルを上げるような計画を作成したら、ケロッグ財団に提出してください。計画の内容如何によって、補助金を出しましょう。」

一年後、再びバトルクリークにおいてＡＵＰＨＡの会議が開かれました。そこで、ＡＵＰＨＡはケロッグ財団にある計画の概要とそれに要する費用を提示し、財団はその計画を認め補助金を出したのです。

その結果、私はＡＵＰＨＡの正規の職員として採用されました。当時私は二十六歳でした。私が雇用されるまでＡＵＰＨＡは非公式な組織でしたので専任の職員はいませんでした。一九六四年四月にケロッグ財団から補助金が出たので私は七月から働きはじめました。それ以降ＡＵＰＨＡは、活動的な組織になりました。

私が働きはじめた当時即座にしなければならなかったことは、医学部、歯学部、薬学部、看護学部などには正式な認定制度（Accreditation）がありましたので、病院経営学修士課程にもそのような認定制度を作ることでした。そして認定制度によって、病院経営の仕事を職業としてのステータスを上げようとしたのです。そこで、「定期的な学術誌の発行」、「ＨＡＰ（Health Administration Press）出版社の設立（現在はアメリカ病院経営士学会に移行されている）」を行いました。

アメリカでは、認定機関の設立だけでは学士・修士課程の認定制度は確立できません。というのも、認定制度は二ヵ所から統制（Control）されているからです。一つめは、大学の学長（President）の認識です。つまり、学士・修士課程の農学部、建築学部、医学部、工学部などの専門分野の責任者は、常に大学の学長に「われわれのプログラムにもっと財源が必要だ」と言います。一方で、認定機関も「あなたの大学はあなたのプログラムにもっと財源を与えるべきだ」と言ってきます。もしあなたが学長なら「それは大変だ」と思うでしょう。

しかし、同時にすべてのプログラムが認定機関に認定され、最高で評価されたいとも思うでしょう。だから学長は、自分の大学（院）に対する認定制度の役割や貢献度を考えて認定取得について熟考しているのです。あなたが認定機関の責任者なら「認定制度が大学側に与える貢献度やなぜ認定が大学に有利に働くか」などを念頭において大学に提示しなければ、大学側は認定制度には協力しませんし、失敗に終わります。また、認定調査は、大学側からの依頼、つまり大学側からの「認定調査受け入れ許可書」が必要です。

河野　各種認定の取得は、大学の意向に任されており、強制ではないと考えていいのですか。

ファイラーマン博士　その通りです。強制ではありません。認定の取得は大学自体に任されています。大学がどの認定を取得するかなどの選択権を持っていると考えられます。

先ほどの二つめの統制は、連邦政府です。アメリカでは、高等教育に連邦政府のコントロールはありません。

河野　高等教育制度への政府のコントロールについて具体的に教えてください。

ファイラーマン博士　アメリカの伝統から多くの事項は連邦政府よりも州政府に任されています。つまり、合衆国連邦憲法において連邦政府（Federal

Government）の権限に任せていないものは州政府（State Government）の権限になるということが関連しています。たとえば、アメリカの連邦政府は、「文部省：「Department of Education」を持っていますが、ほとんどの諸外国が持つ「文部省：Ministry of Education」の機能を有しておりません。つまり、諸外国の「Ministry of Education」とわが国の「Department of Education」の違いは、「Ministry of Education」は大学・大学院の許認可、予算、カリキュラムなどすべての面で政府が統制・規制していますが、「Department of Education」にはその権限がありません。

一九六〇年代、アメリカでは、将来医師数が足りなくなることを危惧していましたが、連邦政府の文部省は先ほど説明したように強制的に医大や医学部を増やす政策は採れないので、連邦議会に働きかけて、新しい医大・医学部、教授陣を増やすための補助金を出す議案を通しました。そして、学校が自主的に連邦政府に補助金を申請しました。これがきっかけになって、他の医療関連学部も医学部のように連邦政府から補助金をもらうために次の疑問を思い浮かべました。「連邦政府はどのようにして補助金を出してもよい大学、出せない大学を決めているのか」と。解答は、連邦政府が承認した認定機関の認定を受けていることを補助金の申請条件にしていたのです。

アメリカの学士・修士課程の認定制度（Accreditation）について説明します。アメリカの連邦政府はMinistry of Educationの機能を持たないので、認定は行っていません。そのために、Department of Educationが承認した民間の認定組織が実施しているのです。連邦政府が補助金を出すとき、たとえば「医大や医学部はアメリカ医科大学協会（Association of American Medical Colleges：ＡＡＭＣ）から認定を受けていること、薬大や薬学部はアメリカ薬学教育委員会（American Council on Pharmaceutical Education：ＡＣＰＥ）の認定を受けていること」が条件になっているのです。そこで私は、ＡＵＰＨＡは連邦政府のDepartment of Educationから承認を得た正式な認定組織を作らないと医療経営学修士課程への連邦政府補助金の受給資格は得られないと考えました。

河野　民間認定組織による認定（Accreditation）は連邦政府が承認すると考えてよいのですか。

ファイラーマン博士　そうです。認定とは、連邦政府が民間の認定機関の認定を使用するということです。

河野　現在の医療機関の認定組織であるＪＣＡＨＯ（Joint Commission on Accreditation of Healthcare organizations：医療機関機能評価認定組織）もその例ですか。

ファイラーマン博士　そうです。病院がメディケアの認定施設になるには、ＪＣＡＨＯによる認定が条件になります。連邦政府は、連邦政府の厚生省（Department of Health and Human Services）から承認を受けているＪＣＡＨＯの病院に対する基準を評価・承認しています。これは、教育についてもまったく同じです。アメリカの医学部が連邦政府の補助金が欲しいなら、連邦政府が承認した民間の認定組織から認定を受けていることが条件になることと同じです。だから、病院経営学プログラムにも連邦政府の補助金を得るために、認定制度が必要になったのです。

河野　民間の認定組織が連邦政府の承認を得るにはどのような条件があるのでしょうか。

ファイラーマン博士　実際の承認は連邦政府の各省（Departments）が行います。教育の場合は文部省（Department of Education）です。承認に関しては、民間の認定組織にいくつかの基準を設定しています。しかし、大学には認定制度の基準を満たすことは連邦政府からは要求されていません。あくまでも、これらの認定取得は連邦政府から補助金をもらうときに要求されるものです。教育に関する認定の中には、Department of Educationから承認は受けていないが、多くの大学から評価を受けていることがあります。この理由として、教育分野によっては、連邦政府の補助金対象にならないことがあります。その場合、認定機関が連邦政府から承認を受けても意味はありません。たとえば、建築学がその例です。

まとめてみますと、ＡＵＰＨＡが病院経営学修士課程の認定組織として連邦政府から承認を受ける目的は三つありました。「病院経営学教育の質の向上」、「社会的地位の向上」、「連邦政府補助金の受給資格を得ること」でした。そこで、私は病院経営に関係する複数の組織を集めて一つのまとまりにする合同委員会（Joint Commission）のモデルを使いました。そのモデルを利用した理由は、「病院経営学修士課程の卒業生を雇用するのは、病院です。そして病院に関する代表的な組織はアメリカ病院協会（American Hospital Association：AHA）です。そのために、病院はアメリカ病院協会から常に認知されたいと思っていますので、ある意味ではアメリカ病院協会は、病院にとって病院の認知組織のような役割を果たしています。そこで、アメリカ病院協会に病院経営学修士課程認定組織の一員として参加してもらうことで、認定された病院経営学修士課程の卒業生を信頼し、その価値を認めるようになります。そして結果的に、病院もそこの卒業生を認知し、優先して雇用するようになります。このような考えから、アメリカ病院協会（AHA）、アメリカ病院経営士会（American Hospital Administrators）、ナーシングホームの経営者や公衆衛生の代表組織への参加を呼びかけたのです。そして、一九七六年、病院（医療）経営学修士課程の認定機関となる医療サービス経営教育認定委員会（Accrediting Commission on Education for Health Services Administration：ACEHSA）を設立し、私はACEHSAの事務局長（Executive Secretary）になり、AUPHAの常任理事（Executive Director）も兼任することになりました。

河野　Executive SecretaryとExecutive Directorはともに、現在のCEOやPresidentと考えていいのでしょうか。

ファイラーマン博士　その通りです。両方のタイトルはChiefの意味で、現在のCEOのことです。したがって私は、AUPHAとACEHSAの両方の組織の初代の会長（プレジデント）だったのです。ACEHSAの設立まではブロックを積み重ねるように数年を要しましたが、結果的には成功しました。

河野　ACEHSAは合同委員会（Joint Commission）のモデルを利用したということですが、このモデルについてもっと詳しく教えてください。

ファイラーマン博士　一つの新しい組織を作る過程でその分野に関連する既存の複数の組織に参加を呼びかけ、それらの組織に新しい組織を所有してもらうことです。ＡＣＥＨＳＡを設立するとき、四つの組織へ参加を呼びかけました。現在は、もっと多くの組織が参加していますし、ＡＵＰＨＡとＡＣＥＨＳＡは共に別々に運営の責任者（ＣＥＯ）を持っています。

河野　ＡＵＰＨＡとＡＣＥＨＳＡの違いについて具体的に教えてください。

ファイラーマン博士　ＡＵＰＨＡは、もともと病院経営学修士課程の基準を設定していましたが、ＡＣＥＨＳＡが設立されてからは、医療経営学士課程の基準を設定するようになりました。しかし、ＡＵＰＨＡの大学四年コース向けの基準はＡＣＥＨＳＡが目指しているような認定制度ではありません。ＡＣＥＨＳＡは、文部省から承認された修士課程の認定機関です。

河野　資料によると、ＡＵＰＨＡが学士課程に対して出しているのは証明書（Certification）であり、ＡＣＥＨＳＡが修士課程に出しているのは認定書（Accreditation）とありますが、証明書と認定書の違いについて教えてください。

ファイラーマン博士　証明書を取得することは認定証に比べるととても簡単です。それほど形式ばっておらず、証明書を取得するには要求された書類を提出し、審査委員会が書類を審査するだけなので、調査官たちによる訪問調査もありませんので、難しいものではありません。それに対して、ＡＣＥＨＳＡが実施している修士課程の認定証の取得には、三人の調査官による三日間の修士課程の訪問調査が実施されるという大規模なものです。

河野　ということは、医療経営学の学士課程の証明書を取得しても連邦政府の補助金の対象にはなりませんが、修士課程の認定書はその対象になるということですね。

ファイラーマン博士　そうです。

河野　シカゴ大の病院経営学修士課程は、当時ビジネススクールの中に設置されたと聞いておりますが、なぜビジネススクールの中に設置されたのでしょうか。

ファイラーマン博士　シカゴ大の病院経営学修士課程を設立したマイケル・デイビス氏の本によると、あなたの言うとおりＭＢＡの学位で病院経営学専攻ということになっていました。私が一九六四年にＡ

ＵＰＨＡで働き始めたとき、ＡＵＰＨＡの事務所はシカゴ大の中にありました。ＡＵＰＨＡはシカゴから始まったのです。当時、病院経営専攻コースはシカゴ大のビジネススクールの中にありましたが、あくまでも中にあるというだけで、カリキュラムなどは一般のＭＢＡコースとは違っていました。

河野　シカゴ大がビジネススクールの中に病院経営専攻コースを設置したとき、それは病院経営学修士課程だったのでしょうか。

ファイラーマン博士　学位はＭＢＡでしたが、内容はＭＢＡとはまったく異なる病院経営学でした。

河野　なぜ、修士課程から始まったのですか。

ファイラーマン博士　それは、働く場所が病院ということが関係します。アメリカの医療分野では四年の大学卒では、専門的なスキルを磨くことができません。

河野　なぜ医療経営学修士課程のカリキュラムの中に研修（レジデンシー）を入れたのでしょうか。

ファイラーマン博士　つまり、医師のレジデンシー制度に倣ったものです。

河野　病院経営フェローシップは、医師のフェローシップに従ったものですか。

ファイラーマン博士　そうです。つまり私たちは医師のモデル（Medical Model）を参考にしたわけです。病院経営者は医師を相手にすることが多いので、病院経営学の教育も高いレベルに設定したのです。

河野　病院の経営幹部たちの多くは修士号を持っていますが、それは今のような理由ですか。

ファイラーマン博士　最近は変化が見られます。十五〜二十年前と比べると大卒、看護学部卒の経営幹部も増えてきました。私は、州政府に働きかけて病院経営の免許（license）制を法律化しようとしました。そして、病院経営学修士課程の卒業を免許取得の条件にしようとしたのです。ミネソタ州、オハイオ州にその動きがありましたが、成功しませんでした。

イスラエル政府にコンサルタントとして招かれたとき、病院経営幹部の免許制度の確立を政府に働きかけました。イスラエル政府の社会保険制度（Social insurance system）は、保健所のマネジメントの質、つまり運営者の質を向上させたかったようです。病院より保健所の改善に焦点をあてていました。そして、それらの施設はすべて医師によって運営されてましたが、経営手腕はひどいものでした。イスラエル政府は改善のために、ロシア、ブルガリア、ドイツからコンサルタントを招いて改善を進めていました。そして私も招かれたわけです。そこで私は、病院や保健所の責任者（Director）は、病院経営の免許を持つことを提唱したのです。免許取得の条件として、病院経営学コースを修了した証明書（Certification）を持つことを最低条件にしました。当時、二～三の大学が病院経営学コースを設置しており少なくとも二百時間の履修が条件でした。しかし、このコースは学位を要求していたものでなかったので、大学によっては、学位を出さない学校もありました。

河野　アメリカでは、なぜ病院経営の免許制度が確立できなかったのですか。

ファイラーマン博士　私たちは、医療経営学修士を取得した病院経営士が、修士号を持たない経営者と比較して優れた経営をするということが証明できなかったからです。

河野　アメリカのビジネススクールの中には、専攻コースとしてＭＨＡコースに類似した医療経営専攻コースを設けていますが、それについてどう思われますか。

ファイラーマン博士　一九六五年ノースウエスタン大学も、シカゴ大学の次に医療経営専攻コースをビジネススクールの中に設置しました。

河野　病院経営にとってＭＢＡの医療経営専攻コースとＭＨＡではどちらが良いのでしょうか。

ファイラーマン博士　私は、ＭＢＡは悪く、それを選ぶことは間違った方向だと思います。ＭＨＡのモデルは、もっとも理に適っています。ＭＨＡはマネジメントとビジネスの内容を教えます。ビジネススクールの問題点は、医療にとって間違った考え方であり、学生の目的はかなり違っています。つまり、お金持ちになりたいということです。ビジネススクールの中の医療経営学専攻コースの学生は臨床医たちと効果的にやっていけるとは思いません。私の懇意にしている日本の医師はこの意見に賛同していません。彼は、アメリカでＭＢＡを取得しました。彼はＭＢＡをすばらしいものと思っていますが、彼は医師であり、医師以外の経験がないため、ＭＢＡに

JCLS 88002-164

何が欠けているかわからないのです。

河野　ＭＢＡの医療経営専攻コースは営利企業の経営を教えているのですか。一方で一般病院は非営利病院が多いのでそこが問題なのでしょうか。

ファイラーマン博士　中心になっている問題はそうではありません。病院経営の根本的な事項は、医療を管理することつまり、医療のプロセス（Medical care process）を管理することと考えています。医療のプロセスがビジネスの産物であると捉えることは大きな間違いです。この部分がＭＢＡとＭＨＡの基本的な違いなのです。

河野　ＭＨＡの学習内容は医療の管理を身につけるために役立っているということですね。私の経験からすると、病院経営に関するケース・スタディーや病院でのプロジェクトがとても有用でした。

ファイラーマン博士　あなたの卒業したワシントン大学の医療経営学修士課程のボクサマン教授（Stuart B. Boxerman, D.Sc.：Doctor of Science）は医療情報システムを教えておられるが、これは医療に特化した情報システムなのでビジネススクールでは教えていません。医療ファイナンスも一般のビジネスとはかなり違っています。

河野　それでは、アメリカではなぜ一九三〇年代に病院経営学コースをビジネススクールの中に設置したのですか。

ファイラーマン博士　当時すべての病院経営学コースがビジネススクールの中にできたのではありません。公衆衛生学部（School of Public Health）の中にも設置されました。アメリカでは、ビジネススクールの医療経営専攻コースの卒業生より、公衆衛生学部の中にある公衆衛生学修士（Master of Public Health：ＭＰＨ）やＭＨＡ課程の卒業生のほうが医療に対して成熟しています。これは重要なことです。最近の傾向として、多くの公衆衛生学部にＭＨＡコースを設置しようとしています。ビジネススクールと公衆衛生学部の大きな違いは、哲学的にまったく違います。公衆衛生学部の学生は、社会的な見地つまり、たとえば医療を提供するための政府の役割を考えます。ビジネススクールの学生は、サービスに対する報酬（Fee-for-service）など政府ではなく民間セクターを考えます。ビジネススクールと公衆衛生学部の医療経営学専攻コースと独立したＭＨＡ課程のカリキュラムは似通っています。つまり、どのブランドを選ぶかのようなものです。たとえば、カリフォルニア大学ロサンジェルス校（University of California, Los Angels：ＵＣＬＡ）はＭＰＨ課程に医療経営専攻（MPH in Health Administration）コースがあります。取得できる修士号は、ＭＨＡではなくＭＰＨです。最初の一年はビジネススクール、二年目には公衆衛生学部で学びます。カナダのモントリオール大学（University of Montreal）は、一年目はビジネススクール、二年目は医学部で学びます。このやり方がいいのかどうかは証明する方法がありません。しかし、すべてをビジネススクールで学ぶのは間違ったやり方だと思いますし、それは間違った価値観です。私が現在教鞭をとっているジョージタウン大学（Georgetown University）の医療経営学に相当するヘルス・システム経営（Health Systems Administration）の学士課程と修士課程は、看護・医療研究部（School of Nursing & Health Studies）の中にありますので、ビジネススクールや公衆衛生学部のどちらにも属しません。修士課程の卒業生は、ＭＳ（Master of Science）が取得できます。ジョージタウン大学の看護・医療研究部は、柔軟性があるので医療経営学に適切なカリキュラムを組むには最適な環境です。つまり、私はビジネススクールや公衆衛生学部の意向を気にしないで私の考えるカリキュラムが作れるなどの自由があるのです。しかし、先ほど申し上げたとおり、学位はＭＳです。

先ほどの質問の「どの修士号が病院の経営者に適しているか」については、修士号の名称は大学が決めるものですので、修士号の名称は忘れるべきです。ミシガン大学はＭＳで、コロンビア大学はＭＰＨです。カリキュラムの構築が重要なのですが、多くの大学は医療経営学修士課程のカリキュラム構築に対する自由な裁量権を与えていません。セントルイスのワシントン大学医学部医療経営学修士課程には裁量権が与えられています。というのもビジネススクールに属していません。医学部に属していますが、医学部は医療経営学修士課程に裁量権を与えています。したがって、最適なカリキュラムを構築することが可能なのです。これは最善な状況です。

河野　医療経営学修士課程のカリキュラムを作成するうえで重要なことを教えてください。

JCLS 88002-164

ファイラーマン博士　もっとも重要なことは、「医療の質」と「医療のマネジメント」の両方を合わせて最良の質の状態を作り出すことです。いかに最良の質を達成するかです。どの学校で勉強しているかでなく、いかにしてそれを形作るかです。

河野　ファイラーマン先生は、ジョージタウン大学の医療システム経営学のサイトで「医療システム経営（医療経営学）の教育リーダーは、〈the People First〉の価値観を持つことがもっとも重要な使命である」と書かれていますが、この使命を達成するために、現在の医療経営学修士課程の責任者（Directors）たちに何かコメントはありますか。

ファイラーマン博士　医療経営学修士課程の質に焦点をあてることがもっとも大切なことです。そして、実務経験者が教育にかかわることです。というのは、多くの医療経営学修士課程には、専任の教授しかいないのが現況です。学生が病院を実際に運営している現役の経営幹部や実務経験者から学ぶことはたいへん重要なことです。

河野　アメリカでも病院のＣＥＯは、医師あるいは、医師ではないがプロフェッショナルな病院経営の経験を持つ人材のほうが良いのか論争が繰り広げられています。これについてのコメントをお願いします。

ファイラーマン博士　理想的な例としては医療経営学修士を取得した医師が専門的な病院経営者になることは良いと思います。また、十五年の経験を持つ会計士が医療経営学修士を取得し病院のＣＥＯになることも良いことです。しかし、病院経営のトレーニングを受けていない医師が経営者になることには賛成しかねます。それは、非常に危険なことです。医療マネジメントのトレーニングは非常に重要なのです。

河野　医師は、ＭＨＡよりＭＢＡを取得する傾向があると思いますが、これには理由があるのでしょうか。

ファイラーマン博士　私はビジネススクールでＭＢＡを勉強中の二十人の医師に「なぜここで勉強しているのですか」と尋ねました。それに対して「私はもっとリッチになりたいからです」という答えが返ってきました。ＭＢＡを取得する医師は、病院の経営を学ぶというより、投資や資金管理を学びに来ているのです。たとえば、会社を設立したり、投資家になることもあります。民間医療保険会社に就職する医師もいます。ＭＢＡを持つ百人の医師のうち、病院経営幹部になっているのは五人くらいというのが現状でしょう。

河野　アメリカで病院経営幹部をめざしている医師は、ＭＢＡでなくＭＨＡを選んでいますか。

ファイラーマン博士　私のプログラムでも医師が勉強していますし、ジョージタウン大学には、ＭＳとＭＢＡの両方の修士号を三年間で取得できるコースを新しく開設しました。これらの学位を取得する医師は、病院の経営よりも自分たちのオフィスを管理・経営することに興味を持っています。

河野　最後に、ご自身の経験で医療経営学修士課程にもっとも重要な科目を教えてください。

ファイラーマン博士　財務（Cost/Finance）、医療情報（Healthcare IT）、質管理（Quality Management）、問題解決（Problem Solving）、病院経営に関するケーススタディー（Case Study in Hospital Management）です。

河野　長い時間、貴重なお話をありがとうございました。

参考資料

アメリカの医療経営教育の歴史から現在に至るまで2
――リード・モートン博士インタビュー

リード・モートン博士（Reed L. Morton, Ph.D., FACHE）
現在アメリカ病院経営士学会のキャリア・リソースセンターのセンター長
シカゴ大学ビジネススクールの医療経営専攻コースの元副責任者
シカゴ・ヘルス・エグゼクティブ・フォーラムの元会長
インタビュー実施日：二〇〇五年三月十六日

河野　今までの博士の経歴について教えてください。そして、なぜ医療経営学修士（Master of Health Administration：ＭＨＡ）や医療経営学博士の学位に興味をお持ちになったのかも教えてください。

モートン博士　オハイヨ州立大学で国際貿易（International Trade）を専攻して卒業しました。その時オハイヨ州立大学が医療経営学修士課程を開講したところでしたので入学を考えましたが、連邦政府の国際開発局（U.S. Agency of International Development：ＵＳＡＩＤ）のマネジメント・インターンの道を選びベトナムで勤務しました。マネジメント・インターン終了後、オハイヨ州の病院に勤務していた友人から病院の経営について次のような話を聞いたのです。「病院経営は初歩的なもので、メディケア（一九六五年）が導入されたことで病院にようやく予算（Budget）の概念が考慮されるようになってきた。しかし依然として医療費支払いは病院の言い値であり、経営のリスクは生じることなく、利益は投資に回すことができるという割の良いビジネスである。」この話を聞いて、病院経営はビジネスだが人を助けることができるということに興味を覚えたのです。そこで、アイオワ大学で医療経営学修士と博士の学位を取るに至ったのです。
博士課程の研究テーマを決めるとき、当時の病院は予算編成など会計学の導入を始めたばかりでマーケティングの概念がないことに気づきました。そこで病院にもマーケティングの必要性を感じ、「病院のマーケティング」をテーマに決めました。博士号を取得後、ミシガン大学（University of Michigan）の医療経営学修士課程で教鞭を取る傍ら、カリキュラムの中にマーケティング学を導入するように学校に働きかけたのですが、当時はまだその段階ではなかったのです。

その後、ミズーリ州政府のヘルスケア計画局（Health Care Planning Agency）に転職しました。そこでは病院に対する各種規制（Certificate On Need：CON）の作成に着手しました。その後、ミズーリ州カンザスシティの病院に転職しましたが、妻がミシガン大学で博士号を取得しシカゴのロヨラ大学（Loyola University）への就職が決まったので、私もシカゴに移ることにしたのです。

一九七九年にシカゴ大学のビジネススクールの中にある医療経営専攻コースの副責任者（Assistant Director）に転職し、一九八六年まで勤務しました。そこではおもに入学志願者からの学生の選抜やシカゴ周辺で学生のためにレジデンシーやフェローシップを受け入れてくれる病院の調査や管理をしていました。また、医療サービス経営教育認定委員会（Accrediting Committee on Education for Health Services Administration：ACEHSA）の調査員として他の医療経営学修士課程を訪問して助言を与えるとともに、自分の学校の修士課程認定取得にも携わっていました。その後インディアナ州の病院に転職し、二年半病院のマーケティングの仕事に関わりました。そして、再びシカゴに戻って現職のアメリカ病院経営士学会（American College of Healthcare Executives：ACHE）のキャリア・リソース・センター（Career Resource Center）のセンター長（Director）に転職しました。当時ACHEは会員に対してキャリア・サービスを充実させるための就職情報の提供などは外部に委託していましたが、ACHEに取り込んだり、また会員に対しての継続教育や高度教育（Higher Education）の機会を充実させて病院経営者と大学の教授陣がともに協力して働けるような機会を設けようとしたのです。今の仕事は私の経験を生かせる最適な仕事です。

河野　ACHEとアメリカ病院協会（American

Hospital Association：ＡＨＡ）の活動の違いについて教えてください。

モートン博士　ＡＣＨＥは、病院の経営幹部を目指している個人、現職者たちの成長や、倫理観を持って経営に携わることができるように手助けをすることを目的にしている学会組織です。一方、アメリカ病院協会は病院業界の発展のために活動する組織です。たとえばワシントンＤＣにもオフィスを構えてメディケアやメディケイドからの病院への支払い率を上げるためのロビー活動を行っています。ＡＣＨＥは、このようなロビー活動は行いません。

河野　ＡＣＨＥは、ＣＨＥ（認定病院経営士：Certified Healthcare Executive）やＣＨＥ取得後のＦＡＣＨＥ（アメリカ病院経営士学会正会員：Fellow of the American College of Healthcare Executives）の認定制度を持っていますが、これは病院経営者に要求されている免許（License）ではありません。なぜＡＣＨＥはＦＡＣＨＥやＣＨＥの認定制度を作ったのですか。また、認定を取るメリットはあるのでしょうか。

モートン博士　ＦＡＣＨＥやＣＨＥは州政府が認定している資格制度ではありませんので、病院のＣＥＯが取得しなければならない認定ではありません。ＡＣＨＥは、医師が認定医制度を持っていることで病院経営幹部にも継続学習の必要性を感じたので認定制度を作りました。

ＣＨＥとＦＡＣＨＥの二種類の認定制度があるのは、医師が認定専門医（Certified Specialist：Diplomate）を取得後、正会員（Fellow）のステータスを取得することに倣ったものです。ＣＨＥからＦＡＣＨＥなるには学術的な能力が審査されます。それは「フェロー・プロジェクト」と呼ばれる経営幹部を目指す若いスタッフのメンター〔筆者注：メンターとは「賢明で信頼の置ける指導者」の意。語源はギリシャ神話の英雄オデュッセウス（ラテン語名ユリシーズ）の息子を助けたとされる忠実な助言者の名前〕になったときの報告書、または研究調査報告書などを提出しなければなりません。

ＣＨＥやＦＡＣＨＥの認定を取るメリットは、就職活動に有利になることです。たとえば病院経営幹部人材紹介業者（Healthcare Executive Firm）が候補者を探すときに、ＣＨＥやＦＡＣＨＥの認定を持っていることを重要視しています。それは任意の認定制度であってもあえて認定試験に臨む姿勢が職業意識の強さ、キャリアへの一貫性の証拠として評価されているからです。

河野　CHEの認定には、筆記試験の前に試験委員会による書類審査がありますが、試験委員会のメンバーたちの職務経験はどのようなものなのでしょうか。そして、どうやってメンバーを決めるのでしょうか。

モートン博士　メンバーたちはFACHEを取得している現役の病院経営幹部たちです。彼らはボランティアでこの任務を引き受けています。メンバーの選択はACHEがこの任務に相応しい経歴を持つ候補者を選んでいます。

河野　MHA（Master of Health Administration：医療経営学修士）やMBA（Master of Business Administration：経営学修士）の教育は病院経営者になるために重要ですが、ACHEでは、これらの修士課程をサポートするような活動をしていますか。

モートン博士　現在ACHEは、約一五〇校の医療経営学士課程と修士課程に部会を持ち、両方の学生を対象に毎年病院経営に関する小論文コンテストを実施しています。入賞者はシカゴで開催されるACHEの年次総会（Congress on Healthcare Management）で表彰しています。また、年次総会では、医療経営学大学プログラム協会（Association of University Programs in Health Administration：AUPHA）のメンバーとACHEのメンバーが一緒になり、各学校の教授陣と現役の病院経営幹部たちで病院の経営現場に必要な教育内容を討論する場が設けられています。

かつて医療経営学を教えていた教授陣は、私の勤務していたシカゴ大医療経営専攻コースの責任者のように、大学病院の経営幹部の他コンサルタントなどさまざまな現場経験を持っていたので教え方にも幅があり、学生はそこから学ぶことが多かったのです。しかし最近では、病院で働いたことのない教授が財務学、マーケティング学、統計学などを教えているので学生に効果的な教え方をしているかどうかは疑問です。

最近では医療経営学修士課程の教育内容をより実践的なカリキュラムにするために実践性を評価する新

たな認定制度の設立をめざす組織（The National Center for Healthcare Leadership：ＮＣＨＬ）も出てきました。

河野　今までのご自身の経験に基づいて医療経営学修士課程に重要な科目を五つ教えてください。

モートン博士　財務管理（Cost/Finance）、医療の質管理（Quality Management）、医療情報（Health-care Information Technology）、組織の仕組み（Organizational Behavior）、倫理（Ethics）の五つです。財務管理は病院経営に限らずすべてのビジネスで重要です。質の管理ということでは、ビジネススクールもシックス・シグマ（Six Sigma：ＧＥが開発した経営管理手法）などを教えていますが、患者の安全を念頭に置いた「医療の質管理」は、医療経営学に特有のものです。倫理はＡＣＨＥが特に力を入れている分野です。その他マーケティングや戦略も重要ですが、強いて五科目というと上記の項目になります。

河野　病院経営学修士課程（現在の医療経営学修士課程）は一九三〇年代に設立され、現在でも多くの病院経営幹部たちは、ＭＨＡなどの修士号を持っています。最近ではビジネススクールも盛んにＭＢＡの中に医療経営専攻コースを設けているようですが、病院経営者になるには、ＭＨＡとＭＢＡとどちらのほうが適しているのでしょうか。

モートン博士　ＭＨＡのカリキュラムには、一般のＭＢＡのカリキュラムと似ている教科があります。たとえば、会計学、ファイナンス、経済学などです。一方、ＭＨＡに特有な教科としては、医療政策、医療費の支払い制度、医療経営に関係する法規制などがあります。さらに、ＭＨＡプログラムでは、学生時代から病院経営に関するプロジェクト、夏のインターンシップやレジデンシーによって病院での実地経験が得られる仕組みになっています。またレジデンシーの修了を卒業の条件にしているＭＨＡプログラムもあります。

レジデンシー制度は、学生が現役の病院経営幹部を指導者（Preceptor）として、助言をもらいながら病院で実地経験を積むことができる仕組みです。一般ビジネススクールのＭＢＡプログラムの中には、医療業界で夏のインターンシップを実施している学校もありますが、レジデンシー制度はＭＨＡプログラムに特有のものです。またＭＢＡプログラムは会計やファイナンス分野に進む学生を対象にしていますので、病院への就職はほとんど考慮されていません。また、ビジネススクールの学生たちは、常に株の動き、国際マーケットの動きなどに興味を示しています。それに対してＭＨＡの学生たちは、入学当初から病院への就職を考えています。たとえば医療経営学コースが公衆衛生学部（School of Public Health）に属している場合、在学中から医療に身近な環境にいることになります。これは重要なことです。医療分野に興味のある学生たちが身近にいることで、「メディケイドの予算を削る」など医療関連の話題に公衆衛生学の学生たちと一緒になって興味を示します。

ＭＨＡとＭＢＡのどちらがよいかは一概には答えられませんが、私がシカゴ大学ビジネススクールの医療経営専攻コース副責任者（Assistant Director）であった時、私の重要な職務の一つとして、学生の夏のインターンやレジデントを受け入れてくれる病院を探すことでした。当時、医療経営専攻コースで学ぶ二十科目のうち、病院の経営に関する科目は六科目でした。特に、ビジネススクールの中に、医療経営専攻コースを設置している場合は、学生が病院経営者になるという自覚を持たせる環境作りが大切です。

私が一九八六年にシカゴ大学を退職した時期、シカゴ大学ビジネススクールは会計学、ファイナンス、経済学の三つの専門コースに集中させるために、情報技術専攻（ＩＴ）コースを廃止し、五十年以上続いた医療経営専攻コースは、ビジネススクールとソーシャルサービス学部（School of Social Service Administration）の両方でプログラムを運営するようになりました。

シカゴにあるノースウエスタン大学のビジネススクールにはＭＢＡプログラムの中に医療業界専攻コース（Health Industry Management）があります。このコースは、病院業界だけでなく製薬業界、投資銀行業界、バイオテクノロジー業界などに就職する学生を対象にしています。

私は、医療経営専攻コースがビジネススクールの中に設置されるのがよいかどうかはわかりません。しかし、ミネソタ大学の医療経営専攻コースもビジネスクールの中にありましたが、医療経営学の関係者は、ビジネススクールの中にあることを不適切であると考えていました。そこで二〇〇五年から医療経営学コースはビジネススクールから公衆衛生学部に移ります。MBAが経営者のための唯一の選択肢ではありません。病院経営を目指す人にとってはヘルスケア・マネジメント教育認定委員会から正式に認定を受けた大学院でMHAを取得することは、とても意味のあることです。

河野　医師はMHAよりMBAを取得する傾向があるようですが、これについて教えてください。

モートン博士　まず医師にはすでに医療のバックラウンドがあります。医師がMBAを目指す理由として、第一に「MBAを取得することで自分の報酬が増えることを期待する」、第二に「起業家をめざして資金を集め、利益を出せる方法を学ぶためにビジネスを勉強する」などが考えられます。一つめの「MBAを取得することで自分の報酬が増えることを期待する」では、病院CEOや医務部長を目指す医師もいますが、あまり現実的ではありません。二つめのほうが現実的です。つまり医療機器やインターネット会社の設立を目指す起業家志願の医師たちです。これらの医師は、MBAを通じて人を助けようとしているのではなく、自分たちの報酬の助けになることを望んでいるのです。

河野　病院CEOに求められる重要なスキルを挙げてください。

モートン博士　まず、効果的なコミュニケーションを取れる能力を持つことです。これは部下に対してだけではなく、医療スタッフ、病院職員、地域住民も含みます。たとえば病院が組織変革を行うときは新しい戦略に従って目標を達成していきます。その時CEOは組織の人々に新しい戦略を理解してもらうために、高度なコミュニケーション能力が要求されるのです。また、CEOはボード・メンバーに対し病院の状況を把握したうえで正しい判断を下してもらうために的確に情報を伝えたり、ボード・メンバーを説得するときにもコミュニケーション能力が必要になります。優秀なコミュニケーター（意思伝達者）である病院CEOの代表としてシカゴのノースウエスタン記念ヘルスケアのマックレン・バーグ（Gary Mecklenburg）氏が挙げられます〔筆者注：

著者の前著『病院の内側から見たアメリカの医療システム』の一五六頁参照〕。

二つめに、体系的な視野（System View）を持つことが挙げられます。競合病院の動向、病院の財政状況、政府の医療政策、IT、病院内の動き、地域住民の動向などを総合的に判断して、病院の方向性を決定しなければならないからです。

河野　一九八七年にACHEは、卒後教育の一貫である病院経営フェローシップ（Administrative Fellowship）のガイドラインを発表しましたが、これについて教えてください。

モートン博士　病院経営フェローシップは、一九七〇年代にマサチューセッツ総合病院とジョンズ・ホプキンズ病院が始めました。その後、病院経営フェローを受け入れる病院が増えたために、ACHEが率先してフェローシップのガイドラインとフェローシップを提供している病院のリストを作成しました。私はこのガイドライン作りに携わりました。このガイドラインは、あくまでも任意のもので認定制度ではありません。その理由はもし認定制度を作ると、認定に要する手間を恐れて病院が病院経営フェローシップの提供を止めてしまう可能性があるからです。現在ACHEは病院経営フェローを受け入れている病院から、フェローシップの内容、病院の情報などを送ってもらい、それをACHEのホームページに公開しています。

河野　医療経営学修士課程卒業生が病院経営フェローを経験する重要性を感じますか。

モートン博士　強く感じます。フェローシップは、大学院の学生から現場で働くための転換期の教育です。つまり新卒生は病院のフェローになることによって、病院経営幹部の指導の下に大学院で学んだ知識が現場で生かせるようになるための貴重な実地トレーニングを受けることができるのです。

河野　大学院の学生時代から病院経営幹部まで、メンターを持つことは重要ですか。

モートン博士　メンターを持つことはとても重要です。大学院生時代に現役の病院経営幹部をメンターとして、アドバイスをもらうことは大切なことです。しかし、最近メンターの人数が減りつつあります。そこでACHEは、メンター制度を広げるために、FACHEを認定する際に候補者が実際にメンター

JCLS 88002-164

になりその記録をＡＣＨＥに提出することで、その記録を「フェロー・プロジェクト」として認めるなど、メンターを増やすように努力しています。

メンターを持つメリットとしては、メンターは、通常外部の人間なので安心して相談できます。そして、何か自分が間違いを犯したとき、または困ったときに経験豊富なメンターから助言をもらうことができます。これは、本人とメンターの一対一で行われ、オンラインやグループで行われる継続教育では得られない経験です。

病院経営幹部たちにとってもメンター持つことは有用です。その場合、自分より若い人間をメンターに選ぶことがあります。たとえば、ＩＴ分野の若手を選ぶことで、彼らの違った視点から新しい手法を学ぼうということです。あるいは、違う業界の人間にメンターを求めることもあります。

河野　私は、毎年ＡＣＨＥの年次総会に出席していますが、毎回時流にあったテーマが選ばれ、病院経営に即役立つ基調講演や各種セミナーが提供されているように感じます。ＡＣＨＥは、どのように講演者やセミナーのトピックを選んでいるのでしょうか。

モートン博士　毎年、年次総会に適したトピックを選ぶために、各分野のエキスパートを招聘してテーマやトピックについて討論してもらい、それに相応しい演者の候補者も挙げてもらいます。

もう一つのやり方は、演者を公募で選びます。ＡＣＨＥのホームページに募集要項と必要書類を公開します。希望者から送られてきた必要書類を基にして教育部のスタッフが応募者の職務経験、演題の内容、講演会の経験があるかなどを考慮して演者を選択します。通常このプロセスに六ヵ月を要します。

河野　質問は以上です。貴重なお話をありがとうございました。

JCLS 88002-164

第15章
アメリカの医療保険制度

アメリカの医療保険制度は、公的医療保険と民間医療保険とによって成り立っている。公的医療保険は、人口の約三四％に相当する一億人が利用している（文献一）。それ以外のアメリカ人は、個人や企業を通して民間医療保険を利用している。公的医療保険は数種類存在し、民間医療保険となると多種多様な保険が存在している。今回は、公的・民間医療保険の基本的な種類と特徴について述べてみたい。

公的医療保険の種類

公的医療保険は、大きく分けて六種類ある。そのうち一般のアメリカ人が条件を満たせば加入できる公的医療保険として「メディケア（Medicare）」、「メディケイド（Medicaid）」と「州子ども医療保険（State Children's Health Insurance Program：ＳＣＨＩＰ）」がある。軍人には、現役軍人とその家族を対象にした「トリケア（T

RICARE)」と退役軍人個人のための「VAヘルス・ケア(Veterans Administration Health Care：VA Health Care)」の二種類がある。そして、アメリカインディアンとアラスカ先住民に対しての「連邦医療プログラム(Federal Health Program for American Indians and Alaska Natives)」が運営されている。

「メディケア」、「メディケイド」、「州子ども医療保険」の被保険者は、民間医療保険の被保険者と同様に一般の医療施設を利用することになる。「VAヘルス・ケア」と「連邦医療プログラム」の被保険者たちは、原則的に連邦政府が運営している医療施設を利用しなければならない。「トリケア」の被保険者も連邦政府の医療施設を利用するが、保険の種類によっては一般の医療施設の利用も認められている。

メディケア（老人医療保険）

メディケアは、一九六五年に連邦法である年金法修正条項第18項として成立した。この修正条項は、後に述べるメディケイドとあわせてメディケア・メディケイド法と呼ばれている。当初は六十五歳以上の高齢者を対象にした医療保険であったが、一九七二年に六十五歳未満の身体・心身障害者や人工透析を含む終末期腎疾患(End stage renal disease)まで受給資格が拡大された。二〇〇四年のメディケア被保険者数は、四一八〇万人である(文献二)。

　メディケアは、連邦政府厚生省の中にあるメディケア・メディケイド・サービスセンター（Centers for Medicare and Medicaid Services）が運営しており、財政的にも連邦政府の予算と被保険者の自己負担金によって運営されている。このメディケアは、一般に従来型メディケア（Traditional Medicare）またはＦＦＳメディケア（Fee-for-Service Medicare）と呼ばれている。連邦政府が、メディケアを民間医療保険会社に委託して運営しているマネジドケア型メディケアは、マネジドケア・メディケア（Managed Care Medicare）、メディケア・プラス・チョイス（Medicare + Choice）、メディケアＨＭＯやメディケア・アドバンテージ（Medicare Advantage）などとも呼ばれ、メディケア被保険者の一二%が利用している（文献三）。連邦政府は民間医療保険会社にメディケアの運営を強制して委託しているのではなく、民間医療保険会社の選択に任せている。マネジドケア型メディケアの受給資格と基本的な給付内容は、従来型メディケアに準じているが、マネジドケア型保険に特有の制限がついていることがあるので、契約内容を理解してから医療機関を利用しないと保険会社からの治療費支払い拒否の原因になることがある。たとえば、従来型メディケアの被保険者はメディケアに加入している医療機関ならアメリカ中どこでも利用できるが、マネジドケア型メディケアは保険会社が指定する医療機関を利用することや専門医に直接掛かれないなどの制限がついていることがある（文献四）。一方で、マネジドケア型メディケアは、従来型メディケアの給付には付加されていない歯の治療や外来処方箋薬が含まれるなどの利点がある。

　従来型メディケアは、パートAの病院保険（Hospital Insurance）とパートBの医療保険（Medical Insurance）の二種類に分けられている。

パートAは、連邦所得税を一定期間納付するなどの条件を満たしていれば、本人の申請により六十五歳から無料で支給される。すべての条件を満たしていない場合は、本人の意志で購入することが可能である。その場合の月々の掛け金は、条件によって異なるが、二〇六ドルから三七五ドル(二〇〇五年度)の自己負担になる。パートAがカバーするのは、病院の入院やホスピス・ケア、高度介護療養施設の入居、在宅看護などである。

パートBは、月々の掛け金(七八・二〇ドル：二〇〇五年度)を支払うことで受給できる任意の保険である。この掛け金は、加入者の公的年金から自動的に引き落とされる。病院の外来、医師の技術・手技料、検査、予防医学(マンモグラフィーや前立腺検査など)、医療用具などがカバーされている。医師の技術・手技料の例としては、医師のオフィスでの診療、病院や日帰り手術センターでの手術料、内視鏡検査手技料、レントゲンやMRIの読影料があげられる。

病院で手術を受けて入院する場合、病院の費用はパートA、そして医師の手術料や回診料はパートBから支払われる。病院で日帰りオペを受ける場合は、入院をともなわないので病院の費用と医師の手術料もパートBから支払われる。

従来型メディケアには外来処方箋の給付はなかったが、二〇〇四年からは、被保険者が三十ドル前後の外来処方箋薬の割引カード(Medicare-approved drug discount card)をメディケアから認定を受けた民間医療保険会社、薬局、外来処方箋薬給付会社などから購入することで外来処方箋薬の割引が受けられるようになった。二〇〇六年からは、外来処方箋薬は新たに設置されるパートDから任意で給付が受けられるようになるが、パートBのように月々の掛け金が必要である。ちなみに二〇〇六年のパートDに対する月々の掛け金は、三十七・三七ドルである。すなわち、従来型メディケアは、二〇〇六年から条件を満たせば無料のパートAと掛け金が必要なパートBとパートD（外来処方箋薬給付）の三種類となる。

メディケイド（低所得者医療保険）

メディケイドは、一九六五年に連邦法である年金法修正第19項として成立した低所得者を対象とした医療保険である。二〇〇四年のメディケイド被保険者は、四二九〇万人である。二〇〇二年度の被保険者の内訳は、子どもが四七％、妊婦や子どもを持つ成人が二六％、障害者が一六％、六十五歳以上の高齢者が九％、その他が二％となっている（文献二、五）。運営は州政府に任せられており、連邦政府の基本規則を満たしていれば各州政府が州独自の詳細規則を設定し運営することが可能である。連邦政府は、州政府に対してメディケイドの給付内容、受給資格に対する基本的な規則を設け、この規則を満たした場合に連邦政府から補助金がもらえるようになっている。財政的には、連邦政府からの補助金と州政府の予算によって運営されている。州政府の中には民間医療保険会社にメディケイドを委託している州もある。

連邦政府の定める「受給資格」と「給付内容」の基本規則には「絶対規則」と「任意規則」がある（**表32**）。絶対規則は、州政府がメディケイドを運営する際に必ず満たさなければならないが、任意規則は州政府の判断に任されている。州政府が任意規則も選択すると絶対規則分に加えて任意規則に対する補助金も獲得できる（文献六、七）。しかし、州政府が財政難に陥ると任意規則の選択を取りやめてしまう可能性があり、低所得層の無保険者が増加する可能性がある。メディケイド被保険者の三九・四％が絶対規則、五九・六％が任意規則によってメディケイド受給資格を得ている（文献七）。

メディケイドの受給資格について、妊婦を例に取り各州を比較してみる。妊婦の受給資格は絶対

表32　連邦政府が定めるメディケイドの受給資格と給付内容の基本規則

基本受給資格（抜粋）
〈絶対規則〉 ●連邦貧困所得基準が133％未満（4人家族で25,070ドル未満）の世帯で6歳未満の子ども ●連邦貧困所得基準が100％未満（4人家族で18,850ドル未満）の世帯で6歳以上18歳以下の子ども ●連邦貧困所得基準が133％未満の妊婦 ●片親世帯援助（Aid to Families with Dependent Children：AFDC）を受けている親と子ども ●生活保護手当て（Supplemental Security Income：SSI）を受けている障害者 **〈任意規則〉** ●連邦貧困所得基準133％を超え185％未満の所得世帯で1歳未満の乳児と妊婦 ●生活保護基準手当ての300％未満（月額：1,692ドル）を受けている精神病の入院患者あるいは療養施設の入居者 ●生活保護基準手当ての300％未満を受けているナーシング・ホームの住居者

- 連邦貧困所得基準が100％未満の高齢者，盲目者，障害者
- 生活保護基準手当ての100％未満を受け働いている障害者
- 高額の医療費による貧困者：メディケイド受給資格には該当しないが、高額な医療費や外来処方箋薬代によって貧困に陥った人を対象にしている。対象者の大半は、高齢者のナーシング・ホーム住居者，身体・心身障害を持つ成人や子どもである

基本給付内容（抜粋）：急性期治療と長期療養に分けられ，おのおのについて絶対規則と任意規則がある

〈急性期治療〉

絶対規則

- 医師の診療
- 助産師、ナース・プラクティショナーの診療
- 臨床検査とレントゲン
- 病院の入院
- 病院の外来
- 家族計画

任意規則

- 外来処方箋薬
- リハビリテーション治療、言語治療など
- 歯科治療
- 人工装具、眼鏡、医療用具など
- ケースマネジメント

〈長期療養〉

絶対規則

- 介護施設の利用
- 在宅看護

任意規則

- 精神疾患関連施設の利用
- 精神疾患を持つ高齢者（65歳以上）の病院と介護施設の利用
- ケースマネジメント
- 介護補助
- ホスピス・ケア

出所：Medicaid: A Brief Summary, CMS

規則における連邦貧困所得基準額は、一三三%未満に設定されている。絶対規則に設定している州はアリゾナ州、アイダホ州、バージニア州、ワイオミング州などがあげられる。それに対し、ワシントン州、ウイスコンシン州、コネチカット州は、任意規則も採用しているので連邦貧困所得基準額は一八五%未満である。つまり、連邦貧困所得基準額が一八〇%の妊婦は、ワシントン州ではメディケイド受給の所得基準を満たしているが、バージニア州に引っ越したら、バージニア州の受給資格は満たしていないことになる。

メディケイド受給資格の基本規則で注意したいのは、受給対象者を「低所得世帯の妊婦、子ども、子どもを持つ成人と障害者」に制限しているので「子どものない、あるいは障害のない低所得世帯の成人」は、連邦政府が支給するメディケイド補助金の対象ではないことである。したがって、州政府の歳入と判断によってこれらの層を対象にした州独自の公的保険あるいは救済制度を設置することになる。たとえば、ワシントン州（基本ヘルス・プラン）とミネソタ州（ミネソタケアや一般医療援助）は、メディケイドの対象にはならない低所得世帯の成人が加入できるような州独自の医療保険制度を運営している（第3章と第4章参照）。

メディケア（老人医療保険）とメディケイド（低所得者医療保険）の両方の受給資格者

メディケアの受給者でかつメディケイドの受給資格基準を満たせば両方の医療保険を受給することができる（Dual eligible）。メディケアを受給している高齢者になぜメディケイドの必要性があるのだろうか。その理由として、次のようなことが考えられる。メディケアは、パートAの掛け金は不要であるが、入院費用（一～九十日の入院は一律九一二ドル、六十一～九十日は一日につき二二八ドル）や高度介護医療施設（二十一日め以降一日につき一一四ドル）の自己負担金、また、任意加入のパートBは月々の掛け金と医療費の二〇％前後の自己負担が必要である。さらに、ナーシング・ホームの長期滞在費はメディケアの給付対象外のために、パートBの保険の掛け金や自己負担金が払えない被保険者が出てくるのである。また、ホスピス・ケアなどでナーシング・ホームに長期間滞在する場合、滞在費用のほとんどは自己負担になるため、貧困に陥る被保険者が出てくるのである（**第12章**）。そこでメディケイドによって、パートBの掛け金や医療費自己負担金、メディケア給付対象外の治療費、ナーシング・ホームの滞在費などをカバーすることで、先のようなメディケア被保険者が引き続き医療が受けられるようにしているのである。メディケア被保険者に対するメディケイド給付条件は、各州によって違いはあるが、目安として年間所得が連邦貧困所得基準の一〇〇％前後、そして資産額の上限は二千～三千ドル（一人当たり）になっている。

両方の保険を持つ被保険者は、七百万人である（文献八）。そして、そのメディケイドの医療費内訳は長期療養が六五％、急性期治療が一五％、外来処方箋薬が一四％、パートBの掛け金と自己負担金が六％である（文献八）。この結果からメディケイドは、六十五歳以上の低所得者にとってのセーフティーネットの役割も果たしていることがわかる。

州子ども医療保険（State Children's Health Insurance Program：SCHIP）

州子ども医療保険は、一九九七年に連邦法である年金法修正条項第21項として成立した無保険の子どものための医療保険である。連邦政府は設立と運営を州政府に任せており、州政府が子ども医療保険制度を施行した場合に補助金を出している。メディケイドの連邦貧困所得基準は絶対規則で一〇〇％未満と規定されているが、これらの基準を超える無保険世帯で連邦貧困所得基準が二〇〇％未満世帯の十八歳以下の子どもを対象としている。二〇〇四年度の州子ども医療保険の被保険者数は、四一〇万人である（文献二）。

軍人の医療保険：トリケアとＶＡヘルス・ケア

●トリケア（ＴＲＩＣＡＲＥ）

国防総省（Department of Defense）は現役の軍人とその家族および原則六十五歳以下の退役軍人とその家族を対象にした医療保険のトリケアと軍医療システム（Military Health System）を運営し、アメリカ国内外の主要な軍の基地に医療施設を併設している。なお、アメリカ国内のトリケアの運営は民間医療保険会社に委託されている。

表33　3種類のトリケア

トリケア・プライム（TRICARE Prime）
●HMOタイプの医療保険。軍の掛かり付け医（Military Primary Care Manager : MPCM）に掛かることが原則。 ●現役軍人の加入が義務付けられている。 ●現役軍人とその家族の保険の掛け金は無料。退役軍人とその家族は、年間230ドルから460ドルの自己負担。 ●軍医療システムの医療施設の使用が第一選択になる。
トリケア・スタンダード（TRICARE Standard）
●出来高払い方式の医療保険（トリケア・プライムに比べ、医療費の自己負担額が高い）。 ●現役軍人以外でトリケア・プライムに加入していないトリケア受給資格者が対象。 ●受給資格者（退役軍人とその家族も含む）の保険の掛け金は無料。 ●軍医療システムの医療施設とトリケアが契約している民間医療施設を利用しなければならない。
トリケア・エクストラ（TRICARE Extra）
●トリケア・スタンダードに追加できるPPOタイプの医療保険。トリケア・エクストラを追加することでトリケアが契約していない民間医療施設にも被保険者の判断と医療費の一部自己負担により利用できる。 ●受給資格者（退役軍人とその家族も含む）の保険の掛け金は無料。

トリケアの被保険者は、軍医療システム内の医療施設利用を奨励されているが、住居地の近くに軍の医療施設がない場合やトリケアの種類によっては民間の医療施設を利用することができる。また、退役軍人とその家族は、掛け金を払い続けることでトリケアを利用することができる。退役軍人本人に限っては、VAヘルス・ケアへの加入も可能であるが、これについては後に詳しく述べる。

表33のようにトリケアには三種類の保険がある。現役の軍人は、トリケア・プライムの加入が義務付けられている。

家族も希望によって加入できる。現役の軍人とその家族には無料で給付され、退役軍人とその家族は、二三〇〇から四六〇〇ドルの年間保険料を支払うことで給付される。現役の軍人以外にはトリケア・スタンダードとトリケア・エクストラに加入する選択権も与えられている。

●VAヘルス・ケア

退役軍人省（Department of Veterans Affairs）の退役軍人医療局（Veterans Health Administration：VHA）は、退役軍人のためのVAヘルス・ケア（VA Health Care）とアメリカで最大の統合医療システム（Integrated Health System：IHS）であるVAヘルス・ケア・システム（VA Health Care System）を運営している。VAヘルス・ケアは医療保険であり、VAヘルス・ケア・システムは被保険者のための医療施設を運営している。

VAヘルス・ケアは先に述べた退役軍人個人を対象に、トリケアのような月々の掛け金は不要で、医療費の自己負担もほとんどないが、医療施設の利用はVAヘルス・ケア・システムに限定されている。退役軍人のなかには、保険金や医療費の自己負担をしても医療施設の選択肢の多いトリケアの加入を続けることがある。退役軍人はアメリカ人口の一〇％に相当しているが、すべてがVAヘルス・ケアに加入しているわけでなく、マイナリティーや低所得者で占められているのが現状である（文献一）。

VAヘルス・ケア・システムは、一五八の病院、八五四の外来施設、一三二のナーシング・ホームを持っており、それらの医療施設は公的・民間の一〇七校の医科大学や医学部、五十五校の歯科大学や歯学部の研修指定施設になっている（文献九）。

アメリカインディアンとアラスカ先住民のための連邦医療プログラム

連邦医療プログラムは、アメリカインディアンとアラスカ先住民のための医療制度である。連邦政府厚生省に属するインディアン医療サービス局（Indian Health Service）と対象となるアメリカインディアンとアラスカ先住民たち自身によって、被保険者が利用する医療施設が運営されている。

民間医療保険の種類

アメリカでは公的医療保険対象外の人々は民間医療保険を利用している。企業の被雇用者や公務員は雇用主が契約している民間医療保険を利用し、自営業者は各個人で民間医療保険を購入している。したがって、アメリカでは民間医療保険の需要は大きく、さまざまな民間医療保険が存在している。

学会で会ったある大手民間医療保険会社の幹部は、「わが社は多くの大手企業から医療保険の委託契約を受けている。大手企業の医療保険担当者は毎年、会社の予算に合わせて給付内容を検討している。保険会社はあくまでも顧客のニーズに合わせた医療保険を提供しているのである。」と述べていた。このように、複雑になりつつあるアメリカの民間医療保険を理解するために基本となる民間医療保険の分類と定義について述べてみたい。

●大きく分けて二種類の民間医療保険

アメリカの民間医療保険は、出来高払い型保険（Indemnity Insurance）とマネジドケア型保険（Managed Care Insurance）の二種類がある。出来高払い型医療保険は、被保険者が医療機関を利用するときに医療保険会社からほとんど制限なく医療と医療費を受けることができる医療保険である。マネジドケア型医療保険が普及するまでは主流であったが、医療費の高騰が掛け金の値上げにつながったことで、このタイプの保険は最近ではほとんど見られなくなった。

マネジドケア型医療保険は、被保険者が医療機関を利用するときに、医療保険会社から何らかの制限を受ける保険である。マネジド（Managed）＝「管理される」と表現されているように、被保険者は一定のルールに従って保険を利用しなければならない（文献四）。

●三種類のマネジドケア型医療保険

マネジドケア型医療保険は、大きく分けて「Health Maintenance Organization: ＨＭＯ」、「Point-of-Service：ＰＯＳ」と「Preferred Provider Organization：ＰＰＯ」の三種類がある。医療保険会社から厳しい制限を受けるのはＨＭＯ→ＰＯＳ→ＰＰＯの順である。以前は、制限が厳しい医療保険ほど保険の掛け金が安価であることが多かった。しかし最近では被保険者の医療費の自己負担額、保険会社の年間保険免責金（Deductible）の金額も保険の掛け金に影響を及ぼすようになってきたことから、ＨＭＯだからといって一概に掛け金が安いとは言えなくなってきた。

ＨＭＯタイプの医療保険は、被保険者は掛かりつけ医（Gate Keeper, Primary Physician）に掛かることが原則である。そして、掛かりつけ医の判断により専門医の診断・治療を受けることができる。その他に特徴的な制限として、病院、検査センターなどの医療機関の利用に関しては、ネットワーク医療機関（Network Provider）と呼ばれる保険会社から渡されたリスト（医療保険会社と契約している医療機関の一覧表）にある医療機関を利用しなければならない。

ＰＯＳタイプの医療保険は、ＨＭＯと次に述べるＰＰＯのハイブリット型医療保険である。被保険者の判断で高めの自己負担金を支払うことで直接専門医やネットワーク外（Out of Network）の医療機関を利用することができる。ＰＯＳは、ＨＭＯの規則に準じているが、ＰＯＳの名称である「ポイント・オブ・サービス」のように必要な時（ポイント）に直接専門医やネットワーク外の医療機関を利用することができる保険である。

ＰＰＯタイプの保険は、被保険者の判断で直接専門医に掛かれたり、ネットワーク外の医療機関も利用できたりといったことで、制限の少ない医療保険である。

ＰＰＯとＰＯＳは類似しているように感じるが、ＰＯＳは、あくまでもＨＭＯを主体とした保険であるために、直接専門医に掛かったりネットワーク外の医療機関を利用したりする場合の自己負担金はＰＰＯより高く設定されている。そのために、被保険者が自分の判断で医療機関を選ぶことが多いのなら、ＰＰＯに加入しておいたほうが年間の総自己負担金が安くなることがある。

医療保険と疾患管理（Disease Management）

公的・民間医療保険を提供する側は、医療費の高騰に敏感である。医療費の大部分は、末期の糖尿病、心臓病などを患う少数の被保険者たちによって費やされていることが多い（文献十）。従来の医療保険は、予防医学や疾患の管理に対する支払い制度が十分確立されていなかったために、疾患初期の自覚症状の少ない時期を逃し、重症度が増し、高度検査や手術が必要になってから医師に掛かることが多かった。もし、予防医学による疾患予防、疾患の早期発見、あるいは生活習慣病や慢性疾患を定期的に管理することによりそれ以上病状を悪化させないようにすれば、結果的には将来の医療費の抑制と患者の生活の質を向上させることになるのではなかろうか。これを実現するのが疾患管理（Disease Management：ＤＭ）なのである。疾患管理は保険者と被保険者の両者にメリットがあるためにアメリカの公的・民間医療保険が導入を始めている。

生活習慣病や慢性疾患に対する疾患管理は、長期間管理することでより高い効果が得られるものである。しかし、アメリカの民間医療保険は、雇用主の都合や被雇用者の転職にともなう被保険者の保険会社が短期間で変更されることがあるために、一つの保険会社が被保険者を長期間にわたって管理することは困難なのである。一方で、従来型メディケア被保険者は、受給開始後生涯にわたって同じ保険を利用するために長期的な疾患管理が可能であり、疾患管理による医療費削減効果と患者の生活の質の向上が期待されるのである（文献十一）。その意味で従来型メディケアが試験的に疾患管理を取り入れたことの意味は大きい。それではメディケアに疾患管理が取り入れられた背景について述べてみたい。

●メディケアの公開試験：疾患管理プロジェクト

二〇〇三年一月に、「メディケア外来処方箋薬・向上・現代化（Medicare prescription drug, improvement, and modernization act of 2003）」の連邦法が成立した。この連邦法の条項の一つである「従来型メディケア被保険者の慢性疾患管理向上（Chronic Care Improvement）」を受けて、アメリカ厚生省は二〇〇四年四月二十三日にうっ血性心不全あるいは糖尿病を持つ従来型メディケア被保険者の希望者を対象にした疾患管理の公開プロジェクトを民間の疾患管理会社に委託するための募集要項を発表し、二〇〇四年十二月八日、厚生省は先の第一段階公開試験プロジェクトの委託先を決定した（文献十二）。このプロジェクトは第一段階と第二段階に分けられている。第一段階プロジェクトは、地域を限定して総計被保険者十八万人を対象に二〇〇五年から三年間実施し、第二段階プロジェクトは、被保険者数と実施地域を拡大する（文献十三）計画である。

●プロジェクトに至るまでの背景

メディケアが施行されて以来、少数の被保険者がメディケア医療費の多くを占める傾向が続いていた。そこで、一九九六年に厚生省が本格的に調査を実施したところ、メディケア被保険者の一二・一%がメディケア医療費の七五・五%を占めているとの結果であった。その被保険者のほとんどが、慢性疾患をともなっており、入退院を繰り返していた(文献十四)。

二〇〇五年五月にアメリカ連邦議会予算局が二〇〇一年度に実施した調査結果を発表した。メディケア被保険者の二五%がメディケア医療費の八五%を占めており、二五%の被保険者のうち四〇%は冠状動脈疾患、三〇%が糖尿病、残りがうっ血性心不全、慢性閉塞性肺疾患のいずれかに罹患していた(文献十五)。

これらの結果から依然として少数のメディケア被保険者と医療費に対する傾向は変わっていないことが明白になった。そこで、連邦議会は慢性疾患をともなう被保険者の医療費抑制のために疾患管理の導入を考慮したのである。

今回の疾患管理プロジェクトへの参加は、被保険者の意志に任されているために、ターゲットにしている被保険者層のすべてが参加するとは限らない。これまでに、メディケア・メディケイド・サービスセンターがメディケア被保険者を対象に実施した慢性疾患関連プロジェクトの経験から「重傷度の高い被保険者は、入退院を繰り返す傾向が高く、これらの被保険者を管理すればより高い医療費削減効果が得られるであろう。しかし重症度が高い被保険者のプロジェクトへの参加は少なく、低い被保険者が参加する傾向にある」との報告がある(文献十四)。現在はプロジェクトが進行中であり、結果に大いに期待したいところである。

アメリカの医療保険制度と病院のコスト削減

医療保険から医療機関に対する医療費支払いは、アメリカ特有の医師と病院の関係が反映されている（**第5章**）。日本では、アメリカの医療費はDRG（Diagnosis Related Group：DRG）に代表される包括払い方式によって支払われているイメージが強いが、アメリカの包括払い方式とは病院の入院費に対する支払いで、医師による手術や回診などの医師の技術・手技料は含まれていない。したがって、アメリカの病院に入院した場合、大きく分けて「ホスピタル・フィーと呼ばれる病院への病院医療費（Hospital Fee）」と「ドクター・フィーと呼ばれる医師への技術・手技料（Doctor Fee）」の二種類の医療費が発生するのである。

たとえばメディケア患者が病院で手術を受けて入院した場合、病院はホスピタル・フィーとしてメディケアからDRGによる支払いと患者から一部負担金を受け取る。病院はその医療費を病院で雇用している薬剤師や看護師など医療スタッフの人件費、入院中の薬剤・投薬、検査、患者の食事などの病院運営費に充てる。患者の主治医と手術に関わった麻酔科医や放射線医たちには、各医師個人に対してメディケアから技術・手技料を元に算出されたドクター・フィーの支払いと患者から一部負担金を受け取るのである。この支払い方法からも、病院と医師は独立した関係であることが理解できる。このような関係はアメリカの病院が医療費抑制戦略を実行することを困難にしているのである。たとえば、心臓ペースメーカー埋設手術を例にあげてみる。

病院側は契約している心臓外科医たちに、ペースメーカーAの使用を推奨している。しかし、心臓外科医Bは、ペースメーカーAとほぼ同じ機能を持つがAより高価なペースメーカーCの使用を主張する。さらに医師Bは、埋設手術後いつも病院が奨励している術後血液検査セットのほかに類似した血液検査の依頼と鎮痛剤にブランド薬剤を指定している。しかし、ペースメーカー代、検査・投薬代はすべて病院の費用であるために、病院はB医師にペースメーカーCからAに切り替え、検査項目を減らし、ジェネリック薬剤への切り替えをお願いすることで病院医療費抑制に努めようとしている。

病院経営者の立場では、契約している数百人以上の医師たちの好みをすべて受け入れると経営が成り立たなくなる。そこで、医師たちに主要な疾患の臨床ガイドライン（Clinical Guideline）、病院奨励医療装置・用具、ジェネリック薬剤を利用してもらうことがコスト削減の鍵になる。また、病院はベンチマーク（Benchmark）の手法を用いて同じ疾患を持つ入院患者の医療費を比較し、医療費の高い医師を把握するようになってきた。

アメリカにはこのようなベンチマーク・データベースが多く存在するが、その結果を用いて安易に医療費の高い医師に病院推奨の薬剤や医療装置・用具への切り替えを説得することには注意を要する。その理由は、B医師はペースメーカーや薬剤を病院の希望するものに切り替えても、医師の技術・手技料には反映されず自分の収入が増えるわけではない。医師の立場では、普段から使用しているペースメーカーCのほうが慣れているし、術後の患者管理も自分が選んだ血液検査項目や薬剤によってしたいであろう。さらにアメリカの医師は病院に直接雇用されていないことから、病院側があまり強制すると他の競合病院と契約され、医師と患者の両方を失う原因になることがある。

ここからは余談となるが、実際に医師の生の声を聞いていると「一度もこの病院のCEOやCOOを見たことがなく、病院がいったい何を考えているのかわからない」、「この病院はコスト削減第一で医師の声はまったく無視している」などが聞こえてくる。

このような状況のなかで、どのようにして医師に医療費削減に協力してもらっているのであろうか。ここで手腕を見せるのが病院経営士である。第一に医師たちと円滑な「コミュニケーション」を図りお互いの意見を交換することである。そして、第二に病院が優秀な医師との契約と契約継続のために「最新鋭の医療設備」と「優秀なスタッフ」を備えておくことである。

前者のコミュニケーションのとり方として実際にアメリカの病院が実践していることをあげてみる。

1　病院CEOやCOOが定期的に早朝から病院内のドクターラウンジ（Doctor Lounge）に出向いて積極的に医師の意見を聞く。

2　医務部長（Chief Medical Officer：CMO）の元に、病院のスタッフが医師から聞いた意見を定期的に受け付ける選任担当者を配置し、CMOを通じてCEOに報告する体制を整える。

3　医師の継続教育の単位となる医学関係講演会を定期的に開催する。

4　医師のオフィス経営に役立つ医師対象の経営セミナーを開催する。

5　年に数回医師を対象に病院経営戦略方針を伝えるための説明会を開催する。

6　病院経営戦略や病院の出来事を伝える定期刊行物を発行し、ドクターラウンジに常備する。

アメリカの病院経営者たちは優れたベンチマーク・データベースの導入やコンサルタントの利用によって医療費削減を試みようとしているが、実際に医療費削減に成功している病院は経営幹部と医師とのコミュニケーションが確立されている。円滑なコミュニケーションなしに病院経営者の意向を医師に伝えても、反発を受けて逆効果になってしまう。

コミュニケーションの確立は時間が掛かり、その関係を継続するには絶え間ない努力が要求されるが、これが病院経営成功への鍵を握っているのである。

総　括

アメリカには、公的・民間医療保険が存在し、保険ごとに内容が違う。そのために、たとえば盲腸の手術の自己負担金も、医療保険の種類・内容によって数千円から数十万円の差が出てくるのである。「あなたは自分の医療保険に満足していますか」という質問を盲腸手術にそれぞれ数千円と数十万円の自己負担をした二人に聞くと、まったく違った答えが返ってくるであろう。

保険提供者は、できるかぎり医療費を抑えるために被保険者の自己負担額を増やしたり、医療機関へのアクセスに制限をつけたりしようとする。そして、被保険者は保険の掛け金と医療費自己負担額が少なく、いかなる医療施設でも利用が可能な保険を期待している。このように矛盾した考えのなかで、先の盲腸手術の例で自己負担が数千円の保険を良い保険、あるいは自己負担金数十万円の保険を悪い保険と単純に決め付けることはできないのである。アメリカにはさまざまな医療保険が存在するために、各保険の背景を把握したうえで医療保険を比較することが重要である。

文献一　Leadership by Example, the National Academies Press, Washington DC, 2003

文献二　2004 CMS statistics, U.S. Department of Human and Health Services, October 2004

文献三　Medicare Advantage fact sheet: The Henry j. Kaiser Family Foundation, April 2005

文献四　河野圭子：病院の内側から見たアメリカの医療システム第三版、新興医学出版社、二〇〇三年

文献五　FY 2002 Medicaid beneficiaries by basis of eligibility, MSIS state summary FY 2002, CMS

文献六　Welcome to Medicaid Site for Consumer Information, 入手先 <http://www.cms.hhs.gov/medicaid/consumer.asp>

文献七　Medicaid and the uninsured, The Henry J. Kaiser Family Foundation, June 2005

文献八　Medicaid and the uninsured, The Henry J. Kaiser Family Foundation, January 2005

文献九　Department of Veterans Affairs Fact Sheet: Department of Veterans Affairs, May 2004

文献十　Peter R. Kongstvedt: Managed Care, What it is and how it works, An Aspen Publication, Gaithersburg, MD, 2002

文献十一　An analysis of the literature on Disease Management Program, CBO report, October 13, 2004

文献十二　NHPF Issue Brief, National Health Policy Forum, No.797, May 10, 2004
文献十三　Medicare Health Support, Highlight of the Program, CMS, 入手先 <http://www.cms.hhs. gov/medicarereform/ccip/highlights.asp>
文献十四　Federal Register, Vol.65, No. 40, February 28, 2003 Notice
文献十五　High-cost Medicare Beneficiaries, CBO, May 2005

第16章 アメリカの医療保険の現状

アメリカでは、高齢者、低所得者、軍関係者などを除いて、一般国民の多くは民間医療保険を利用している。公務員をはじめ企業の被雇用者は雇用主が提供している民間医療保険を利用し、自営業者は各自で民間医療保険を購入している。このようにアメリカの一般医療保険は民間企業が担い、さまざまな内容の保険が存在している。アメリカの民間医療保険は、医療保険会社ごとに、また、顧客ごとに給付内容や被保険者の自己負担金などの契約内容が異なっている。さらに保険会社は、各医療機関と診療価格の交渉をしたうえで契約を結んでいる。

このように、アメリカの民間医療保険はさまざまな契約によって運営されているために、保険会社、医療機関、被保険者の間での間違いも生じやすい。医療機関も複数の医療保険会社と契約しているために、利用率の低い医療保険を持つ患者に関しては、そのつど保険会社に契約診療価格や給付内容の確認をしているのが現状である。保険会社と医療機関は、お互いにミスを防止するためのシステム構築をしているが、契約数が多く情報の更新が追いついていない。したがって被保険者は、保険を使うたびに自分が加入している保険内容の確認と、医療機関と保険会社から送付される請求・明細書が正しいかどうかなどの確認が必要である。それを怠ると、保険適応外の診療のために医療費が全額自己負担となったり、医療機関や保険会社のミスで給付されるはずの治療費が保険適応外として自己負担になることがある。

本書では最後に、実際の医療保険会社と医療機関からの明細書および請求書を例に、アメリカの民間医療保険使用時の現状について述べてみたい。

ケース1　男性A氏

アメリカン・フットボールの練習中、チームメートに胸部をアタックされ、酷い痛みと胸部骨折の疑いがあるとして病院のＥＲ（救急治療室）を受診した。当日は土曜日で、掛かりつけ医師のオフィスは閉まっていた。

ケース1の基本事項

ER受信日：

二〇〇五年一月二十九日

A氏の医療保険：

連邦政府が提供する民間医療保険：連邦職員用PPOスタンダード・プラン

医療保険給付内容と自己負担金の抜粋：

○保険免責金額：二五〇ドル

○病院ERの医療費（Hospital fee）：自己負担なし・保険免責除外

○医師の技術・手技料（Doctor fee）

・ネットワーク（注一）の医師：保険会社との契約価格の一〇％自己負担

・ネットワーク（注一）外の医師：

医師が提示する診療価格（チャージ）の二五％自己負担・保険免責除外

請求書の種類：

①病院のER、②ER医師の技術・手技料、③放射線医の技術・手技料の計三種類。

注一　ネットワーク（Network）とは：民間医療保険会社が診療価格の交渉をしたうえで契約しているプロバイダーと呼ばれる医師や医療機関のこと（Provider：医療の提供者・施設ということで医師や医療機関を指す）。以下特に断りがない限り「ネットワーク」と表現する。

（給付内容の詳細は http://www.opm.gov/insure/health/を参照のこと）

図30　ERの利用から医療費支払いが完了するまで（ケース1）

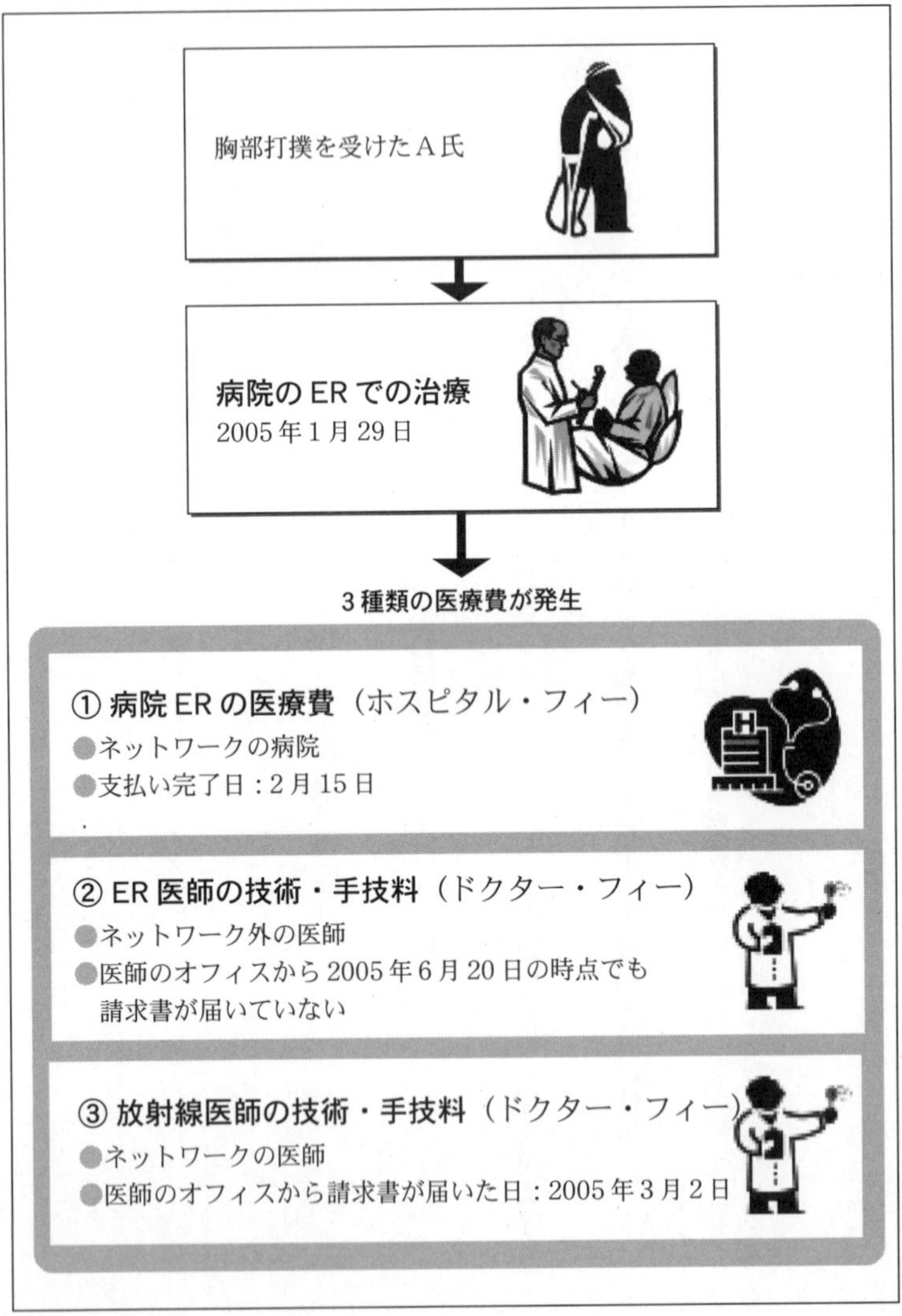
胸部打撲を受けたＡ氏
病院のERでの治療
2005年1月29日
3種類の医療費が発生
① 病院ERの医療費（ホスピタル・フィー）
●ネットワークの病院
●支払い完了日：2月15日
② ER医師の技術・手技料（ドクター・フィー）
●ネットワーク外の医師
●医師のオフィスから2005年6月20日の時点でも請求書が届いていない
③ 放射線医師の技術・手技料（ドクター・フィー）
●ネットワークの医師
●医師のオフィスから請求書が届いた日：2005年3月2日

ケース1　① 病院 ER の医療費

資料1　病院の請求明細書

0101000150010123963252

16110-K498

RETURN SERVICE REQUESTED

PAGE: 1 of 1

SERVICES PROVIDED TO:
FOR SERVICES RENDERED AT: OAKS HOSPITAL

☐ Check box if below address is incorrect and indicate change(s) on reverse side.

ADDRESSEE:

CHECK CARD USING FOR PAYMENT
☐ MASTERCARD ☐ VISA ☐ DISCOVER ☐ AMERICAN EXPRESS

CARD NUMBER	SIGNATURE CODE
SIGNATURE	EXP. DATE

DUE DATE	STATEMENT DATE	ACCT. #
	02/09/05	

PAY THIS AMOUNT	SHOW AMOUNT PAID HERE
$0.00 (Insurance claim in process)	$

PLEASE DETACH AND RETURN THIS PORTION WITH YOUR PAYMENT 612664

MAKE CHECK OR MONEY ORDER PAYABLE TO:

OAKS HOSPITAL

16110-K498*1G40D783Y001501

0300386671550290000000000209051

YOUR STATEMENT

ACCOUNT SUMMARY

Statement Date	February 9, 2005
Date(s) of Service	01/29/05 - 02/06/05
Patient Name	
Account Number	
Total Charges	$767.00
Amount Billed to Primary Insurance	$767.00
Primary Insurance Payments Received	$0.00
Amount Billed to Secondary Insurance	$0.00
Secondary Insurance Payments Received	$0.00
Other Adjustments	$0.00
Patient Payments Received	$0.00
This is your balance	(Insurance claim in process)

SUMMARY OF CHARGES

DX X-RAY/CHEST	161.75
EMERGENCY ROOM	446.00
PULMONARY FUNC.	95.75
EKG/ECG	63.50
TOTAL PATIENT SERVICES	767.00

ADDITIONAL INFORMATION

We have a new look! We have redesigned your statement to make it easier for you to read and understand. If you have any questions about your statement, please call the number listed above.

INSURANCE INFORMATION

PRIMARY
Insurance Name
Name of Insured
Insured's Date of Birth
Policy No.　Group No.

SECONDARY
Insurance Name　NONE ON FILE
Name of Insured
Insured's Date of Birth
Policy No.　Group No.

1G40DFI7X:1 1

PLEASE RETAIN THIS PORTION FOR YOUR RECORDS

© ExpressBill-WebMD 2004

資料2　保険会社からの病院の医療費明細書

Explanation of Benefits
THIS IS NOT A BILL

EXPLANATION OF BENEFITS AT A GLANCE

We Sent Check To: HEALTH CARE SERVICES
Patient Name:
Dates of Service: 01/29/2005 - 01/29/2005
You Owe the Provider: $0.00

ID Number:
Claim Number:
Claim Paid On: 02/15/2005
Claim Received On: 02/09/2005
Claim Processed On: 02/11/2005
Patient Acct No:

Provider: HEALTH CARE SERVICES　　Dates of Service: 01/29/2005 - 01/29/2005
Type: PREFERRED PROVIDER ― ネットワークであることを示す

Type of Service	Submitted Charges	Plan Allowance	Remark Codes	Deduct	Coinsurance Or Copay	Medicare/ Other Ins.	What We Paid	You Owe the Provider
EMERG. ACCIDENT XRAY	161.75	48.45	610				48.45	
EMERGENCY CARE	446.00	128.35	610				128.35	
DIAGNOSTIC LAB TEST	95.75	14.88	610				14.88	
EMERGENCY CARE	63.50	36.13	610				36.13	
TOTALS:	$767.00	$227.81		$0.00	$0.00	$0.00	$227.81	$0.00

EXPLANATION OF REMARK CODES

610--THE SUBMITTED CHARGES EXCEED OUR ALLOWABLE CHARGES FOR THESE SERVICES. OUR ALLOWABLE CHARGES ARE THE SUBMITTED CHARGES LESS ANY NON-COVERED CHARGES. BECAUSE THIS PROVIDER IS A PREFERRED OR PARTICIPATING NETWORK PROVIDER, YOU ARE NOT RESPONSIBLE FOR THE DIFFERENCE BETWEEN THE SUBMITTED CHARGES AND OUR ALLOWABLE CHARGES.

チャージと契約価格の違い

Summary of Out-of-Pocket Expenses for 2005

	Calendar Year Deductible	Catastrophic Protection Preferred	Catastrophic Protection Non-Preferred/ Preferred Total
What You Have Paid			
Individual	$14.75	$0	$0
Family	$14.75	$17	$17
Annual Maximum			
Individual	$250.00	$0	$0
Family	$500.00	$4,000	$6,000

Your Out-of-Pocket Expenses On This Claim

Calendar Year Deductible	$0.00
Per Admission Copay	$0.00
Coinsurance	$0.00
Copayment	$0.00
Non-covered Charges	$0.00
Precertification Penalty	$0.00
TOTAL:	$0.00

If you have questions, please call a customer service representative at your local Blue Cross and Blue Shield Plan. If you disagree with the decision on your claims or request for services, and wish to have the decision reconsidered, you must notify your Plan in writing within 6 months from the date of this decision, i.e. 08/15/2005. See the Disputed Claims Section of your Service Benefit Plan Brochure.

VA0003 rev 05/03

ケース1　② ER 医師の技術・手技料

資料3　保険会社からの ER 医師の医療費明細書と A 氏宛の小切手

Explanation of Benefits
THIS IS NOT A BILL

EXPLANATION OF BENEFITS AT A GLANCE

Benefit Check Enclosed

Patient Name:

Dates of Service:　01/29/2005 - 01/29/2005

You Owe the Provider:　$217.00

ID Number:
Claim Number:
Claim Paid On: 06/10/2005
Claim Received On: 05/31/2005
Claim Processed On: 06/10/2005

Provider: SITTA　　01/29/2005
Type: NON-PARTICIPATING PROVIDER ● ネットワーク外であることを示す

Type of Service	Submitted Charges	Plan Allowance	Remark Codes	Deduct	Coinsurance Or Copay	Medicare/ Other Ins.	What We Paid	You Owe the Provider
EMERGENCY CARE	177.00	73.00	621				73.00	177.00
EMERGENCY CARE	13.00		056					13.00
			004					
EMERGENCY CARE	27.00	10.60	621				10.60	27.00
TOTALS:	$217.00	$83.60		$0.00	$0.00	$0.00	$83.60	$217.00

EXPLANATION OF REMARK CODES

004--WE DO NOT COVER MEDICAL SERVICES DETERMINED TO BE NOT MEDICALLY NECESSARY, OR THOSE THAT DO NOT PROVIDE THE LEVEL OF CARE APPROPRIATE FOR YOUR CONDITION. YOU ARE RESPONSIBLE FOR THESE CHARGES. PLEASE REFER TO THE GENERAL EXCLUSIONS SECTION OF YOUR BLUE CROSS AND BLUE SHIELD SERVICE BENEFIT PLAN BROCHURE FOR MORE INFORMATION.

056--A PROFESSIONAL INTERPRETATION AND/OR TECHNICAL COMPONENT IS NOT REQUIRED FOR THIS PROCEDURE. SINCE THE PROVIDER IS NON-PARTICIPATING, YOU ARE RESPONSIBLE FOR THESE CHARGES.

621--WE PROVIDE BENEFITS FOR COVERED SERVICES BY NON-PARTICIPATING PROVIDERS BASED ON THE NON-PARTICIPATING PROVIDER ALLOWANCE. FOR MORE INFORMATION, SEE THE DEFINITIONS SECTION OF YOUR BLUE CROSS AND BLUE SHIELD SERVICE BENEFIT PLAN BROCHURE. YOU ARE RESPONSIBLE FOR THESE CHARGES.

YOUR RESPONSIBILITY TO THE PROVIDER(S) IS $217.00. WE PAID $83.60. THE PROVIDER CAN COLLECT $217.00 FROM YOU FOR THESE SERVICES.

1403 Rev 8/04

PLEASE DETACH CHECK AND CASH PROMPTLY

A 氏宛の小切手

68-7270
2560

NO. 01244496
DATE: 06 10 05

PAY TO THE ORDER OF　A 氏のフルネーム

********83.60

VOID IF NOT CASHED IN SIX MONTHS

PAYABLE THROUGH
First Union National Bank
McLean, VA 22101

AUTHORIZED SIGNATURE

資料4 放射線医師の請求・明細書

01/29/05	E	71020	DX-CHEST PA & LATERAL	$43.00
02/15/05		162	PMT-ANTHEM BS OF VA	$0.00
			**02152005 DED 14.75 CO42 **	
02/15/05		262	CR-ANTHEM BS OF VA ADJ	$28.25–
02/07/05			** CYCLE PRI. INS. FILED VIA ECP 02/07/05 FOR TRAN# 1 - 1	

This statement may not represent the balance due on all services rendered.
Please review the back of this statement for additional information regarding the billing services.

値引き訂正額

BALANCE DUE: $14.75

Patient:	Account Number:	Statement Date: 03/02/2005
Location of Service	Referring Physician	Performing Physician
OAKS HOSPITAL	A SITTA MD	HINDLE MDL

YOUR INSURANCE COMPANY HAS PAID ON YOUR ACCOUNT. THE BALANCE IS YOUR RESPONSIBILITY AND PROMPT PAYMENT IS EXPECTED. ***THANK YOU***

AARADIO1-0093718-0001090-0479689-001-000439-#002508

Association of Radiologists
PO Box 658
Baltimore MD 21203-0658
Phone:

ケース1　③ 放射線医師の技術・手技料

資料5　保険会社からの放射線医師の医療費明細書

Explanation of Benefits
THIS IS NOT A BILL

EXPLANATION OF BENEFITS AT A GLANCE	
Benefit Check Not Enclosed	ID Number:
	Claim Number:
Patient Name:	Claim Paid On: 02/15/2005
	Claim Received On: 02/08/2005
Dates of Service: 01/29/2005 - 01/29/2005	Claim Processed On: 02/10/2005
	Patient Acct No:
You Owe the Provider: $14.75	

Provider: ASSOCIATION OF ALEXANDRIA RADIOLOGI　　Dates of Service: 01/29/2005 - 01/29/2005
Type: PREFERRED PROVIDER ●―― ネットワークであることを示す

Type of Service	Submitted Charges	Plan Allowance	Remark Codes	Deduct	Coinsurance Or Copay	Medicare/ Other Ins.	What We Paid	You Owe the Provider
DIAGNOSTIC XRAY	43.00	14.75	610	14.75				14.75
TOTALS:	$43.00	$14.75		$14.75	$0.00	$0.00	$0.00	$14.75

EXPLANATION OF REMARK CODES

610--THE SUBMITTED CHARGES EXCEED OUR ALLOWABLE CHARGES FOR THESE SERVICES. OUR ALLOWABLE CHARGES ARE THE SUBMITTED CHARGES LESS ANY NON-COVERED CHARGES. BECAUSE THIS PROVIDER IS A PREFERRED OR PARTICIPATING NETWORK PROVIDER, YOU ARE NOT RESPONSIBLE FOR THE DIFFERENCE BETWEEN THE SUBMITTED CHARGES AND OUR ALLOWABLE CHARGES.

****
PROVIDING OUR MEMBERS WITH AFFORDABLE HEALTH INSURANCE COVERAGE IS MOST IMPORTANT TO US. TO HELP US WITH THIS EFFORT, IF YOU OR YOUR FAMILY MEMBERS HAVE OTHER HEALTH INSURANCE COVERAGE, PLEASE INFORM YOUR LOCAL BLUE CROSS AND BLUE SHIELD PLAN. THIS INCLUDES SITUATIONS WHEN YOUR MEDICAL CARE IS APPROVED AND PAID BY WORKERS COMPENSATION OR AS A RESULT OF A LITIGATION SETTLEMENT. YOU MAY CALL THE CUSTOMER SERVICE NUMBER ON THIS EOB OR COMPLETE THE COB QUESTIONNAIRE ON OUR WEBSITE (WWW.FEPBLUE.ORG).

Summary of Out-of-Pocket Expenses for 2005			
		Catastrophic Protection	
	Calendar Year Deductible	Preferred	Non-Preferred/ Preferred Total
What You Have Paid			
Individual	$14.75	$0	$0
Family	$14.75	$17	$17
Annual Maximum			
Individual	$250.00	$0	$0
Family	$500.00	$4,000	$6,000

Your Out-of-Pocket Expenses On This Claim	
Calendar Year Deductible	$14.75
Per Admission Copay	$0.00
Coinsurance	$0.00
Copayment	$0.00
Non-covered Charges	$0.00
Precertification Penalty	$0.00
TOTAL:	$14.75

If you have questions, please call a customer service representative at your local Blue Cross and Blue Shield Plan. If you disagree with the decision on your claims or request for services, and wish to have the decision reconsidered, you must notify your Plan in writing within 6 months from the date of this decision, i.e. 08/15/2005. See the Disputed Claims Section of your Service Benefit Plan Brochure.

VA0003 rev 05/03

表34　ERを利用した時の医療費の明細（ケース1）

① 病院ERの医療費明細書（資料1と2より）

この病院は、A氏の医療保険のネットワークに**入っている。**

保険会社が病院へ医療費を支払った日：2005年2月15日。

A氏の保険はERに対する自己負担金はない。しかし、通常の民間医療保険はER 1回の利用につき5000円から1万円の自己負担金を要求することが多い。

	A　病院が提示する医療費：チャージ（提示価格）	B　保険会社との契約価格（ネットワークの場合）	**保険会社の契約交渉による割引率**	保険会社が病院に支払った金額	患者の自己負担額
保険会社の明細書の説明	—	Plan Allowance	B/A	What we Paid	You owe the provider
胸部レントゲン撮影料	$ 161.75	$ 48.45	70%	$ 48.45	$ 0.00
ER使用料	$ 446.00	$ 128.35	71%	$ 128.35	$ 0.00
肺機能検査	$ 95.75	$ 14.88	84%	$ 14.88	$ 0.00
心電図	$ 63.50	$ 36.13	43%	$ 36.13	$ 0.00
合　計	$ 767.00	$ 227.81	70%（平均）	$ 227.81	$ 0.00

② ER医師の技術料・手技料の明細書（資料3より）

この医師は、A氏の医療保険のネットワークに**入っていない**。
保険会社が病院へ医療費を支払った日：2005年2月15日。
A氏は、2005年6月20日の時点でも医師から請求書を受け取っていない。

	医師が提示する医療費：チャージ	保険会社が適切とみなした医療費（ネットワーク外の場合）	保険会社による価格交渉はない	保険会社が間接的に医師に支払う金額	患者の自己負担額
保険会社の明細書の説明	Submitted Charges	Plan Allowance	—	What we Paid	You owe the provider
ERケア[注]	$ 177.00	$ 73.00	—	$ 73.00	$ 104.00
ERケア	$ 13.00	$ 0.00	—	$ 0.00	$ 13.00
ERケア	$ 27.00	$ 10.60	—	$ 10.60	$ 16.40
合　計	$ 217.00	$ 83.60	—	$ 83.60	$ 133.40

注：執筆段階でまだ医師から明細書が届いていないとのことでERケアの明細は不明。

③ 放射線医師の技術料・手技料の明細書（資料4と5より）

この医師は、A氏の医療保険のネットワークに**入っている。**

保険会社が医師に医療費を支払った日：2月15日。医師から患者に請求書が送付された日：3月2日。

	A　医師が提示する医療費：チャージ	B　保険会社との契約価格（ネットワークの場合）	**保険会社の契約交渉による割引率**	保険会社が病院に支払った金額	患者の自己負担額
保険会社の明細書の説明	Submitted Charges	Plan Allowance	B/A	What we Paid	You owe the provider
胸部レントゲン読影料	$ 43.00	$ 14.75	66%	$ 0.00	$ 14.75
合　計	$ 43.00	$ 14.75	66%	$ 0.00 注	$ 14.75 注

注：276ページの保険免責制度を参照のこと。

① から ③ の医療費の総合計

	病院または医師が提示する医療費（チャージ）	保険会社が適切とみなした医療費あるいは、保険会社との契約価格	**保険会社の契約交渉による割引率**	保険会社が病院・医師に支払った金額	患者の自己負担額
① **病院**（ホスピタルフィー）	$ 767.00	$ 227.81	70%	$ 227.81	$ 0.00
② **ER 医師**（ドクターフィー）	$ 217.00	$ 83.60	—	$ 83.60	$ 133.40
③ **放射線医師**（ドクターフィー）	$ 43.00	$ 14.75	66%	$ 0.00	$ 14.75
合　計	$ 1,027.00	$ 326.16	—	$ 311.41	$ 148.15

ケース1の解説

A氏は、ERを受診して、**①ホスピタル・フィー**、**②ドクター・フィー（ER医師）**、**③ドクター・フィー（放射線医師）**の三つの医療費が発生した。①から③の医療費明細書から病院のER医療費には、医師の技術・手技料は含まれていないことがわかる（**図30、表34**）。

A氏がERを受診したのは二〇〇五年一月二十九日である。ネットワークの病院と放射線の医師に対する保険会社からの医療費支払いは、三月に終了している（**資料1、2**）。しかし、②のネットワーク外のER医師に対しては、六月十日に保険会社からの明細書と小切手をA氏は受け取っているが、医師からの請求書は届いていない。このようにアメリカでは、すべての支払いが完了するまでに、半年から一年に及ぶこともめずらしくないのである。さらに注意したいのは、②の医師はネットワーク外であり、A氏の医療保険会社は、医師と診療価格の交渉をしていない。この医療保険会社は、自社が適切と判断した技術・手技料の八十三・六〇ドルをA氏に小切手で送金している。その後はA氏自身で八三・六〇ドルと自己負担額の一三三・四〇ドルの合計である二一七ドルを医師に支払わなければならない（**資料3**）。

アメリカの各医療機関はチャージ（Charge：提示価格。以下特に断りのないかぎり「提示価格」と表現する）と呼ばれている独自の診療価格を設定している。医療機関が保険会社のネットワークになっている場合は、医療機関と保険会社とが診療価格の交渉をしているので、保険を利用した時の支払い価格は提示価格の半額以下になっていることが多い。A氏の例では、①の胸部レントゲンは、病院の提示価格が一六一・七五ドルであり保険会社との契約価格は四十八・四五ドルと七割引になっていることがわかる。③の放射線医師もネットワークなので六・六割引になっている（資料4、5）。

●保険免責制度

アメリカの医療保険には、医療保険会社の自己免責金制度（Deductible：保険会社は、決定した金額以上になるまでは保険金を支払わなくてよい）がある。A氏の保険は、年間の保険免責金額が二五〇ドルに設定されているために、二〇〇五年にA氏の支払い医療費総額が二五〇ドル（二万七千円）に達するまでは、保険が利かない。ただし、A氏の保険は、病院ERの医療費（①）とネットワーク外のプロバイダー（②）は保険免責金制度から除外されているので、二五〇ドルに達する前でも保険適応になる。

一方で、③は自己免責制度の対象になっているので、A氏の自己負担金は契約価格と同じ十四・七五ドルになっているが、この時点で年間保険免責金額を超えていれば、保険が適応となり、自己負担一五％の二ドル二〇セントで済むのである。なお、保険免責金をクリアするまでの医療費は保険会社の割引料金の全額（保険会社負担分＋自己負担分）を支払うことになる。

二〇〇五年の十二月下旬に二五〇ドルの免責金額を超えても、翌年の一月からは新たに二五〇ドルを満たさなければ保険の適応にはならないのである。最近、保険の掛け金を下げるために年間保険免責金額が二五〇〇ドル（約二十七万円）の保険が販売されている。

●アメリカで民間医療保険を持つ重要な意味

アメリカの民間医療保険は、単に医療費を払うだけではなく、医療機関と診療価格の値引き交渉をするという重要な機能を持っているのである。もし、A氏が無保険の場合は、まったく割引きなしの①～③の提示価格（チャージ）の総計一〇二七ドル（約十一万円）を支払わなければならない。一方で保険を利用すると自己負担金は一四八・一五ドル（約一万六千円）で済んだのである。もしA氏がこの時点で保険免責額をすでにクリアーしていれば、一三五・六〇ドルまで自己負担金が下がったのである。

余談ではあるが、A氏の保険はERとネットワーク外のプロバイダーには免責制度が免除されている。また、その部分が二五〇ドルを超えても免責額には加算されない。保険によっては、すべてに保険免責が発生するなど、まちまちということで、アメリカの医療保険の複雑さとややこしさが露見している。

A氏は診断の結果、骨折はなかった。しかしここまで見てきたようにように、アメリカでは無保険で胸部打撲骨折の疑いでERの診療を受けるだけで、十万円は軽く掛かってしまうのが現状なのである。

●A氏は、今回のERの利用で次のように述べている

「この病院のERが自分の医療保険のネットワークであることは確認していたので安心して受診

した。しかし、ＥＲの請求書にすべてが含まれていると思っていたら、ＥＲの費用には医師の技術・手技料が含まれておらず、ネットワーク外のＥＲ医師からはまだ届いてはいないが、放射線医師から請求書・明細書が届いたことに驚いた。

さらに驚いたのは、利用したＥＲは保険のネットワークだったので、医師たちもネットワークに入っていると思っていた。しかし、保険会社の明細書からＥＲ医師がネットワーク外だと気づいたときはショックを受けた。こんなことなら、受診する前にＥＲ医師に自分の保険のネットワークに加入しているかどうかを確認しておくべきであったかもしれないが、一刻も早く治療を受けたいときに、ネットワークの医師でないことを知らされたとしても『自己負担額が高くなるからネットワークの先生を探して下さい』など言えるであろうか。

もし、骨折が認められてネットワーク外の医師が骨折の治療をしていたとしたら、自己負担金はいったいどのくらいになったのかを考えると怖くなった。自分でもＥＲに行く前にかなり注意深く給付内容について調べていたが、こんな落とし穴があるとは思いもしなかった。改めてアメリカの医療保険の複雑さを実感した。」

●ネットワークに関係する他の実例

アメリカでは医師が、公的・民間医療保険とのネットワーク契約の選択権を持つ。病院は病院と契約している医師に特定の医療保険のネットワークになることを強制することはできない。したがって、ネットワークの病院で手術、検査やＥＲを受診した場合、必ずしも診療に携わる医師がネットワークであるとは限らないのである。ネットワーク外の医師に関するA氏の体験例や次のケースは社会問題になりつつある。

「ウォールストリートジャーナル」誌の二〇〇五年六月二十八日号に次のような記事が掲載されている。二〇〇五年一月ディバリ（Dibari）夫妻は、息子に心臓手術が必要になり、ネットワークの病院とネットワークの心臓外科医によって手術を受けた。しかし、手術は八時間に及んだため、もう一人の心臓外科医の助けが必要になったのである。その心臓外科医はネットワーク外であった。ディバリ夫妻の医療保険では、ネットワーク外の医療費は保険適応外となっており、その心臓外科医から技術・手技料の総提示額である一万五千ドル（約一六五万円）の請求を受けた。ディバリ夫妻は、保険会社と交渉した結果、保険会社は総提示額に対して一〇％の支払いを承諾した。しかし、依然としてディバリ夫妻は残りの医療費支払いを要求されている。これは、単にディバリ夫妻の落ち度とは言えないのである。

もしこのようなことが起こってしまった場合、患者側は次のような方法によって請求額の減額を試みることになる（文献一）。

1　州の規制を調べる。たとえばノース・キャロライナ州では患者がネットワークの病院で診療を受けた場合、病院の医師がネットワーク外であっても保険会社はネットワークの医師に支払う医療費額まではカバーしなければならないという州法がある。

2　医師に自分（患者）の経済状態を説明して、請求額を下げてもらえるか交渉する。

3　保険会社に嘆願（陳情）して医療費の一部を負担してもらう。

ケース2　女性Bさん
妊娠初期のBさんは、出血が続き不完全流産と診断され、緊急に掻破手術が必要になったため病院で外来手術を受けた。

ケース2の基本事項

外来手術日：
二〇〇四年八月十七日

Bさんの医療保険：

個人で購入した出来高払いの民間医療保険：アメリカ全土の医療機関をカバーする医療保険

医療保険給付内容と自己負担金の抜粋：

○病院、医師が提示する診療価格（チャージ：提示価格）の一五％

○保険会社は医療機関と診療価格の交渉をしない。（現在アメリカではこのタイプの保険は普及しておらず、A氏の保険のように医療機関とネットワークの契約を結んでいる保険が主流である。）

請求書の種類：

①**病院**、②**産科医の技術・手技料**、③**麻酔医の技術・手技料**、④**病理医の技術・手技料**の計四種類。

図 31　外来手術の医療費支払いが完了するまで（ケース2）

Bさん：不完全流産

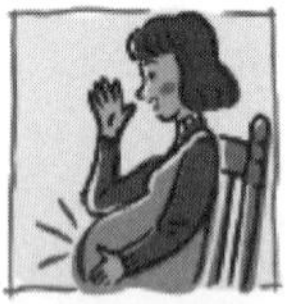

病院で外来手術
2004年8月17日

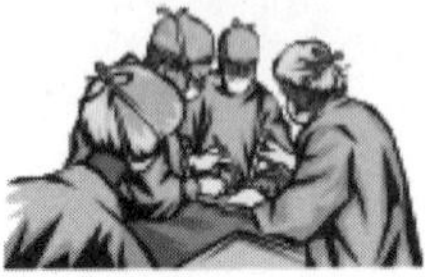

4種類の医療費が発生

① 病院ERの医療費（ホスピタル・フィー）
●病院から最終的な請求書が届いた日：
2004年10月10日

② 産科医師の技術・手技料（ドクター・フィー）
●医師のオフィスに自己負担額を支払った日：
2004年9月20日

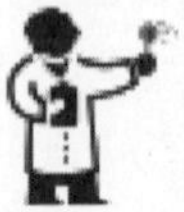

③ 麻酔医師の技術・手技料（ドクター・フィー）
●医師のオフィスから請求書が届いた日：
2004年11月18日

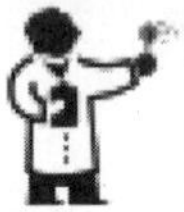

④ 病理医師の技術・手技料（ドクター・フィー）
●2005年6月20日時点でもまだ医師のオフィスから請求書が届いていない。

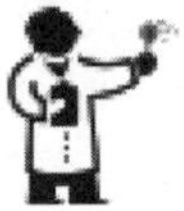

ケース2　① 病院 ER の医療費

資料6　病院の請求書

STATEMENT DATE	PAY THIS AMOUNT	ACCT. #
09/24/04	$808.81	

PATIENT NAME:

ADMISSION DATE: 08/17/04
DISCHARGE DATE:

PAGE: 1 of 1

SHOW AMOUNT PAID HERE $

[redacted] ADDRESSEE: [redacted]

[redacted] REMIT TO: [redacted]
HOSPITAL
P.O. BOX 37020
BALTIMORE, MD 21297-3020

03003814943423000000808810924044

16110-K498*1CB0N2Z35000809

☐ Please check box if address is incorrect or insurance information has changed, and indicate change(s) on reverse side.

STATEMENT

PLEASE DETACH AND RETURN TOP PORTION WITH YOUR PAYMENT

PATIENT NAME	ACCOUNT NO.

DATE	REF. NO.	DESCRIPTION	AMOUNT
09/24/04	00500207	PMT COMM SERVICE ON 08/17/04 MISCELLANEOUS INSURANCE	$-4583.26

医療保険会社は契約価格の交渉をしていないため、値引き訂正が入っていない

PLEASE NOTE INFORMATION BELOW

PLEASE EXAMINE THIS STATEMENT CAREFULLY. THIS WILL BE YOUR ONLY ITEMIZED STATEMENT FOR THE ABOVE TRANSACTIONS.
IF YOU HAVE ANY QUESTIONS CONCERNING THIS STATEMENT PLEASE CONTACT:
M-TH 8-4PM F 8-3PM

THE INSURANCE CLAIMS OUTSTANDING ARE THE AMOUNTS BILLED TO YOUR INSURANCE COMPANY.

THE PHONE NUMBER ABOVE IS ANSWERED BY AN AUTOMATED ATTENDANT TO HELP YOU FROM 6AM-9PM OR YOU MAY SPEAK TO A REPRESENTATIVE DURING OUR REGULAR BUSINESS HOURS.

ACCOUNT BALANCE LAST STATEMENT	5392.07
NEW CHARGES/ ADJUSTMENTS	0.00
NEW PAYMENTS/ CREDITS	-4583.26
CURRENT ACCOUNT BALANCE	808.81
INSURANCE CLAIM OUTSTANDING	0.00

YOUR BILL IS NOW PAST DUE, PLEASE REMIT AT ONCE. IF PAYMENT HAS BEEN SENT, PLEASE DISREGARD.

PAY THIS AMOUNT	$808.81
DUE DATE	10/19/2004

** CHECKS RETURNED BY YOUR BANK ARE SUBJECT TO A $10.00 FEE **

保険会社はチャージの85%を支払っている

資料7 保険会社からの病院の医療費明細書

DATE: 09/17/04

E X P L A N A T I O N O F B E N E F I T S

SSN:
CLAIM:
INCURRED: 08/17/04
PATIENT

TREATMENT DATES	SERV CODE	CHARGE AMOUNT	DEDUCT AMOUNT	COPAY PCT	PAYMENT AMOUNT	NOT COVERED	REASON CODE
A) 08/17-08/17/04	OPS	5392.07	.00	85	4583.26	.00	
		5392.07	.00		4583.26	.00	

保険会社はチャージの85%を支払っている
☞ 医療機関と契約価格の交渉をしていないことがわかる

OTHER INSURANCE CREDITS	.00
TOTAL PAYMENT AMOUNT	4583.26

PAYMENT DISTRIBUTION

CODE	PAYEE	AMOUNT	CHECK NUMBER
A)	OAKS HOSPITAL	$4,583.26 $0.00	172

SERVICE CODE	REASON CODE
OPS OUT PATIENT SERVICES OFFICE	

ケース2 ① 病院ERの医療費

資料8 病院の医療費明細書

PAGE 1
OAKS HOSPITAL 09/23/04 15:51
PATIENT STATEMENT OF ACCOUNT - SUMMARY

PATIENT NAME:
ACCOUNT NBR:
POSTING PERIOD: 08/17/04 09/23/04

BILL TO

PATIENT SERVICES PROVIDED

SERVICE CODE	DESCRIPTION	AMOUNT
0250	PHARMACY	158.16
0258	IV SOLUTIONS	82.81
0272	STERILE SUPPLY	18.00
0312	PATHOL/HYSTOL	293.00
0360	OR SERVICES	3,400.00
0370	ANESTHESIA	666.25
0390	BLOOD/STOR-PROC	117.00
0636	DRUGS/DETAIL CODE	20.35
0710	RECOVERY ROOM	636.50
SUBTOTAL OF SERVICES		5,392.07
INSURANCE PAYMENTS/ADJUSTMENTS		0.00
AMOUNT PAID BY PATIENT		0.00
OTHER ADJUSTMENTS		0.00
TOTAL ACTIVITY FOR PERIOD		5,392.07

BALANCE AS OF 08/17/04	0.00
CHARGES	5,392.07
PAYMENTS/ADJUSTMENTS	0.00
BALANCE AS OF 09/23/04	5,392.07
CURRENT ACCOUNT BALANCE	5,392.07

MAKE CHECK PAYABLE TO: OAKS HOSPITAL

IF YOU HAVE ANY QUESTIONS CONCERNING THIS STATEMENT PLEASE CONTACT:
M-TH 8-4PM F 8-3PM PHONE:

資料9　病院の薬剤、検査などの明細書

PAGE 2
OAKS HOSPITAL 09/23/04 15:51
PATIENT STATEMENT OF ACCOUNT - DETAIL

PATIENT NAME: ACCOUNT NBR:
POSTING PERIOD: 08/17/04 09/23/04
BILL TO

SRV DATE	SRV CD	DESCRIPTION		
08/17/04	0272	HUMIDIVENT 2		18.00
08/17/04	0370	ANES MATERIAL 31 - 60 MIN		647.00
08/17/04	0710	RECOVERY RM 1 1/2 HR		636.50
08/17/04	0370	DESFLURANE 1-30 MIN		19.25
08/17/04	0360	LEVEL 2 OR TIME 1ST HR		3,400.00
08/17/04	0390	ABO TYPE		32.00
08/17/04	0390	RH TYPE W/O DU		30.00
08/17/04	0390	ANTIBODY SCREEN		55.00
08/17/04	0312	LEVEL IV-GROSS&MICRO		293.00
08/17/04	0250	ZOFRAN 2MG/ML, 2ML	(QTY OF 0002)	54.46
08/17/04	0250	DIPRIVAN 200MG AMP		58.45
08/17/04	0250	VERSED 1MG/ML,2ML V		24.05
08/17/04	0636	FENTANYL 2ML AMP		20.35
08/17/04	0258	PITOCIN 10 UNIT VIA	(QTY OF 0002)	42.06
08/17/04	0250	TORADOL 30MG/ML INJ		21.20
08/17/04	0258	LR 1000ML IV		40.75
09/15/04		IAR CLOSE MISCELLANEOUS INSURANCE	SERVICE ON 08/17/04	
09/15/04		PLEASE CONTACT OUR CUSTOMER SERVICE OFFICE WITH YOUR INSURNACE COMPANY'S PHONE NUMBER SO WE MAY FOLLOW UP ON YOUR CLAIM. THANK-YOU.		

P.O. BOX 37020
BALTIMORE, MD 21297-3020

BALANCE FORWARD	0.00
CHARGES	5,392.07
PAYMENTS/ADJUSTMENTS	0.00
CURRENT ACCOUNT BALANCE	5,392.07

MAKE CHECK PAYABLE TO: OAKS HOSPITAL

IF YOU HAVE ANY QUESTIONS CONCERNING THIS STATEMENT PLEASE CONTACT:
M-TH 8-4PM F 8-3PM PHONE:

資料10　B さんが病院と医療費の交渉をした結果、病院が割引を承諾した手紙

FINANCIAL AID

Facilities:

Hospital
Vernon Hospital
Oaks Hospital
Hospital

Date .... 4 October, 2004

Patient Accounts

Patient .....

Your application for financial assistance has been reviewed. Based on the guidelines, you were approved for a **70 %** write off.

ACCOUNT #			CHARGES	DATE OF SERVICE	Balance Due
C	003814		$ 808.81	08/17/04	$ 242.64
You are responsible for payment of $					**242.64**

You will be receiving follow-up billing from **MediCredit.** They will notify you of your payment and the date it is due. If the payment is a problem for you, just contact **MediCredit**

Your financial situation will be re-evaluated for future hospital visits.

Sincerely,

Lynda

Financial Aid Specialist

資料11　病院の慈善事業部（MediCredit）から新たに発行された請求書

MediCredit

MEDI CREDIT

ADDRESS SERVICE REQUESTED

#BWNKJYV
#0300300029844371#

Phone: 703 321 2626

OAKS HOSPITAL (FFA)

October 10, 2004

You have been approved for financial assistance. The remaining balance is your responsibility.

Date	Reference Acct. Number	Transaction Reference	Amount of Transaction
10/06/2004	2984437	Original Balance	$242.64

Previous Balance	Finance Charge	Principal	Payments	A.P.R.
$242.64	$.00	$.00	$.00	0.00%

Periodic Rate	Min Payment	Due Date	Principal Bal	Bill Date	Period
0.00000%	$34.66	10/26/2004	$242.64	10/10/2004	30

ケース2　② 産科医師の技術・手技料

資料12　保険会社から産科医師の医療明細書

DATE: 09/17/04

E X P L A N A T I O N　O F　B E N E F I T S

SSN
CLAIM.
INCURRED: 08/17/04
PATIENT·

TREATMENT DATES	SERV CODE	CHARGE AMOUNT	DEDUCT AMOUNT	COPAY PCT	PAYMENT AMOUNT	NOT COVERED	REASON CODE
A) 08/17-08/17/04	OPS	690.00	.00	85	586.50	.00	
		690.00	.00		586.50	.00	

保険会社はチャージの85%を支払っている
☞ 医療機関と契約価格の交渉をしていないことがわかる

OTHER INSURANCE CREDITS	.00
TOTAL PAYMENT AMOUNT	586.50

PAYMENT DISTRIBUTION

CODE	PAYEE	AMOUNT	CHECK NUMBER
A)	OB GYN PC	$586.50 $0.00	174

S E R V I C E　C O D E	R E A S O N　C O D E
OPS OUT PATIENT SERVICES OFFICE	

M E S S A G E S

HAVE A GOOD DAY

THIS IS YOUR ONLY COPY. PLEASE RETAIN FOR YOUR RECORDS.

資料 13 麻酔医師の請求書

Account #: **Please Pay: $72.00** **Due Date: 12/16/04**

DATE	PROVIDER	DESCRIPTION	AMOUNT
08/17/04	BROWN MD	OAKS HOSPITAL	
08/17/04		CARE OF MISCARRIAGE	480.00
11/18/04		COMMERCIAL PAYMENT	-408.00
		INSURANCE PENDING 0.00 PLEASE PAY	72.00

IMPORTANT NOTICE

COINSURANCE DUE FROM YOU PER INSURANCE EXPLANATION OF BENEFITS.

	INSURANCE COMPANY	POLICY #	GROUP #
1.			
2.			
3.			

Make Checks Payable To: ANESTHESIA ASSOCIATES

FOR BILLING QUESTIONS OR TO MAKE PAYMENT ARRANGEMENTS CALL:

ケース2　③麻酔医師の技術・手技料

資料14　保険会社から麻酔医師の医療明細書

E X P L A N A T I O N　O F　B E N E F I T S

SSN:
CLAIM:
INCURRED: 08/17/04
PATIENT:

TREATMENT DATES	SERV CODE	CHARGE AMOUNT	DEDUCT AMOUNT	COPAY PCT	PAYMENT AMOUNT	NOT COVERED	REASON CODE
A) 08/17-08/17/04	300	480.00	.00	85	408.00	.00	
		480.00	.00		408.00	.00	

保険会社はチャージの85%を支払っている
☞ 医療機関と契約価格の交渉をしていないことがわかる

OTHER INSURANCE CREDITS	.00
TOTAL PAYMENT AMOUNT	408.00

PAYMENT DISTRIBUTION

CODE	PAYEE	AMOUNT	CHECK NUMBER
A)	OAKS ANESTHESIA ASSOC.	$408.00 $0.00	185

S E R V I C E　C O D E	R E A S O N　C O D E
300 IN-PATIENT SURGERY	

M E S S A G E S

HAVE A GOOD DAY

THIS IS YOUR ONLY COPY.　PLEASE RETAIN FOR YOUR RECORDS.

資料15　保険会社から病理医師の医療明細書

DATE: 10/01/04

EXPLANATION OF BENEFITS

SSN:
CLAIM:
INCURRED: 08/17/04
PATIENT:

TREATMENT DATES	SERV CODE	CHARGE AMOUNT	DEDUCT AMOUNT	COPAY PCT	PAYMENT AMOUNT	NOT COVERED	REASON CODE
A) 08/17-08/17/04	550	174.00	.00	85	147.90	.00	
		174.00	.00		147.90	.00	

保険会社はチャージの85%を支払っている
☞ 医療機関と契約価格の交渉をしていないことがわかる

OTHER INSURANCE CREDITS	.00
TOTAL PAYMENT AMOUNT	147.90

PAYMENT DISTRIBUTION

CODE	PAYEE	AMOUNT	CHECK NUMBER
A)	WERNESS MD	$147.90 $0.00	179

SERVICE CODE	REASON CODE
550 LABORATORY	

MESSAGES

HAVE A GOOD DAY

THIS IS YOUR ONLY COPY. PLEASE RETAIN FOR YOUR RECORDS.

表35 外来手術を受けた時の医療費の明細（ケース2）

① 病院の医療費明細書（資料6～11より）

Bさんの保険は、全米すべての医療機関に対してもチャージの85％を支払うため、本人の自己負担は15％である。

保険会社が病院に医療費を払った日：2004年9月17日。

Bさんは、病院と自己負担額の交渉をした結果、2004年10月10日に最終的な請求書を受け取った。

明細	病院が提示する医療費：チャージ	保険会社が病院に支払った金額	患者の自己負担額
薬剤費	$ 158.16	$ 134.44	$ 23.72
IV 溶剤	$ 82.81	$ 70.39	$ 12.42
滅菌サプライ	$ 18.00	$ 15.30	$ 2.70
病理標本作成料	$ 293.00	$ 249.05	$ 43.95
オペサービス（レベル2：最初の1時間）	$ 3,400.00	$ 2,890.00	$ 510.00
麻酔機材（0分から60分）	$ 666.25	$ 566.31	$ 99.94
血液型検査と抗体検査	$ 117.00	$ 99.45	$ 17.55
その他薬剤	$ 20.35	$ 17.30	$ 3.05
回復室（1時間半）	$ 636.50	$ 541.03	$ 95.48
合計	$ 5,392.07	$ 4,583.26	$ 808.81

→ $ 242.64

JCLS 88002-164

② 産科医師の技術料・手技料の明細書

（**資料**12より。Bさんは医師のオフィスで直接支払ったため、明細書は受け取らなかったとのことである）

保険会社が医師に医療費を支払った日：2004年9月17日。
Bさんが医師のオフィスに行って直接自己負担金を支払った日：2004年9月20日。

明　細	医師が提示する医療費：チャージ	保険会社が医師に支払った金額	患者の自己負担額
手術料	$ 690.00	$ 586.50	$ 103.50
合　計	$ 690.00	$ 586.50	$ 103.50

③ 麻酔医師の技術料・手技料の明細書（資料13と14より）

保険会社が医師に医療費を支払った日：2004年11月8日。
医師から患者に請求書が送付された日：2004年11月18日。

明　細	医師が提示する医療費：チャージ	保険会社が医師に支払った金額	患者の自己負担額
麻酔料	$ 480.00	$ 408.00	$ 72.00
合　計	$ 480.00	$ 408.00	$ 72.00

④ 病理医師の技術料・手技料の明細書（資料15より）

保険会社が医師に医療費を支払った日：2004年10月1日。
Bさんは2005年6月20日時点でも医師から請求書を受けとっていない。

明　細	医師が提示する医療費：チャージ	保険会社が医師に支払った金額	患者の自己負担額
一般病理検査レベル4検査料	$ 174.00	$ 147.90	$ 26.10
合　計	$ 174.00	$ 147.90	$ 26.10

① から ④ の医療費の総合計

	病院または医師が提示する医療費：チャージ（提示価格）	保険会社が病院・医師に支払った金額	患者の自己負担額
①病院（ホスピタルフィー）	$ 5,392.07	$ 4,583.26	$ 808.81 → $ 242.64
②産科医師（ドクターフィー）	$ 690.00	$ 586.50	$ 103.50
③麻酔科医師（ドクターフィー）	$ 480.00	$ 408.00	$ 72.00
④病理医師（ドクターフィー）	$ 174.00	$ 147.90	$ 26.10
合　計	$ 6,736.07	$ 5,725.66	$ 1,010.41 → $ 444.24

ケース2の解説

Bさんは、外来手術で四ヵ所から医療費が発生した（図31、表35）。そして、二〇〇四年八月十七日に手術が終わってから三ヵ月経った十一月にほとんどの支払いが終わっているが、二〇〇五年の六月二十日の時点でも④の病理医師から患者に対する請求書は届いていない。

先のA氏とBさんの医療保険の大きな違いは、保険会社が医療機関と医療費の価格交渉をしているかどうかということである。A氏の保険は、ネットワークの医療機関なら提示価格の七割引前後の割引額になっており、A氏の自己負担金はあらかじめ割引きされた金額から一五％を支払えばよいのである。すなわちA氏の一五％の自己負担金は医療機関の提示価格からの割引きを七割とすると、

1×（1 - 0.7）×0.15＝0.045

となり、Bさんの医療保険での自己負担は〇・一五ということになる。したがって、同じ一五％支払いであってもA氏のほうがBさんより自己負担額はかなり少ないのである。

具体的にBさんの①の病院への自己負担額を用いて計算すると、

（Bさんの場合）

＄5392.07×（1 - 0.85）＝＄808.8105

（A氏の場合）

＄5392.07×（1 - 0.7）×0.15＝＄242.64315

Bさんは、提示価格である五三九二・〇七ドルの一五％なので八〇八・八一ドルであるが、もし保険会社がA氏のように七割引の交渉をしていると、一六一七・六二ドルの一五％なので、二四二・六四ドルまで自己負担金が下がるのである。

このようにアメリカの医療保険は、医療機関と保険会社との医療費交渉の有無が被保険者の自己負担額に大きく影響しているのである（**資料6、7、8、9**）。医療機関の提示価格が高く設定されている理由は後に詳しく述べる。

●医療機関との値引き交渉

無保険者や保険を利用しても自己負担が高くなる場合に、医療機関は値引きに応じるのだろうか。病院は原則的に医療費の値引きには病院の定めている基準、たとえば低所得などの条件を満たさないと応じないことが多い。実例としてBさんは、失業中で前年度の確定申告時の収入が連邦貧困基準の一二〇％だったので病院と交渉したそうである。その際、前年度の総収入、持ち家の有無、所有している車の数と使用年数、家族構成などについて詳細に聞かれたそうである。その結果、病院の低所得者に対する割引きの適応条件を満たし、Bさんの自己負担金八〇八・八一ドルの七〇％引きの二四二・六四ドルになったそうである（**資料10**）。この七〇％は病院のチャリティーケア（非営利病院に義務付けられている慈善事業の一部）として処理されたのである（**資料11**）。

Bさんのように病院が設定している割引対象の基準を満たさなければ、医療費の割引きを受けることは難しいので、医療費の分割払いや、家や車を売却して医療費を支払っているアメリカ人も存在する。医療機関によっては、未収金取立て代理会社（Collection Agency）に医療費の回収の代行を任せていることがある。未集金取立て代理会社は、医療費を支払わない取立て対象者を信用調査会社に報告する。登録されると就職、クレジットカードの作成やローン契約などに影響する。医療費の踏み倒しはリスクがともなうのである。

●Bさんは、今回の外来手術で次のように述べている

「私の保険は、アメリカ全土の医療施設で利用できることを気に入って購入した。しかし、保険によっては診療価格の値下げ交渉をしていることや、それが自己負担金にも影響してくるなんて考えもしなかった。

個人で医療保険を購入する時、数種類の保険を検討したが、保険の掛け金が高いうえ、大手企業が契約している医療保険の給付内容より劣る保険しかなかった。アメリカでは個人では質の良い保険が買えないうえ、半年以上かけて送られてくる請求書の確認、医療機関の法外な提示価格で自己負担金が払えず医療機関と値引き交渉をするなど、医療保険を持っていてもこんなに大変な目に会うとは思わなかった。

私の保険が、提示価格に対して自己負担金が決まるのなら、血液型検査などわかりきっている検査は省いてほしかったたし、術後の回復室利用料が高額とわかっていたなら、目が覚めた時に痛みもなかったのでさっさと退院していた。そうしていれば自己負担金も安く上がったのにと考えると腹立たしい。」

アメリカの医療は自分の持っている保険によってずいぶん見方が違ってくるのである。もしBさんがA氏のような保険を持ち、病院、医師たちがネットワークに入っていれば、このようなコメントが出たかどうかは疑問である。

●提示価格と契約診療価格の問題

五十州の病院提示価格（チャージ）の実態調査をした報告がある。バージニア州の病院は一般的にコストの約二倍を提示価格として設定している。ニュージャージー州、ネバダ州、フロリダ州の病院は、病院間による開きが大きく、なかにはコストの十倍以上を提示価格として設定している病院もある。メリーランド州の病院は、州政府が病院の提示価格を規制しているので全米でいちばん低い（文献二）。

表36のカリフォルニア州の病院の提示価格からわかるように、同じ検査や薬剤でも病院によってかなりの開きがある。たとえば、胸部レントゲン二枚の撮影料は、サンフランシスコ総合病院が一二〇ドルでいちばん低く、Sutter総合病院では七九〇ドルと六倍以上の開きがある。脳のCTスキャンでは、Scripps記念病院が八八一・九〇ドルといちばん低く、Cedarsサイナイ病院では、四〇三七・六一ドルと四倍以上の開きがある。これらの提示価格は病院に対する医療費であり、医師によるレントゲンとCTの読影料が別に請求されることを付け加えておきたい。A氏の保険のように病院が保険会社のネットワークに入っていると、被保険者の自己負担金は驚くほど安くなる。しかし、無保険者は値引きなしの提示価格分を支払わなければならない。

表36　カリフォルニアの主要な病院の提示価格（チャージ）の比較

病院名	所在地	胸部レントゲン2枚（読影料は含まれていない）	全血球計算値（CBC）	CTスキャン〈脳：造影剤無し〉（読影料は含まれていない）	タイレノール®（アセトアミノフェン）1錠325 mg
Scripps 記念病院	サンディエゴ	$ 120.90	$ 47.00	$ 881.90	$ 7.06
Sutter 総合病院	サクラメント	$ 790.00	$ 234.00	$ 2,807.00	$ 0.00
カリフォルニア大学デービス校の医学部付属病院	サクラメント	$ 451.50	$ 166.00	$ 2,868.00	$ 1.00
サンフランシスコ総合病院	サンフランシスコ	$ 120.00	$ 50.00	$ 950.00	$ 5.50
Cedars サイナイ病院	ロサンジェルス	$ 412.90	$ 165.80	$ 4,037.61	$ 0.12
ウエストヒル病院	ウエストヒル	$ 396.77	$ 172.42	$ 2,474.95	$ 3.28

出所：Medical Markup: California hospitals open books, the Wall Street Journal, 2004年12月27日

アメリカの病院はさまざまな公的・民間医療保険と契約しているために、なかには薬剤、人件費などのコストもカバーできないほど低額な医療保険と契約していることもある。筆者の病院勤務の経験では、一般的にメディケイド（低所得者医療保険）からの支払い額は低く、メディケイドの患者を多く受け入れると病院の経営は厳しくなってしまう。そこで、病院は提示価格を高く設定することでBさんの医療保険や、無保険でも自己負担を厭わない患者、海外から自費でやってくる患者からの利益が必要になるのである。

公的医療保険が医療機関への支払い額を極端に減らすと、医療機関は収入源を民間医療保険の利

用者や自費患者に求め、医療機関の提示価格の値上げにつながってしまうのである。

●民間医療保険の購入を渋るアメリカ人と提示価格の問題

アメリカ人の中には、「民間医療保険を購入できる収入はあるが、病気にならないことを想定して医療保険には加入しない」ことが問題になりつつある。二〇〇四年九月二十一日の「ウォールストリートジャーナル」には、その実例が如実に書かれている。

「バージニア州のハーンドンに住む四十三歳のシップマン（Shipman）氏は、二〇〇四年に心臓発作により救急車で病院に運ばれ、冠動脈ステント挿入術を受けた。同氏は無保険者だったので提示価格での支払いが要求され救急車利用費、病院と医師からの医療費合計額が三万七三〇〇ドル（約四一〇万円）であったため、循環器内科医師と病院に値引き交渉をした（**表37**）。その結果、医師は六八〇〇ドルから三千ドルにすることを承諾し、病院は一五％の割引を認めたが、シップマン氏は病院の医療費が不当として連邦地方裁判所に訴えを起こした。」

シップマン氏は、冠動脈ステント挿入術を受けるまでは家具のセールスマンとして年間八万ドル（約八八〇万円）の収入、持ち家とBMWをリースしていたのである。二〇〇二年に妻が仕事をやめて大学に行くことを決意した時、「自分たちは若くて健康であること」を理由に月に数百ドルの医療保険の加入を止め、その分を妻の学費に回すことにしたのである。もしその時に医療保険に加入していたなら、今回の医療費の自己負担金は数千ドルで済んだかもしれない。

提示価格の高さに関しては、**表37**のようにメディケアとメディケイドから支払われる医療費と患

表 37　冠動脈ステント挿入術における無保険者と公的保険の医療費の違い

	医療機関の提示価格（チャージ）	バージニア州のメディケイドを利用した場合		メディケアを利用した場合	
		メディケイドからの支払い額	患者の自己負担額[注1]	メディケアからの支払い額	患者の自己負担額[注2]
救急車利用費	$ 1,000	$ 165	$ 0	$ 247	$ 62
病院の医療費	$ 29,500	$ 6,000	$ 100	$ 15,000	$ 876
循環器内科医師の技術料・手技料	$ 6,800	$ 1,000	$ 0	$ 875	$ 218
合計	$ 37,300	$ 7,165	$ 100	$ 16,122	$ 1,156

注 1：バージニア州のメディケイドの自己負担額の一覧表を参考
(Information for Applicants about Medicaid and Famis-Plus、Department of Medical Assistance Services)
注 2：メディケアの自己負担額一覧表を参考（Medicare and You 2004, CMS)
出所：Anatomy of a hospital, the Wall Street Journal, 2004 年 9 月 21 日

者の自己負担金の合計の二倍から五倍になっている。もし、提示価格が低く設定されていたなら自費患者にも支払える金額になるかもしれない。

JCLS 88002-164

総　括

アメリカでは、医療機関の提示価格（チャージ）が常に値上がりしているので、無保険で医療機関を利用すると腹痛や腰痛でも数万円は覚悟しておかなければならない。一方で、保険を購入できる所得層の若い世代のなかには、健康であることを理由に数万円の保険の掛け金を節約するために無保険を選択することもある。しかし、いったん病気になると数百万円の医療費を覚悟しなければならない。また、個人で医療機関と医療費の交渉をしても、それなりの理由がないかぎり、保険会社との契約のように大幅な割引に応じることはない。病気は年齢、時期を選ばずに突然襲ってくることと、アメリカの場合は、診療価格の設定に問題があるために、日ごろから医療保険に加入しておくことが重要なのである。民間医療保険に加入しても、被保険者は医療保険を最大限に利用するためには、医療機関を利用する前後に必ず保険の内容や請求明細書の確認が必要になる。

アメリカの医療保険制度は、さまざまな契約によって成り立っている。医療保険の一部だけを見て良し悪しを判断するのでなく、全体を見て判断したいものである。

文献1　Sarah Rubenstein: Out-of-Network Bills can pile up, The Wall Street Journal, June 28, 2005

文献2　Lucette Lagnodo: Anatomy of a hospital bill; Uninsured patients often dace big markups on small items; 'Rules are completely crazy', The Wall Street Journal, Sep 21, 2004

おわりに

渡米後、アメリカの医療経営の現場から、またユーザーの立場から、アメリカの医療システムを見てきた。そのなかで、国民皆保険制度を持たないアメリカでは、医療保険の有無と購入した保険の種類によってアメリカの医療制度への見方がまったく違ってくることを実感した。無保険者にとっての問題は、医療へのアクセスが最優先になる。一方で、雇用主から手厚い医療保険が提供されている被雇用者は、医療のアクセスは保障され、最新鋭の設備を誇る病院、評判の高い医師を選択できる。しかし、自営業などの個人がそのような医療保険を購入できるとは限らない。

複雑な医療システムの下で成り立っているアメリカの医療であるが、医療保険、病院経営方針などに影響する政府の医療政策は重要である。また、アメリカでは、何か問題が生じると連邦・州政府、民間の調査機関が問題の究明に取り組むシステムがあり、それらの調査結果は一般に公開されている。したがって、情報の共有が進み、たとえば、連邦・州政府が新たな政策に取り組む場合、他の州の事例を参考にすることができる。

近年、日本でもアメリカの事例を参考にしていることが多く見られる。その際、公平に情報を判断できるための手助けになるような本を目指して執筆した。

この本の元になる連載は、一年四ヵ月に及んだ。元サラソタ病院のCEOであるフィンリー（G. Duncan Finlay, M.D.）氏、ボード会長のストレッサー氏（Robert K. Strasser）氏、ＡＵＰＨＡ（医療経営学学士課程大学プログラム協会）とＡＣＥＨＳＡ（医療サービス経営教育認定委員会）初代プレジデントであるファイラーマン（Gary L. Filerman, M.A., M.H.A., Ph.D.）博士、ＢＪＣヘルス・ケア国際部のディレクターであるミュラー（Daniel L. Mueller, Ph.D.）博士、マネジャーのエーハーン（Tina Ahearn）氏とスタッフの皆様、ワシントン大学病院経営学修士課程総務責任者のハマート（Marilyn A. Hummert）氏、アメリカ病院経営士学会（ＡＣＨＥ）教育とキャリア支援部の責任者であるモートン（Reed Morton, Ph.D.）博士、医薬品連盟視察団の団長であった医薬品連盟国際委員会委員長の石井雅人氏、そのほか御名前があげられなかった多くの方々のご協力に深く御礼申し上げたい。

また、今回の執筆と平行して、東洋経済新報社より十月に出版された『医療改革と統合ヘルスケアネットワーク』に医療法人社団誠仁会専務理事の松山幸弘氏のもとで書かせていただくとともに、貴重な視察の機会や情報提供を頂き、新たな視野が広がったことを深く感謝申し上げたい。

上梓にあたっては、出版部の渡瀬保弘氏の編集・校正、それに全面的にバックアップして下さった服部秀夫氏にもここに謹んで心から謝意を捧げたい。

そして、筆者のメンターとして小林倫子氏からいつも励ましの言葉と貴重な助言があったからこそ成しえたことに、心から御礼申し上げたい。

二〇〇五年九月

河野　圭子

英文索引

A

B

C

D

E

F

Q

R

S

T

U

V

W

和文索引

あ

い

す

せ

た

ち

て

み

む

め

も

ゆ

り

れ

著者略歴

河野　圭子（Keiko Kono, CHE, MHA）

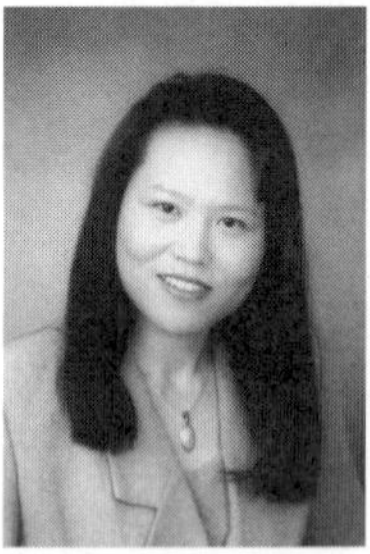

薬剤師（日本）

CHE（Certified Healthcare Executive：アメリカ病院経営士学会・認定病院経営士）

MHA（Master of Health Administration:：医療経営学修士）

1988年3月　帝京大学薬学部薬学科卒業
1988年4月～1996年6月　大塚製薬に勤務
1997年8月　留学のため渡米
1999年5月　ミズーリ州セントルイスのワシントン大学大学院医療経営学部卒業
2000年8月　フロリダ州サラソタ記念ヘルスケアシステムにて病院経営フェローシップ修了
2001年3月～2001年8月　ワシントン州セント・ジョン・メディカルセンターにてビジネス開発アナリストとして勤務
2001年10月　ワシントンDCに移り、大手ホスピスにてスピーカーズ・ビューローのボランティア活動に従事すると同時に日本向けの執筆、講演活動に従事
2005年7月より中国北京在住

（主な著作）

「病院の内側から見たアメリカの医療システム」（2002年：新興医学出版社）、「医療改革と統合ヘルスケアネットワーク」（2005年：東洋経済新報社：松山幸弘、河野圭子）

©2006　　第1版発行　2006年3月21日

病院の外側から見たアメリカの医療システム
病院・保険・サービスの成り立ちと現況―市場主義経済における病院の生き残りと戦略の参考として―

著　者　河野圭子
発行者　服部秀夫
発行所　株式会社新興医学出版社
〒113-0033　東京都文京区本郷6-26-8
TEL 03-3816-2853　FAX 03-3816-2895
E-mail shinkoh@viola.ocn.ne.jp
URL http://www3.vc-net.ne.jp

※定価はカバーに表示してあります
〈検印廃止〉

印刷　株式会社藤美社　　ISBN4-88002-164-4　　郵便振替00120-8-191625